CHIRURGISCHE KNOCHEN- UND GELENKERKRANKUNGEN

ZUGLEICH EIN VERSUCH EINHEITLICHER BENENNUNG DER KRANKHEITSBILDER

VON

F. OEHLECKER

PROF. DR. MED. DR. RER. NAT. h. c.

MIT EINEM GELEITWORT
VON PROF. DR. BURKLE DE LA CAMP

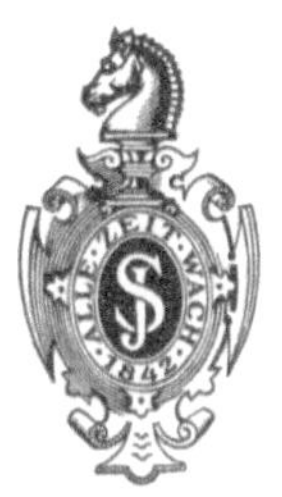

SPRINGER-VERLAG
BERLIN · GÖTTINGEN · HEIDELBERG
1955

ISBN-13: 978-3-642-92653-2   e-ISBN-13: 978-3-642-92652-5
DOI: 10.1007/978-3-642-92652-5

Druck von J. P. Peter, Gebr. Holstein, Rothenburg o. Tbr.

Geleitwort

Herr Professor Dr. OEHLECKER gab mir Gelegenheit, in das Manuskript des vorliegenden Buches Einsicht zu nehmen und einige darin behandelte Fragen mit ihm zu besprechen.

Ich war gar nicht erstaunt darüber, daß Herr OEHLECKER eine solche neue Aufgabe übernommen hat. Uns Chirurgen ist er ja bekannt in seinem Bestreben, Ordnung und Einheitlichkeit in unserem Fach zu schaffen. So hat er durch die „OEHLECKERschen Vorschriften" der Markierung von Diapositiven erreicht, daß bei unseren Tagungen die Lichtbilder der Vortragenden einwandfrei und stets seitenrichtig vorgeführt werden. Diese Vorschriften haben auch allgemein im Projektionswesen Anerkennung gefunden. Durch einen Vortrag über Knochenerkrankungen hat er dafür gesorgt, daß eine Reihe mehrfach und daher mißverständlich benannter Erkrankungsbilder eindeutig und für alle verständlich geordnet worden ist und daß vor allem die zur SUDECKschen Erkrankung gehörenden Symptome einwandfrei und übersichtlich eingereiht wurden.

Auch das vorliegende Werk dient diesem Zweck. Es ist sicher schwierig und mag vielleicht sogar aussichtslos erscheinen, eine einheitliche Benennung von Krankheiten durchzusetzen, die uns die Arbeit und das gegenseitige Verstehen erleichtert. Dies um so mehr, als viele Ärzte mit Vorliebe eine aus nicht immer klaren Fremdworten hergeleitete Ausdrucksweise lieben. OEHLECKER hat es aber trotzdem unternommen, diesen Weg, den er einen „Versuch" nennt, einzuschlagen und in Gestalt eines Lexikons zunächst einmal die Knochenerkrankungen zu ordnen und zu umreißen. Man ist erstaunt, wieviele Bezeichnungen es oft für ein einziges Krankheitsbild gibt.

Ich glaube, daß Herr OEHLECKER weiß, daß es sehr lange dauern wird, bis seine Bestrebungen sich durchgesetzt haben. Man denke nur daran, daß die letzten Nomina anatomica des Jahres 1935 sich heute noch nicht ganz eingebürgert haben, sie sind auch jetzt noch der älteren Ärztegeneration nicht geläufig.

Die von OEHLECKER gewählte Beschreibung der in seinem Lexikon aufgeführten Knochenerkrankungen ist so einfach und verständlich, daß auch der werdende Arzt und der weniger Erfahrene sich ohne Schwierigkeiten unterrichten kann. Der Verfasser verfügt über eine ausgedehnte Erfahrung auf dem Gebiete der Knochenerkrankungen, über die er viel gearbeitet und veröffentlicht hat. Ich erinnere nur an sein Lehrbuch der Knochen- und Gelenktuberkulose, das er nach langer Forschung über dieses Gebiet und über die schwierige Trennung des Typus humanus und bovinus geschrieben hat, und an seine vielen bekannten Arbeiten über andere Knochenerkrankungen.

Ich bin überzeugt, daß der „Versuch" ein voller Erfolg sein wird, und wünsche dem vorliegenden inhaltsreichen, mit ungeheuerem Fleiß geschaffenen Werk, daß es ihm gelingen möge, in kurzer Zeit viele verwirrende Bezeichnungen verständlich zu ordnen und manche unklaren Krankheitsbilder scharf zu umgrenzen.

Im Dezember 1954   H. BÜRKLE DE LA CAMP, BOCHUM.

Vorwort

Ohne Zweifel herrscht auf manchem Gebiete der Medizin bei Krankheitsbenennungen eine arge Willkür und zum Teil eine große Unordnung, bei einem
oft starken Angebot der verschiedensten Bezeichnungen. Hier könnte manches
vermieden werden, um die gegenseitige Verständigung und ärztliche Tätigkeit zu
erleichtern. Wenn ein Verfasser als Überschrift seiner Arbeit einen ungewöhnlichen
oder gar ganz neuen Ausdruck wählt, so schadet er sich nur selbst und seinem
Werke. Denn der Arzt, der nach des Tages Last und Mühen das Schrifttum über-
fliegt, blättert einfach weiter, wenn er auf eine unbekannte Bezeichnung stößt.
Wenn der Verfasser wenigstens hinter dem neuen Worte in Klammern das bisher
übliche hinzusetzt, dann könnte der Leser an etwas Bekanntes anknüpfen und sich
weiter fortbilden. —

Schlimm ist es, wenn bei ähnlich klingenden Namen die Dinge durcheinander-
geworfen werden. Hierzu ein praktisches Beispiel: Die Spondylitis deformans ist
glücklicherweise durch die Spondylosis, den Bandscheiben- und Wirbelverschleiß
abgelöst worden. Nun wird aber vielfach an Stelle dieser Spondylosis einfach
Spondylarthrosis gesetzt. Wenn der von EUGEN FRAENKEL geprägte Ausdruck
Spondylarthritis ankylopoetica (Strümpell-Marie) eine chronische Entzündung der
kleinen Wirbelgelenke darstellt, so kann eine Spondylarthrosis nur eine Arthrosis
deformans der Wirbelgelenke bedeuten. Wird in diesem Sinne die Spondylarthrosis gebraucht, so ist dagegen nichts einzuwenden. Dies ist nun leider nicht
der Fall, sondern wie auch aus manchen Gutachten zu ersehen ist, wird Spondylarthrosis kurzerhand statt Spondylosis deformans gebraucht. Dies muß natürlich
zu argen Mißverständnissen führen. Über diesen Punkt ließe sich noch manches
sagen! Verschiedene, etwas seltenere Dinge sind mit so vielen Namen getauft
worden, daß neben anderen für jedes auch dasselbe Wort gebildet ist. Zum Beispiel Osteopathia hyperostotica kann sowohl für Bamberger-Marie, für Camurati-
Engelmann als auch für Melorheostose gebraucht werden!

Mit Recht ist immer wieder über die allzu große Freiheit und Freigebigkeit
beim Umgang mit Krankheitsbezeichnungen geklagt worden. Wie kann dem nun
etwa abgeholfen werden? Wenn von bestimmten Krankheiten alle geprägten Ausdrücke aufgezählt würden und vielleicht einer bevorzugt ausgewählt würde, so
würde dieser, oft durch Wörtergestrüpp führende, langweilige Weg sicher nicht
benutzt werden. Ordnungsbestrebungen dürfen nicht die trockene Hauptsache
ausmachen, sie müssen mehr nebenbei und beiläufig Einfluß zu gewinnen suchen.
Es ist daher folgender Versuch gemacht worden: Für das Gebiet der chirurgischen
Knochen- und Gelenkerkrankungen, auf dem noch manches zu ordnen gilt, ist ein
bequemes Nachschlagebuch zusammengestellt. Die einzelnen Ausführungen, die
für die Praxis wohl hinreichend sind und nicht viel voraussetzen, sind alphabetisch
angeordnet und in dieser alphabetischen Reihe finden sich auch die anderen,
häufiger gebrauchten, zum Teil aber wohl überflüssigen Bezeichnungen. (Alle zu
nennen, ist nicht möglich, von manchen ist auch angenommen, daß sie von selbst
wieder verschwinden.) Wenn nun jemand einen, ihm unbekannten, Ausdruck aufgesucht und gefunden hat, so wird auf die betreffende Abhandlung verwiesen.
Hinter einer wohl zu entbehrenden Bezeichnung steht manchmal auch eine

Bemerkung in Klammern, so z. B. Zystofibrom (überflüssig) s. gutartiger Riesenzelltumor; Zystofibromatose des Skelets (überflüssig), s. fibröse Knochendysplasie, usw. Hinter „Malignom", zu dem es leider schon gekommen ist, steht allerdings eine schärfere Bemerkung.

Grundsätzlich ist an den gebräuchlichsten und eingefahrenen Ausdrücken, die am Kopf der einzelnen Besprechungen stehen, festgehalten worden, so weit dies möglich ist. Jedenfalls sind keine neuen Ausdrücke erfunden worden! Immerhin ist gelegentlich im Text Kritik geübt oder nur der Vorschlag gemacht worden, diesen oder jenen Namen aus der Fülle der vorhandenen auszuwählen. Es mußten natürlich die Grenzgebiete, die dieselben (oft zu entbehrenden) Namen brauchen und die somit auch denselben Kummer haben, weitgehend berücksichtigt werden. Was im allgemeinen Interesse unternommen ist, bedeutet aber keineswegs einen Übergriff in andere Gebiete. Dieses sei zur Sicherheit gegenüber etwaigen empfindlichen Gemütern ausgesagt.

Schwierig ist es mit Eigennamen bei Krankheitsbenennungen. Perthes, Paget usw. sind feststehende Begriffe. Nun sind am Kopf der Ausführungen manchmal Namen gesetzt, nur gewissermaßen als Notbehelf, bis man sich über eine kurze Benennung geeinigt hat! Zum Beispiel Bamberger-Marie. Diese Bezeichnung ist jedenfalls nicht falsch, aber würde wohl besser durch ein kurzes Wort ersetzt. Ganz eigenartig ist es oft, wie manchmal ein Eigenname als Schlagwort entsteht: Der englische Chirurg BRODIE, der sich offenbar besondere Verdienste über Abtrennung hysterischer Krankheitsbilder erworben hat, starb 1862. Bei uns war früher von einem Brodie-Absceß nichts bekannt. LEXER und PAYR, die viel über chronische Osteomyelitis geschrieben haben, kennen nur einen „chronischen Knochenabsceß". Um 1924 tritt mit einem Male der Brodie-Absceß in die Erscheinung, und zwar offenbar durch die Wiedergabe einer amerikanischen Arbeit, in der der Brodie-Absceß gewissermaßen wieder ausgegraben wurde. Scheinbar hat es sich bei Brodie seinerzeit im wesentlichen (was vor der Röntgenaera verständlich ist) um Knochenabscesse nach Typhus gehandelt. Bei uns können nun manche das durch einen Zufall entstandene Schlagwort gar nicht genug gebrauchen. Es dürfte, wie früher bei LEXER und PAYR, auch mit einem „chronischen Knochenabsceß" ebenso gut gehen. Wo die verschiedensten Erklärungstheorien bis zum Stress aufgestellt sind, dürfte ein Eigenname wohl zunächst am geeignetsten sein. So z. B. Sudeck, damit wenigstens auch die „akute Knochenatrophie" verschwindet.

Was die Mißbildungen betrifft, so sind hierüber nur allgemeine Bemerkungen gemacht worden. Die vielen verschiedenen, besonderen Fachausdrücke dieses Gebietes brauchen nicht aufgeführt zu werden. Hinsichtlich der Hand hat in verdienstvoller Weise WALTHER MÜLLER Ordnung geschafft. Das Gesamtgebiet der Mißbildungen ist nach jahrelanger, mühevoller Sammlung klar geordnet worden und kritisch bearbeitet von A. WERTHEMANN (s. Henkel-Lubarsch). — Bezüglich der Knochensarkome ist man der überall anerkannten Einteilung der Amerikaner gefolgt. Darum brauchen wir aber ihrer eigenartigen (histogenetischen) Einteilung aller Knochengeschwülste nicht zuzustimmen. Da richten wir uns lieber nach praktischen Gesichtspunkten (ob gut oder böse) und folgen den Einteilungen, wie sie HELLNER und HERZOG gebrauchen.

Erfreulich ist, daß die Benennung „fibröse Knochendysplasie" sich ziemlich durchgesetzt hat. Bei dieser Erkrankung schwankte das Hauptinteresse sehr; augenblicklich liegt es offenbar mehr beim Schädel. Jedenfalls ist bis jetzt eine Grenze zwischen der fibrösen Knochendysplasie und der Ostitis fibrosa generalisata und anderem gezogen. — Die meisten Blüten von Wortbildungen sprießen auf dem schwierigen Gebiete der enchondralen Verknöcherungsstörungen, bei denen es sich durchweg um erbliche Erkrankungen handelt. Immer werden wieder „atypische

V

Chondrodystrophien" und ähnliches beschrieben und werden nicht selten neue Unterteilungen gemacht, statt zusammenzufassen. Hier ist offenbar der Vorschlag von MARQUARDT (Stuttgart), der sich gerade mit diesen Dingen eingehend beschäftigt hat, sehr beachtenswert und zu begrüßen. Das fragliche und vielseitige Gebiet wird nur in zwei Kreise, die sich allerdings manchmal überschneiden, geteilt. Im Mittelpunkt des einen Kreises steht der chondrodystrophische Zwerg, wo die Veränderungen wesentlich *die Metaphysen* betreffen. Der zweite Kreis, in dem der Morquio (bzw. Ribbing) steht, trägt Veränderungen, die vornehmlich *epiphysär* sind. Nun wird mancher sagen: „der Zwerg- und Minderwuchs gehört in erster Linie in das Gebiet der Kinderheilkunde, und hier hat CATEL den schwierigen Versuch gemacht, Ordnung zu schaffen. Die Dinge kommen also für den Chirurgen kaum in Frage". Nun, die Dinge liegen aber doch anders, und darauf hat MARQUARDT gerade hingewiesen. Der chondrodystrophische Zwerg steht nicht als Eckpfeiler völlig allein da, sondern es gibt hier die allerverschiedensten Abstufungen bis zum arbeitsfähigen Erwachsenen. Ebenso ist es auf der anderen Seite mit den Veränderungen nach RIBBING. Ein Beispiel: Es wird die Diagnose Perthes gestellt. Im Laufe der Behandlung fällt aber einiges Abweichende auf. Bei einer näheren Röntgenuntersuchung des Skeletes werden dann an einem oder dem anderen Gelenke auch einige besondere Befunde erhoben, so daß eine angeborene oder erbliche enchondrale Verknöcherungsstörung anzunehmen ist. Man muß, wie es K. H. BAUER in seiner Konstitutionslehre immer wieder betont, nicht an einer Mißbildung hängen bleiben, sondern sie nur als Stigma im Gesamtbild des Körpers zu erklären und zu erfassen versuchen. Mancher besondere und sonst nicht recht unterzubringende Befund bei Jugendlichen und auch Erwachsenen läßt sich häufig wohl den beiden Kreisen von MARQUARDT zuteilen, die zunächst doch eine gewisse Ordnung und für besondere chirurgische Fälle eine Erklärung bringen können. Der Chirurg muß jedenfalls wissen und daran denken, daß eine Gelenkerkrankung, die für mehr örtlich und erworben gehalten wird, auch einmal ein leichterer oder ganz leichter Fall sein kann, der in den metaphysaeren oder besonders den epiphysaeren Formenkreis nach MARQUARDT einzureihen ist. (Genaue Röntgenuntersuchung der großen Gelenke und Wirbelsäule!) Die Mischformen sind meistens schwere Fälle und gehören gewöhnlich zum Minderwuchs. — Die Forschung hat weiterhin zu entscheiden.

Ordnungsbestrebungen haben übrigens mit einer Gängelung oder einer Freiheitsbeschränkung der Forschung und Wissenschaft gar nichts zu tun. Im Gegenteil. Wenn man sich auf einem noch ungeklärten Gebiete auf einen Ausdruck geeinigt hat, so wird z. B. unter diesem *einen* Stichwort alles auf dem Gebiete Veröffentlichte in den Sachverzeichnissen aufgeführt. Manche wertvolle Arbeit geht somit nicht verloren und die weitere Bearbeitung des Stoffes ist erleichtert. Gern wird man einen neuen Ausdruck annehmen, wenn etwas ganz Entscheidendes in einer Sache geschaffen ist. — — Nach Injection in den Lendengrenzstrang traten manchmal starke klinische Erscheinungen und später Veränderungen an den Wirbeln auf. Theorien zur Erklärung brachten gleich neue Ausdrücke. Diese müssen doch wohl jetzt wegfallen, wenn die Forschung nachgewiesen hat, daß nach den Einspritzungen leider eine Osteomyelitis der Wirbelsäule entstanden ist. — Übrigens hat sich etwas an dem Ausdruck Rachitis geändert, seitdem wir nach der Entdeckung von WINDAUS wissen, daß es sich um eine D-Avitaminose handelt ?

Es ist völlig klar und liegt ja gerade in der Natur der Sache, daß bezüglich der Namengebung (und des Textes) der eine hier, der andere dort etwas auszusetzen hat. Immerhin dürfte es wohl nicht überflüssig sein, wenn auf ein Gebiet, wo so viele, besonders Praktiker eine Verbesserung gegenseitiger Verständigung ersehnen, einmal die Aufmerksamkeit deutlich gelenkt wird und gewisse Anhaltspunkte zu Änderungen gegeben werden, die — wenigstens zum Teil — auf fruchtbaren Boden fallen mögen.

Einige Bemerkungen zur *Schreibweise:* Daß bei manchen medizinischen Fachausdrücken ein Kauderwelsch besteht, damit müssen wir uns abfinden. Wenn einige besser metapneumonisch und metatraumatisch statt postpneumatisch und posttraumatisch sagen, so ist dies zu loben. Hiermit ist aber nicht viel geändert. Aber man sollte bei Ausdrücken lateinischer und griechischer Herkunft die folgerichtige Schreibweise innehalten. ALBAN KÖHLER ist seit der 4. Auflage seines Buches immer im Vorwort auf diese Dinge besonders eingegangen. Er konnte „in helle Verzweiflung geraten", wenn z. B. Ulkus oder Carcinom statt Ulcus oder Karzinom gesetzt wurde. ALBAN KÖHLER weist darauf hin, wie folgerichtig GEGENBAUER seine Anatomie geschrieben hat, wie jetzt meistens alles durcheinander und nach Belieben geht, und daß unbedingt einmal ein Umschwung kommen müßte. Fremdwörter, die ganz in das deutsche Schrifttum übergegangen sind, wie Prozeß, Kongreß, Zentrum usw. sollen selbstverständlich deutsch geschrieben werden. Aber solche Fachausdrücke, die nie in den deutschen Wortschatz übergehen, müssen für die lateinischen Wörter ihr c behalten wie z. B. Fractur, Tuberculose, Compression, Appendicitis usw. — Bei Wörtern griechischen Ursprungs bleibt das k, das vor e und i in z verwandelt wird. Anders ist es natürlich, wenn das Wort auch ins Lateinische übernommen worden ist.

Im Nachschlagebuch ist bei schwierigeren Ausdrücken die griechische Erklärung, aber in umschriebener Form, hinzugesetzt, besonders in Rücksicht auf die jüngere Generation, die Einheitsbestrebungen zugetan sein dürfte, die aber das griechische Alphabet nicht beherrscht, z. B. Melorheostose (gr. mélos = Glied, rhéo = ich fließe). Über manche Punkte der Schreibweise gehen die Ansichten noch auseinander. Tuberculose wird von Laien so oft gebraucht, daß es allmählich mit zum deutschen Wortschatz zu rechnen ist; man ist also durchaus berechtigt, auch Tuberkulose zu schreiben, wenn auch ein Zwang nicht vorliegt. Carcinom kann auch vom lateinischen carcinoma abgeleitet werden usw., usw. — — Nun genug, es soll auf diesem mehr nebensächlichen Gebiete beileibe keine Schulmeisterei und Haarspalterei über noch strittige Dinge aufkommen! Aber es kann keineswegs schaden, und wir sind es auch wohl dem Andenken ALBAN KÖHLERS schuldig, daß die „Grenzen des Normalen" beachtet werden und daß im alphabetischen Nachschlagewerk eine folgerichtige Schriftweise *möglichst* durchgeführt ist.

Das Buch, das einige Sonderheiten in sich trägt, ist in seinem Werdegange von dem Verleger mit steter Teilnahme und großer Sorgfalt betreut worden. Ich möchte daher dem Springer-Verlag für jedes freundliche Entgegenkommen und für alle Bemühungen hiermit meinen besten Dank aussprechen.

Hamburg, Dezember 1954   F. OEHLECKER.

A.

Abbau am Knochen s. unter Osteoporose.

Abductionsschiene. Abspreizschiene.

Es ist eine Lagerungsschiene für den Oberarm und den rechtwinklig dazu gebeugten Unterarm, vornehmlich zur Verhinderung einer Adductionscontractur. — Normalerweise kann der Arm im Schultergelenk (ohne Mitarbeit des Schulterblattes) nur bis zu 90⁰ seitlich erhoben werden. Ein weiteres Erheben (bis etwa 160⁰) besorgt das Schulterblatt. Der Rest (bis 180⁰) geschieht durch Hinüberneigen des Körpers nach der anderen Seite (Benninghoff). — Wenn bei einer akuten Entzündung des Schultergelenkes der Arm in äußerster Abduction (90⁰) gelagert wird, so kommt es leicht zu einer langsam und schleichend einsetzenden Distension-Luxation des Armes. Die Abspreizstellung soll daher hier nicht 90⁰, sondern mehr nach der Mittelstellung zu (45⁰) erfolgen. (Näheres s. Chirurg 16, 183, 1944). Der Arm darf ferner nicht rein seitlich erhoben gelagert werden, sondern der Ellbogen muß nach vorne wandern, bis der Oberarm etwa einen Winkel von 40⁰ mit der Stirnebene bildet. Bezüglich der Rotation soll eine Mittelstellung eingenommen werden, eher etwas mehr Außendrehung. Die Hand liegt also auf der Schiene höher wie der Ellbogen. — Daß bei einer anderen Anzeigestellung, insbesondere bei chronischen Schulterleiden oder Brüchen die Lagerung des Oberarmes höher und anders sein muß, ist natürlich selbstverständlich. Es gibt sehr verschiedene Arten von Abductionsschienen, angefangen von den einfachsten Modellen bis zu solchen, die mit gelenkigen Verbindungen versehen sind und auch weniger auffällig zu tragen sind (wie z. B. die Tölzerschiene).

Accessorische Knochen s. Varietäten.

Achillo-bursitis. Achill-odynie (gr. odýne = Qual).

Die Achillessehne setzt nicht an der oberen Kante des Fersenhöckers an, sondern weiter plantarwärts. In dem oberen Spalt zwischen der Sehne und Knochen liegt ein wichtiger Schleimbeutel, der sich dann besonders leicht entzündet, wenn der obere Teil des Fersenbeinhöckers nicht glatt abgerundet ist, sondern wenn er nach hinten und oben scharfkantig ausladet. Eine chronische Bursitis kann manchmal sogar Druckusuren im Fersenbein oder eine plantarwärts vorrückende Periostitis veranlassen. Gelegentlich bilden sich hinten an der Hacke knochenhart sich anfühlende Schwielen. — Ein zweiter Schleimbeutel liegt etwas höher, aber außen zwischen Achillessehne und Haut. An beiden angeführten Stellen kann nichtpassendes Schuhwerk eine Schleimbeutelentzündung verstärken oder gar hervorrufen (s. auch Fersensporn und Apophysitis calcanei).

Achondroplasie (besonders in Frankreich gebraucht; überflüssig) s. Chondrodystrophie.

Acute Knochenatrophie (überflüssig) s. Sudeck.

Adamantinom s. Kiefergeschwülste, gutartige.

Adductionscontractur. Sperre des angelegten Armes.

Wenn z. B. der Oberarm, herangezogen an den Brustkorb, wegen Armbeschwerden längere Zeit so getragen wird, wenn besonders ältere Leute lange die Mitella, das Armtragetuch („Leichentuch der Schulter") gebrauchen, dann kommt es leicht zu einer Adductionscontractur (s. auch Abductionsschiene! — S. z. B. auch bei Hüftgelenktuberkulose).

Adolescentenkyphose. Scheuermannsche Krankheit. Jünglingsbuckel.

Etwa um das 15. Lebensjahr herum bildet sich in der unteren Hälfte der Brustwirbelsäule bei mehr oder weniger geringen Beschwerden langsam eine Kyphose aus. Besonders beobachten wir dieses bei Lehrlingen (größtenteils männlichen), die ziemlich unvermittelt nach der Schulzeit eine schwere körperliche Arbeit zu verrichten haben, vornehmlich nach starker Anstrengung in gebückter Stellung. Manchmal beginnt das Leiden auch schon früher zwischen dem 10. und 13. Jahre. Die Kinder fallen durch schlechte Haltung, Schlappheit, Unlust zum Sport usw. auf. Die Buckelbildung betrifft 1—3—5 oder mehr Wirbelbezirke. Befallen sind meistens der 7.—10. Brustwirbel (selten der obere Lendenteil). Die Höhe des Jugendrundbuckels liegt hinten etwa beim 9. Brustwirbel. Im seitlichen R. B. sieht man die Zwischenwirbelscheiben verschmälert und die Wirbelkörper haben sich etwas in Keilform vorne genähert. Die obere und untere Begrenzung der Wirbelkörper ist unruhig und unregelmäßig. Die Randleisten (manche Autoren brauchen leider noch den Ausdruck Wirbelepiphysen) sind wohl größtenteils, wenn auch nicht immer, gut erhalten. Nach Ansicht einiger Autoren sollen aber gerade die Knochenkerne in den knorpeligen Randleisten sehr verspätet auftreten; ja, andere Forscher sehen sogar in den Randleisten aseptische Knochennekrosen. — Bei der A.-K. spielen fast immer die Knorpelknötchen eine große Rolle, die in unregelmäßiger und häufig auch in breiter Form anzutreffen sind. Man kann sich wohl vorstellen, daß bei einer besonders schweren körperlichen Anstrengung es zu einem mehr plötzlichen Bersten einer knorpeligen Schlußplatte und zu einem Prolaps des Zwischenknorpels in die Spongiosa des Wirbels kommen kann. Im weiteren Verlaufe tritt, besonders wenn geschont wird, eine Glättung des Röntgenbildes ein. Es können auch leichte spondylotische Zacken hinzutreten. Beim Abschluß des Knochenwachstums oder etwas vorher ist die Erkrankung zum Stillstand gekommen. Wenn nicht frühzeitig eine Entlastung der Säule (Ruhe in flacher Rückenlage oder in Reclination) eingesetzt hat, dann bleibt der starre Buckel bestehen.

SCHEUERMANN u. a. haben nach dem klinischen Befunde in der A.-K. eine Parallele zur Perthesschen Krankheit, die allerdings gewöhnlich früher auftritt, ziehen wollen, also zu den aseptischen, subchondralen Nekrosen. Nach den eingehenden Untersuchungen von SCHMORL und JUNGHANNS müssen wir aber annehmen, daß bei Überlastung der jugendlichen Wirbelsäule eine Zwischenwirbelscheiben-Schädigung mit Bersten der knorpeligen Schlußplatten und ein Austritt des Nucleus pulposus erfolgt, der durch die porösen knöchernen Endplatten stattfindet. Im R. B. zeigt sich daher eine verschiedene, unregelmäßige Begrenzung der knöchernen Endplatten der Wirbelkörper. Da die Zwischenwirbelscheiben an Höhe abgenommen haben, so sinken die Wirbelkörper zusammen, und zwar keilförmig vorne, da hinten die kleinen Wirbelgelenke eine Stütze und Sperre bilden. Zeichen von Spondylosis def. treten hinzu. Eine gewisse Wachstumsschädigung, je nach dem Alter, muß bei der schweren Veränderung der Knorpelplatten angenommen werden, die bekanntlich nach SCHMORL als Wachstumsplatten (nicht etwa die Randleisten!) zu betrachten sind. SCHMORL weist noch darauf hin, daß vielfach fibröses Gewebe in die Lücken der Zwischenwirbelscheiben mit ihren knorpeligen Schlußplatten hineinwuchert und daß somit eine feste Verklammerung der einzelnen Wirbelkörper untereinander entsteht. (Fixierte Kyphose.) Der Jünglingsbuckel kann wohl nicht zu den aseptischen Knochennekrosen, besonders nach den Untersuchungen von SCHMORL und JUNGHANNS, gerechnet werden. Denn die von SCHEUERMANN nur angenommenen aseptischen Nekrosen der Randleisten sind wohl mikroskopisch noch nicht sicher erwiesen.

2

Akromegalie (gr. ákros = äußerst, auf der höchsten Spitze — mégas, megálē = groß).

Wie es der Name andeutet, handelt es sich um eine allmählich zunehmende Vergrößerung der Gipfelteile des Körpers: Der Schädelumfang nimmt zu, die Nase und der Unterkiefer treten plump hervor. Hände und Füße werden tatzenartig. Den Kranken wird Hut, Handschuhe und Stiefel zu eng. Ein schon beendetes Wachstum der Knochen lebt (besonders als Knorpelwucherung) wieder auf. Periostale Knochenverdickungen und Sklerosen können entsprechend von innen her wieder abgebaut werden. ERDHEIM hat noch gezeigt, daß die Wirbelkörper durch wiedererwachendes periostales Wachstum vorne und seitlich erheblich vergrößert werden können. Auf einem seitlichen R. B. sieht man dann die in die Breite gegangenen Wirbelkörper, denen gewissermaßen ein gutes Stück neuen Wirbels vorgeschuht ist. Außer den Knochen sind auch Weichteile vergrößert: dicke Zunge, wulstige Lippen usw. — Eine 35jährige heiratet; da die Regel wegbleibt, werden Wiege und Kinderwäsche angeschafft. Ein Kind erscheint nicht, aber die Zeichen der Akromegalie treten immer deutlicher in Erscheinung. Wie bei den Frauen die Regel ausbleibt, so tritt bei den Männern bei der Akromegalie Impotenz auf. — Bei einer seitlichen Schädelaufnahme sieht man eine Vergrößerung des Türkensattels: ein Hypophysentumor, ein eosinophiles Adenom des Vorderlappens hat die Sella turcica ausgebeult.

Die Skeletveränderungen bei der Akromegalie werden also durch ein Übermaß eines Wuchshormones verursacht. Der Tumor macht durch Druck auf die Sehnervenkreuzung eine bitemporale Hemianopsie. Bei Gefahr einer Erblindung usw. muß der Tumor entfernt werden. Die Veränderungen am Skelet gehen aber nach der Operation nicht zurück. — Tritt das Leiden in früher Zeit auf, wenn die Epiphysenplatten noch bestehen, dann wird durch übermäßigen Reiz auf die Wachstumsfuge ein Riesenwuchs erzeugt. Die Epiphysenlinien können lange bestehen bleiben. Ein primordialer (in der Anlage bedingter) Riesenwuchs ist hiervon zu trennen: Bei wohlgeordneten Körperproportionen verknöchern hier die Epiphysenplatten zur richtigen Zeit. — Bei dem Hoch- oder Riesenwuchs der Kastraten mit den verhältnismäßig langen Beinen hinken die Wachstumszeichen (Auftreten der Knochenkerne usw.) gewissermaßen nach. Die Epiphysenfugen bleiben auch noch sehr lange offen. — Wird zu wenig Wachstumhormon (Evans) ausgestreut, so tritt das Gegenteil, der hypophysäre Zwerg, in die Erscheinung.

Akromegaloide Osteose.

Das erbliche Leiden zeigt äußerlich einige der Akromegalie ähnliche Züge, ist ihr aber nicht wesensgleich. Es besteht keine Störung von seiten der Hypophyse: der Türkensattel ist nicht erweitert. (Die Calotte ist manchmal verdichtet!) Die Geschlechtsfunktion ist in Ordnung. An den Männern, um die es sich allein handelt und die am Ende des zweiten Jahrzehnts erkranken, findet eine auffällig starke Dickenzunahme der Extremitätenknochen infolge einer unregelmäßigen Periostitis statt, ohne Zunahme des Längenwachstums. Eine mäßige Weichteilschwellung besteht, die Gelenke sind frei, die eigentlichen Akren nicht wesentlich verändert.

Aktinomykose (gr. áktis = Strahl, mýzes = Pilz). **Strahlenpilzerkrankung.**

Die Haupteingangspforten für den Aktinomyzes, der an Gras, Getreidegrannen, besonders an den mit Widerhäkchen versehenen Gerstengrannen haftet, ist die Mundhöhlenschleimhaut. Es bildet sich ein chronisch fortschreitendes, schwieliges Gewebe, in dem sich kleine eitrige Erweichungsherde bilden. In einem solchen, frisch eröffneten Herdchen finden sich am besten jene mohnsamengroßen, gelben Knötchen, in denen bei feingeweblicher Betrachtung die typischen Strahlenpilzdrusen sich finden. Hierdurch ist die Diagnose gesichert. Die schwartigen Granulationsmassen kriechen chronisch weiter. Treffen sie auf Knochen z. B. des Unterkiefers, so wird dieser oberflächlich angenagt und angefressen; ebenso werden andere Knochen beim Weiterfortschreiten der harten Schwielen an der Oberfläche arrodiert. (Siehe anschauliches Bild von Hals- und Brustwirbeln bei KAUFMANN.) — Bekanntlich bilden sich beim Rinde usw. mächtige Unterkiefergeschwülste. Wohl meist auf der Straße defecter Zähne erkrankt der Knochen auch primär von innen, und es kommt zur mächtigen Auftreibung des Unterkiefers. Wenn auch beim Menschen unregelmäßige Verdickungen und Auftreibungen des Knochens selten sind, so findet sich doch eine primäre Infection des Kiefers: Die Pilze kommen durch den Pulpakanal cariöser Zähne und erzeugen eine Periodontitis. Dringt der Prozeß von der Zahnwurzel im Kiefer vor, so kommt es zur Schwellung der Beinhaut usw. Diese Periostitis und Schwellung der Umgebung, die oft auch zur Kieferklemme führt, zeichnet sich durch ihre derbe Beschaffenheit aus. Mit stellenweiser Erweichung und Fistelbildung schiebt sich das schwielenartige Gewebe bis zur Ohrspeicheldrüse oder gar bis oben zur Schläfengegend vor. Ebenso kann sich der Prozeß nach unten senken, in der Tiefe an die Wirbelsäule herankommen und, diese anfressend, weiterschleichen.

Die Haupteintrittspforte für den Strahlenpilz liegt, wie gesagt, in der Mundhöhle. Der Pilz geht aber auch durch die Darmschleimhaut. So bildet sich vornehmlich in der Gegend der Klappe ein tumorartiges Gebilde, das von einer Ileocaecaltuberkulose nicht zu trennen ist. Drittens kann die Infection der Lunge durch Inhalation kleiner Grannenteilchen erfolgen. Vornehmlich erkranken im Gegensatz zur Tuberkulose mehr die unteren Lungenbezirke. Die Lungenaktinomykose wird am meisten dafür verantwortlich gemacht, daß Metastasen entstehen. Diese können in allen Organen auftreten und somit auch in den Knochen, z. B. im Humerus oder der Tibia in der Form einer chronisch fistelnden Osteomyelitis. Auch in den Wirbeln kann die Strahlenpilzerkrankung sich als Kolonie zeigen. (Im Röntgenbilde Aufhellung wie bei Tumormetastasen.) — Die Diagnose der Knochenaktinomykose ist leicht, wenn primäre Herde, besonders in der Lunge oder im Darme, bekannt sind. Sonst ist die Erkennung sehr schwer, bis z. B. bei einer sog. Osteomyelitis der Pilz mikroskopisch gefunden wird. (Es gibt auch ganz seltene Fälle. So ist z. B. eine ganz isolierte Aktinomykose im Gehirn bei einer Sektion gefunden worden.) Es gibt also drei verschiedene Formen der Knochenaktinomykose. Das Anfressen der Knochenoberflächen beim Darüberhinwandern des Prozesses z. B. bei der relativ häufigen Wangenaktinomykose. — Zweitens die primäre Erkrankung der Alveolen und Knochen des Unter- und Oberkiefers und drittens Metastasen in Röhrenknochen, auch in Wirbeln usw., wohl meistens von einer primären Lungenaktinomykose ausgehend. — Abgesehen von chirurgischen Eingriffen besteht die Behandlung in Röntgenbestrahlungen. Man vergesse vor allem auch das Jod, Penicillin usw. nicht!

Die verschiedenen Aktinomyzes-Arten und Streptothrix werden auch zur Familie der Trichomyzeten (Haarpilze) gerechnet. — Die durch den Fadenpilz Sporotrichum de Beurmann (1903) hervorgerufene Sporotrichose ist vor allem eine Hautkrankheit. Sie findet sich selten im Knochen und kann hier leicht mit Lues oder Tuberkulose verwechselt werden. Blastomykose, hervorgerufen durch Sproß- oder Hefepilz, ist ebenfalls in erster Linie eine Erkrankung der Haut. Selten ist auch Lunge und Knochen befallen.

Albers-Schönberg s. Marmorknochen.

Albright s. 1. Fibröse Knochendysplasie
       2. unter „Renale Rachitis"
       3. unter Osteoporose.

Alkaptonurie, chronische Gelenkveränderungen.

Bei diesem Leiden wird die Homogentisinsäure nicht richtig abgebaut. Sie hat eine große Affinität zum Knorpel. Dieser wird deshalb dunkelgelb gefärbt: Ochronose (gr. ochrós = gelb. nósos = Krankheit). An den Ohrmuscheln der Kranken fällt die dunkelbläuliche Verfärbung auf. — Der klare Urin wird bei längerem Stehen oder bei Zusatz von Alkali dunkelbraun. (Alkali und háptein. gr. = heften oder fassen.) Die Gelenkveränderungen unterscheiden sich klinisch nach den Beschwerden usw. nicht von einer Arthrosis deformans; auch im allgemeinen im Röntgenbilde nicht, wenn auch gelegentlich an der Wirbelsäule, der Haut usw. noch besondere Dinge hinzukommen.

Alterskyphose (Schmorl) s. bei Osteoporose der Wirbelsäule.

Ankylosen s. Contracturen und Ankylosen.

Apert s. Dysostosis cranio-facialis.

Apophysitis calcanei.

Manchmal wird in den Jünglingsjahren über Beschwerden hinten an der Hacke geklagt. Es kann sich dann, wenn eine Bursitis usw. auszuschließen ist, um eine Reizung der Apophyse handeln, hervorgerufen durch den Zug der Achillessehne, oft bei Valgusstellung des Fersenbeins. Röntgenbilder können manchmal andeuten, daß die Krankheitserscheinungen von Knochenveränderungen herrühren, die zu den sog. aseptischen Nekrosen zu rechnen sind. — Zur Beurteilung der R. B. muß man aber folgendes wissen: Erst um das achte Lebensjahr tritt die Apophyse auf, und zwar kann sie von zweien oder mehreren Knochenkernen aus verknöchern. Diese, in Teilen sich dartuende und unregelmäßige Apophyse darf aber nicht als pathologisch betrachtet werden. Daher sind manche dafür, daß man die Bezeichnung Apophysitis als unberechtigt fallen lassen soll. (Immer Vergleichsbilder der anderen Seite!) Erst um das 18. Lebensjahr verschmilzt die Apophyse ganz mit dem Fersenbein. Die Erscheinungen der „Apophysitis" klingen (nach Behebung einer etwaigen Knickfußstellung) bald ab. (S. auch Achillo-bursitis und Fersensporn.)

Arachnodaktylie s. Spinnenfinger.

Arthritis s. Gelenkentzündung.

Arthritis gonorrhoica s. gonorrhoische Gelenkentzündung.

Arthritis urica s. Gicht.

Arthrodese (gr. déo = ich binde). Operative Gelenkversteifung.

Bei schweren Muskellähmungen werden Gelenke, wenn Apparate nicht zweckmäßig oder nicht ausreichend sind, künstlich versteift. Das Wesentliche ist, daß die knorpeligen Gelenkflächen beseitigt werden. (Durch federnde Druckspannung kann das feste Zusammenheilen der frischen Knochenflächen unterstützt werden.) Manchmal ist ein Küntscher-Nagel von Vorteil. Gewöhnlich handelt es sich um schwere Lähmungen nach Poliomyelitis (s. diese).

Zur künstlichen Versteifung gelten für die einzelnen Gelenke etwa folgende Regeln; im Hüftgelenk: geringe Beugung, leichte Abspreizung (diese richtet sich auch nach einer etwa vorhandenen Beinverkürzung); im Kniegelenk: ganz leichte Beugung (besser etwas genu varum als genu valgum); Fuß: rechtwinklige Dorsalflexion und Mitte zwischen Pro- und Supination; Schulter: Abduction von 45⁰ oder etwas mehr, Vorwärtsneigung etwa 40⁰ (s. unter Abductionsschiene); Ellbogengelenk: rechtwinklige Beugestellung, falls Apparat weniger nützlich erscheint; Hand: leichte Dorsalflexion; Finger: leicht gebeugt, auch Daumen, wenn sein Mittelhandknochen in Abduction versteift ist. Im übrigen richten sich manche Einzelheiten nach Wahl des Berufes usw.

Eine besondere Art der künstlichen Versteifung ist die extraartikuläre Span-Arthrodese z. B. bei einer Tuberkulose der Hüfte. Für die Wirbelsäule die Henle-Albeesche Operation. Die operativen Eingriffe bei Lähmungen werden gewöhnlich erst nach Beendigung des Knochenwachstums vorgenommen. — Eine Arthrorise wird seltener ausgeführt. Es handelt sich um die Bildung eines Knochenvorsprungs als Anschlag, um bei einer Lähmung eine über das Maß hinausgehende Beweglichkeit zu stoppen und einzuengen.

Arthropathia tabica s. tabische Arthropathie.

Arthroplastik s. Gelenkplastik.

Arthrosis deformans (chronisch deformierende Gelenkveränderung) Gelenkverschleiß.

Es handelt sich um eine Abnutzung-, Aufbrauch- und Alterserscheinung des Gelenkknorpels. Dieser verliert seine jugendliche Elastizität, er wird zerfasert und kann sogar bis auf den Knochen aufgerieben werden, an dem dann glatte Schleiffurchen manchmal zu beobachten sind. (Im R. B. dann Verschmälerung des sog. Gelenkspaltes.) — Es können auch unregelmäßige Knorpelwucherungen auftreten. Das Auffälligste ist aber, daß am knöchernen Gelenkrande von Knorpel überzogene, knöcherne Randwülste von verschiedener Form sich ausbilden, die ja bei der Röntgendiagnose die Hauptsache sind. — Als Ursache der Gelenkveränderungen nimmt man eine überstarke Belastung des Knorpels an, aber gleichzeitig spielen Alter und Constitution dabei eine Rolle. Der Beginn des Leidens, das vornehmlich die Knie und Hüften betrifft, ist nie akut, sondern stets schleichend. Die Beschwerden nehmen einen wellenartigen Verlauf. Typisch ist, daß bei der A. d. das Ingangkommen nach längerer Ruhe besonders unangenehm für die Kranken ist, daß dann alles leidlich gut oder glatt geht, bis weiterhin bei Überbeanspruchung wiederum Schmerzen auftreten. Trotz ausgesprochenen Röntgenbefundes können die Beschwerden manchmal auch auffällig gering sein.

Im Röntgenbilde lassen sich neben einer Verschmälerung des sog. Gelenkspaltes subchondrale Zysten und vornehmlich die Randzacken und Wülste usw. nachweisen. Ein Erguß gehört eigentlich nicht zum Krankheitsbilde, wenn nicht gerade eine Verletzung oder die Einklemmung eines freien Körpers hinzukommen. (Teile der Randzacken können mit oder ohne Trauma zu Gelenkmäusen werden.) Bei Unfällen spielt die Beurteilung und Festsetzung einer vorübergehenden Verschlimmerung oft eine wichtige Rolle, da das Leiden ja seinen schicksalsmäßigen Gang weitergeht. Man pflegt von einer primären Arthrosis eine sekundäre Form abzutrennen und zwar dann, wenn eine mehr oder weniger deutliche Ursache vorliegt, die eine besondere und ungewöhnliche Belastung des Knorpels bedingen (z. B. nach schlecht verheilten Fracturen, bei O-Beinstellung, die nach Jahren auftretende A. d. nach überstandenem Perthes, bei Hallux rigidus usw.). — Da es sich bei der A. d. um degenerative und nicht um entzündliche Dinge handelt, so spricht man mit Recht jetzt von einer Arthrosis und nicht von einer Arthritis deformans. — Es ist nicht einzusehen, wenn jetzt überwiegend der Ausdruck Osteoarthrosis deformans angewandt wird. Der Name ist teils nicht richtig, ist überflüssig und macht dem Lernenden unnötig Schwierigkeiten. Der eine setzt die Osteoarthrosis einfach gleich Arthrosis, der andere, wenn er im R. B. kleine Randzacken sieht, der dritte, wenn der Knochenbefund ein sehr auffällig starker ist. Wo wird da die Grenze gezogen? Für das oft recht lange Anfangsstadium, wo wohl Knorpel- aber noch keine Knochenveränderungen bestehen, ist nur der Ausdruck Arthrosis deformans erlaubt, und dieser paßt auch durchaus für alle weiteren Stadien, zumal ja auch die Randwülste aus dem *Gelenk*bezirke hervorgehen. Denn POMMER hat gezeigt, daß die Randwülste aus dem mit Knorpel überzogenen Gelenkgebiete entstehen und nicht Osteophyten des Periostes sind.

Bei der A. d. bilden sich nicht selten freie Körper. Sie entstehen durch Lösen von veränderten Gelenkknorpelhöckern, die dann verkalken können, von Bruchstücken der Randwülste und auch von der Synovialis (mit Zotten), die, vom omnipotenten Mesenchym stammend, oft voll von Knorpel- und Knochenknötchen ist. Die Corpora libera sind viel unregelmäßiger und an Zahl sehr viel größer als die Gelenkmäuse der Osteochondrosis dissecans. Bei der Behandlung gilt die Regel: auf dem Mittelwege immer im Gange bleiben. Physikalische Therapie. Bei sehr starken Schmerzen hat man z. B. an der Hüfte die zur Gelenkkapsel ziehenden Nerven durchschnitten; schließlich Randwulstentfernung oder operative Versteifung

Aseptische, subchondrale Knochennekrosen, am wachsenden Knochen (Ausnahme Kienböck) und immer nur an einer Stelle des Skeletes.

Hierzu gehören: Perthessche Krankheit, Köhler I und Köhler II, Mondbein-Nekrose (KIENBÖCK), Schlatter, Vertebra plana (CALVÉ), Thiemann (s. diese und auch Angaben unter THIEMANN).

Atrophie des Knochens s. unter Osteoporose.

Avitaminosen s. Rachitis, Möller-Barlow (Skorbut), Sprue und Osteomalacie.

B.

Baastrupsches Syndrom. Lendenwirbel-Dornfortsätze.

BAASTRUP (Kopenhagen) hat zuerst darauf hingewiesen, daß hohe und unregelmäßige Dornfortsätze der Lendenwirbel bei ausgesprochener Lumballordose einmal zu starken Kreuzschmerzen führen können. Der Dornfortsatz wird als kurzer Arm in einem Lendenwirbelhebelsystem aufgefaßt. So können mit großer Kraft bei Rückbeugung des Körpers die Weichteile zwischen den Dornfortsätzen zerquetscht werden. Es kommt zu einem Aufeinanderreiben der Dornfortsätze, zu gelenkartigen Bildungen mit arthrotischen Veränderungen usw. Eine besondere Höhe der Dornfortsätze kann wohl manchmal als mangelnde Anpassung bei der Erwerbung des aufrechten Ganges des Menschen angesehen werden, da doch die Lendensäule hierbei eine besondere Rolle spielt. Bei ungeklärten Kreuzschmerzen soll auch an die Möglichkeit solcher Dornfortsatzveränderungen gedacht werden (genaues Studium des seitlichen Röntgenbildes!), denn bei Abtragung der betreffenden Dornfortsätze ist angeblich Schmerzfreiheit erzielt worden. (Fortschr. a. d. Gebiete d. Röntgenstrahlen. 48, 1933, 2. Halbjahr S. 430.) — Das Syndrom ist von anderen Seiten bestätigt; auch ein ähnlicher Befund ist von der Halswirbelsäule beobachtet worden.

Ballenfuß bzw. Ballenzehe s. hallux valgus.

Bamberger-Marie. Periostitis toxica. Toxische Beinhautverdickungen.

Besonders bei Männern zwischen dem 20. und 50. Lebensjahre fallen manchmal Trommelschlegelfinger und unförmige Handschwellungen auf, wenn eitrige Erkrankungen der Lunge oder des Rippenfelles (seltener Tuberkulose), aber auch Herzaffektionen, bösartige Geschwülste usw. bei den Pat. vorliegen. Im R. B. treten symmetrisch an den langen und kurzen Röhrenknochen starke Periostanlagerungen auf. Gehen wir von den Mittelhandknochen als Mittelpunkt aus, so nimmt die Stärke der Periostitis zentral nach dem Humerus wie auch peripher ab. Nur die Endglieder bleiben frei. Hier haben die Weichteile infolge Schwellungen und Verdickungen den Vorrang vor den Knochen. (Die bekannten Trommelschlegelfinger mit der Uhrglasbiegung der Nägel.) Die streifenartigen Knochenablagerungen jeder Diaphyse nehmen nach den Gelenkenden zu an Dicke ab. Die Gelenke selbst bleiben frei. Die außen liegende, glatte oder leicht wellige neue Beinhaut setzt Knochen mit etwas plumper Struktur ab. Die frischen äußeren Schichten sollen mehr aus faserigem Knochen bestehen; die der Rindenschicht anliegenden Bezirke sollen allmählich lamellär umgebaut werden. Grob gesehen, ist gewissermaßen ein Mantelzylinder neuen Knochens über den ursprünglichen Schaft geschoben. *Der periostale Knochenneubau ist abhängig von einer meist eitrigen inneren Erkrankung usw.* Wenn die Ursache behoben und entfernt ist, geht auch der Knochenansatz zurück. Man nimmt mit Recht an, daß gewisse, aber noch unbekannte Toxine im Blut kreisen und auf die Beinhaut besonders der Röhrenknochen einen Reiz zur Knochenbildung ausüben. (Schädel- und Rumpfskelet bleiben frei.) Da einige Pathologen keine eigentliche Entzündung bei den Knochenauflagerungen gefunden haben, hat man auch von einer Osteophytose gesprochen.

Es gibt für diese, nicht gerade häufige, sekundäre Knochenerkrankung eine ganze Reihe von Benennungen: Osteoarthropathie hypertrophiante pneumique (Bamberger-Marie); allgemeine Periostitis hyperplastica; toxische Osteoperiostitis; toxigene ossificierende Osteoperiostitis; sekundäre hyperplastisch-porotische Osteoperiostitis; Akropachie; Osteophytose; Osteoarthropathia hypertrophicans; Osteopathia hypertrophicans toxica; generalisierte Osteophytose; sekundäre hyperplastische Ostitis usw. Man sieht, daß man auf Grund anderer Beobachtungen nicht mit der ersten Benennung von BAMBERGER und MARIE einverstanden ist. Man kann sagen, daß „arthro" wohl überflüssig ist, da die Gelenke kaum eine Rolle spielen. An die Stelle von Osteopathie wird wohl am besten Periostitis (Periostose) gesetzt, wie es schon der erfahrene Pathologe EUGEN FRAENKEL mit Recht getan hat, denn Beinhauterscheinungen sind doch das wesentliche. „Pneumique" ist überholt und hierfür wird mit Recht toxica gewählt. Gegen hyperplastica oder hypertrophicans ist nichts einzuwenden. Es bliebe also Periostitis hypertrophicans toxica. Da die Bezeichnung toxica, an der doch nicht mehr zu zweifeln ist, die Abhängigkeit von einer (gegebenenfalls erst aufzusuchenden) Ursache deutlich hinweist und da das (schon geläufige) Beiwort toxica bei Knochenveränderungen einmalig angewandt ist und keinen Anlaß zu Verwechslungen geben wird, kann man nicht einfach den kurzen Ausdruck Periostitis toxica gebrauchen? Vielleicht kann man dann auch von „Bamberger-Marie" absehen.

Bandscheiben-Kyphose (Alterskyphose nach Schmorl) s. unter Osteoporose der Wirbelsäule.

Bandscheibenschaden. Bandscheibenvorfall. Prolaps des Discus intervertebralis.
Unsere Kenntnisse über die Anatomie und Pathologie der Zwischenwirbelscheiben verdanken wir den eingehenden Untersuchungen von SCHMORL und JUNGHANNS, nachdem die früheren Untersuchungen von LUSCHKA, der die Bandscheibe als Halbgelenk betrachtete, etwas vergessen waren. Der Discus intervertebralis besteht aus dem Faserring und dem Gallertkern. Der Nucleus pulposus besteht aus einem saftreichen, zottigen Faserwerk, das einen unregelmäßig-zerschlissenen Hohlraum umschließt. Der Gallertkern liegt im Brust- und Lendenteil etwas hinter der Mitte, also näher dem Wirbelkanale, im Halsteile etwas vor der Mitte der Bandscheibe. Der Faserring, der aus einem lamellös angeordneten Knorpelgeflecht besteht, ist mit den knorpeligen Grund- und Deckplatten des Körpers eng verbunden, und in den Randbezirken ziehen Faserzüge als Sharpeysche Fasern in die knöchernen Randleisten und in den mit diesen verwachsenen Wirbelkörpern. Während der Wachstumszeit nimmt die Höhe der Zwischenwirbelscheibe allmählich etwas ab. Die Bandscheibe fesselt die anliegenden Wirbelkörper fest aneinander und stellt ein wichtiges elastisches Polster dar durch den Quellungsdruck des Gallertkernes und durch den mehr knorpeligen Anulus (fibrosus bzw.) lamellosus. Nach Abschluß des Wachstums ist die Zwischenwirbelscheibe gefäßlos. — Die Elasticität dieses Kissens nimmt infolge zunehmenden Alters und mannigfacher Belastungen langsam (aber stellenweise doch recht verschieden) ab. Es kommt zu einer Zermürbung mit Abnahme des Saftgehaltes. Wenn durch den Innendruck Anteile der Bandscheibe oben und unten durch schwache Stellen der Knorpelplatten und weiterhin durch die dicht anliegenden knöchernen Deckplatten der Wirbel in die Spongiosa getrieben wird, so kommt es zu einem sog. Schmorlschen Knötchen (s. Adolescenten-Kyphose). — Wenn der innere Quellungsdruck die Bandscheibe nach vorne drängt (Protusion), so werden Verbindungsfasern zum Knochen zerrissen und es kommt zu Gewebezerrungen. Es bilden sich dann die bekannten Randwülste der Spondylosis deformans. —

Nun kommen wir zu dem wichtigsten Punkte, wenn Teile des Discus nach hinten, nach dem Wirbelkanale zu, vorgetrieben werden. — 1934 haben MIXTER und BARR zuerst gezeigt, daß die (das Rückenmark bzw.) die Cauda equina komprimierenden Geschwülste, die man bisher als Enchondrome, Fibrochondrome usw. angesehen und operiert hat, in Wirklichkeit Bandscheibenprolapse gewesen seien. Es handelte sich zunächst um schwere Fälle mit mehr beiderseitigen Symptomen. Beim weiteren Nachgehen und Nachprüfen dieser wichtigen Entdeckung hat sich dann gezeigt, daß auch bei einseitigen neurologischen Erscheinungen, wie z. B. bei einer Ischias Nervenwurzelkompressionen infolge Discusprolapses vorlagen und daß somit viele verschwommene Begriffe, wie rheumatische Neuritis, Lumbago usw. durch einen Bandscheibenschaden eine Erklärung gefunden haben. Nun beschränken sich diese Schäden ganz ausgesprochen auf zwei Gegenden und zwar auf den untersten Teil der Lendenwirbelsäule und dann auf die cervicalen Bandscheiben (5.—7.). Also es handelt sich um jene Bezirke der Wirbelsäule, die durch Erwerbung des aufrechten Ganges des Menschen die meisten Umformungen erfahren haben und am meisten belastet werden. Die Vorfälle des Discus können nun recht verschieden sein. (Es sei zunächst noch daran erinnert, daß das hintere Längsband der Wirbelsäule im Gegensatz zum vorderen Bande an den Zwischenwirbelscheiben fest angeheftet ist und dann als schmälerer Bandteil den Wirbelkörper überspringt. Gegenüber liegen die ligamenta flava, die in senkrechter Richtung die einzelnen Wirbelbögen miteinander verbinden.) Ein Teil der Bandscheibe kann nur vorgebuckelt sein, ohne daß der Faserring eingerissen ist (Protrusion). Hierbei sollen angeblich meist Lumbagoerscheinungen auftreten. Am häufigsten treten aber Vorfälle ein, wenn ein Riß im Anulus lamellosus erfolgt ist und dann durch den Innendruck des Gallertkernes Discusteile austreten und gegebenenfalls eine Nervenwurzel comprimieren. Hier kommt es dann häufig mehr zu den Erscheinungen einer Ischias. Beim Prolaps nach hinten-lateral kommt es gewöhnlich zum Druck auf eine Nervenwurzel. Prolabiertes Gewebe kann auch bis in den Intervertebralkanal eindringen. Ein medianer Vorfall, der beiderseits neurologische Erscheinungen macht, ist seltener. Nun gibt es auch sog. intermittierende Prolapse, wo (nicht abgetrenntes) Gewebe austritt, das bei einer bestimmten Lage wieder zurückschlüpft. Wie die Art und das Verhalten des Vorfalls recht mannigfaltig ist, so entspricht dem das klinische Bild. Der wichtigste Prolaps ist der des lumbalen Discus 4 und 5, der über 90% ausmacht.

Außer einer sehr sorgfältig aufgenommenen Vorgeschichte muß der Ort des Schmerzes und genau eine Ausstrahlung in ein Bein festgestellt werden. Die Lendenlordose zeigt häufig eine Abflachung, manchmal liegt auch eine skoliotische Verbiegung vor. Die Beweglichkeit im Lendenteile der Säule kann eingeschränkt sein. Der Lasègue ist zu prüfen. Beim Niesen, Pressen usw. tritt häufig eine Verstärkung des Schmerzes auf. Die Röntgenuntersuchung zeigt eine Verschmälerung des Zwischenwirbelraumes, gegebenenfalls mit einer Sklerosierung der Wirbelränder. Eine Myelographie wird im allgemeinen lieber unterlassen. (In Schweden macht man gern Aufnahmen mit Abrodil, die aber unter Betäubung vorgenommen werden müssen.) Genaue Untersuchungen sind nötig, ob sensible oder auch motorische Störungen im Ausbreitungsgebiet besonders der lumbalen Wurzel 5 und der sakralen 1 besteht. Der Achillessehnenreflex ist zu prüfen usw. — Es braucht durchaus nicht jeder Fall von Discusprolaps operiert zu werden. Die Operationsfreudigkeit, die zeitweise etwas hervortrat, ist nun in ruhige Bahnen gelenkt. Jedenfalls ist eine strenge Anzeigenstellung zu fordern. Im allgemeinen wird eine Operation für erforderlich gehalten, wenn eine ausgesprochene, einwandfreie Nervenwurzelcompression vorliegt, wenn z. B. eine ganz akute Ischias auftritt, die sich bei konservativer Behandlung in wenigen Wochen nicht bessert, wenn eine heftige Ischias in Intervallen immer mit derselben Stärke wieder auftritt oder wenn eine chronische „Ischias" (oder Kreuzschmerzen) jede Lebensfreudigkeit nimmt und Invalidität bringt usw. — Gewöhnlich wird die Operation nach Love ausgeführt, bei der nur auf einer Seite Bogenteile entfernt werden und nur das lig. flavum durchtrennt wird, falls die Übersicht ausreicht.

Über die Unfallfrage hat Bürkle de la Camp auf dem Chirurgenkongreß referiert (Langenbecks Archiv 267, 479, 1951). Er hat mit Recht darauf hingewiesen, daß der begutachtende Arzt sich an die Reichsversicherungs-Ordnung halten muß, wenn wir auch noch so viel dem Auslande verdanken, das hierüber zum Teil anders denkt. Der Unfall ist von der Krankheit zu trennen. Aus dem überreichen Krankengut von Bergmannsheil geht hervor, daß das Wirbelscheibengebiet derart durch Bänder usw. gesichert ist, daß bei einem Unfalle Wirbelkörper eher brechen als der Bänderapparat einreißt. Wir wissen auch, daß bei einer einfachen Drehbewegung des Körpers, beim Aufheben eines Gegenstandes oder bei einer Arbeitsverrichtung, die sicher nicht das betriebsübliche Maß überschritten hat, plötzlich ein Discusvorfall mit heftigen Schmerzen auftreten kann. Denn je nach Veranlagung tritt schon mit 20—30 Jahren eine gewisse Eintrocknung des saftreichen Gallertkernes usw. ein. Der schicksalsmäßige Verschleiß, der Altersabbau, die Zermürbung, kurz die Degeneration an der Bandscheibe setzt ein, besonders am Discus intervertebralis lumbalis. Ein Unfall im Sinne des Gesetzes kann nur anerkannt werden, wenn der erwiesene Unfall meistens sofort die Erscheinungen des Vorfalles hervorruft. Eine Ruptur soll eher eintreten, wenn z. B. bei einem Falle von der Leiter usw. die Wirbelsäule sich in ausgesprochener Lordosierung befand. Manchmal ist die Beurteilung schwierig, wenn erst nach einiger Zeit Discusbeschwerden auftreten, falls ein geeigneter Unfall voraufgegangen ist, wenn angenommen werden kann, daß der Unfall einen Faserring zur Ruptur gebracht hat, aber der eigentliche Vorfall erst später allmählich eingetreten ist. Also es handelt sich dann um die Beurteilung einer teilweisen Verursachung oder Verschlimmerung eines schon bestehenden Leidens.

Die *cervicalen Bandscheibenschäden* machen nur etwa 5% aller Schäden aus. Es handelt sich meist um die 5. bis 7. Bandscheibe. Hier finden wir häufig und verhältnismäßig früh, je nach Konstitution, schon die Osteochondrosis intervertebralis mit Höhenabnahme der Bandscheibe und mit den Zeichen der Spondylosis deformans, aber meist ohne besondere Erscheinungen und Beschwerden. Treten aber Reizsymptome auf, so handelt es sich gewöhnlich mehr um Protusionen als um richtige Vorfälle nach Anulus-Ruptur. Wenn die nach hinten gerichtete Vorbeulung oder ein Vorfall seitlich links oder rechts erfolgt, so kommt es zu Wurzelkompressionserscheinungen. Ebenso wenn der Prolaps in das Zwischenwirbelloch hinein erfolgt. Wenn eine Einwirkung hinten median, also auf die Medulla spinalis besteht, so gibt es Rückenmarkssymptome auch mit Störung der Harn- und Stuhlentleerung usw. Solche Fälle sollen, worauf besonders TÖNNIS hinweist, möglichst früh operiert werden.

Bangsche Erkrankung s. Spondylitis infectiosa.

Bechterew (falsch und überflüssig) s. Spondylarthritis ank.

Beckentuberkulose (s. auch Allgemeines bei Tuberkulose der Knochen usw.).

Der Beckenring wird nicht häufig von Tub. befallen. Eine Erkrankung des Schambeines pflegt sich meist durch Auftreten kalter Abszesse oberhalb der Leistengegend und in der Richtung nach den Adductoren kundzugeben. Im verbreiterten Knochen sieht man dann gewöhnlich im Röntgenbilde ovale, zarte, lockere Sequester. Ein besonderes Krankheitsbild ist das Befallensein des Kreuz-Darmbeingelenks. Gewöhnlich tritt es erst nach der Pubertät auf. Die Diagnose macht im Anfang oft Schwierigkeiten, wie die Tub. des 5. Lendenwirbels, zumal ein R. B. von dem schrägen Spalt der anliegenden dicken Knochen zunächst keine sichere Auskunft gibt. Bei der ausgebildeten Krankheit geben die Pat. örtliche Schmerzen an und pflegen meist im Bette mit dem Gesäß schief zu liegen, indem sie die kranke Beckenhälfte heben und vor Druck zu schützen suchen. Es besteht Druckempfindlichkeit von außen und bei einer Untersuchung per rectum und vaginam. Pat. gehen sehr vorsichtig und hinkend, sie suchen das Gewicht immer auf das Bein der gesunden Seite zu verlegen. Die Gesäßmuskulatur ist auf der kranken Seite abgemagert; die freie Beweglichkeit in der Hüfte schließt eine Coxitis aus. Je näher die Herde den Foramina sacralia liegen und einen Reiz auf die Nervenstränge ausüben, je mehr werden oft die Beschwerden auf entlegene Gegenden verlegt und wird die Diagnose nicht selten auf eine falsche Fährte gelenkt. Zur Unterscheidung kommen eine Osteomyelitis, wenn diese in ein chronisches Stadium übergegangen ist, in Frage. Die Osteomyelitis zeigt aber im Röntgenbilde eine Sklerose der Knochen gegenüber einer Atrophie bei Tub. (Sarkom? Metastasen bei Prostatakarzinom usw.!) Ein Strümpell-Marie (fälschlicherweise Bechterew genannt) zeigt in beiden Fugen symmetrische Veränderungen. Besonders wenn nach hinten kalte Abszesse sich auftun, ist oft eine Operation angebracht. Bei dieser muß aber eine peinlich saubere Entfernung alles Krankhaften ausgeführt werden; vielleicht ist mit Unterstützung localer und parenteraler Tuberculo-statica eine Abkürzung des sonst langwierigen Leidens zu erwarten.

Beckenhörner s. Turner-Syndrom.

Becksche Knochenbohrung.

Diese einfache Methode hat sich bei der Behandlung von Pseudarthrosen (s. diese) gut bewährt. BÖHLER lobt diese Methode besonders. Nach sorgfältiger Vorbereitung und Desinfection der Haut wird der im elektrischen Bohrer festsitzende Becksche Draht von mehreren Stellen aus subcutan an die Pseudarthrose-gegend vorgeschoben und herangebracht. Dann wird das Bereich des falschen Gelenks nach verschiedenen Richtungen durchbohrt. Vor allem muß der knöcherne Verschluß der Markhöhlen möglichst durch Bohren eröffnet werden. (Damit die sich heißlaufenden Drähte keine Nekrosen an der Haut und den Knochen anrichten, muß der Draht immer gut gekühlt werden. Gipsverband.) Auch beim Perthes, bei der Coxa vara epiphysarea hat sich die Methode zum Anreiz einer neuen Knochenbildung und somit zur Abkürzung der Behandlungszeit als nützlich erwiesen.

Besnier-Schaumann s. Boeck.

Blockwirbel.

Solche Bildungen kommen angeboren vor. Sie können dann noch mit anderen Fehlbildungen der Wirbelsäule verbunden sein (KLIPPEL-FEIL). — Am häufigsten sehen wir Blockwirbel als Folgen und Endbefunde nach der sog. Spondylitis infectiosa (im weitesten Sinne). Nach mehr oder weniger vollständigem Verschwinden der Zwischenwirbelscheibe verwachsen die anliegenden Wirbel. Bei einer alten ausgeheilten Tuberkulose kann man meist noch feststellen, besonders wenn die Krankheit schwer war, daß der Block sich aus unregelmäßigen Wirbelresten zusammengesetzt hat. Bei den anderen Fällen von Spondylitis infectiosa (s. diese) sind die Wirbelkörper häufig — allerdings nicht immer — in ihrer Form ziemlich erhalten und sind so, ein Zylinderstück bildend, zusammengesunken, obwohl der entzündliche Prozeß meist in der Nähe der Grund- oder Deckplatte zuerst eingesetzt hat. der dann zur Zerstörung der Bandscheibe geführt hat. Es können nur 2 Wirbel eine Verschmelzung zeigen, oder wie z. B. bei der Staphylokokken-Spondylitis mehrere Wirbelkörper oder getrennt mehrere Paare von Wirbeln (s. z. B. die Abbildungen im Chirurg 4, 473, 1932). Bei der Wirbelosteomyelitis sehen wir neben der Sklerose auch ausgesprochene, die Wirbel verbindende Klammer- oder Henkelbildungen. Wenn von diesen nachgewiesen ist, daß sie in verhältnismäßig kurzer Zeit entstanden sind, so spricht dies unbedingt gegen Tub. —

Eine Synostose eines Blockes kann vollständig sein, so daß das Knochenbälkchenwerk von einem Wirbelkörper zum anderen ohne Unterbrechung hindurchzieht. Manchmal kann die frühere Grenze noch durch einen mikroskopischen Rest der Wirbelscheibe nachgewiesen werden. Oder sie ist im R. B. noch deutlich zu sehen. Es gibt auch Übergänge und teilweise Verschmelzung von Wirbeln. Beim ausgereiften Bilde einer Adolescentenkyphose wie auch bei einer Alterskyphose im Sinne SCHMORLs können an der Brustwirbelsäule eine Reihe von Wirbeln zu einem festen Klotze verbunden sein, aber die Wirbel sind nur etwa im vorderen

Drittel innig verschmolzen, während etwa in den hinteren zwei Dritteln die Bandscheiben noch deutlich erhalten sind. (S. auch bei Wirbelosteomyelitis durch Injection in den lumbalen Grenzstrang.) — Es gibt natürlich sonst noch viele Möglichkeiten: Am Scheitel einer starken skoliotischen Krümmung können keilartig gestaltete Wirbel verschmolzen sein. Auch beim Paget, Lymphogranulomatose usw. können solche blockartigen Verwachsungen bestehen. Nach Wirbelfracturen sind Bruchstücke durch kallusartige Brückenbildungen miteinander vereinigt. Dazwischen liegen oft noch erhaltene Stücke von Bandscheiben, die auch manchmal verknöchern können (s. Tetanus und Schockbehandlung). Wenn die Blockbildung nicht zu ausgedehnt ist, so leidet die Beweglichkeit der Wirbelsäule kaum, da benachbarte Bezirke durch An- und Umbau der Bandscheiben ausgleichend wirken. Das Kreuzbein und der untere Teil des Steißbeines stellen gleichsam natürliche Blockwirbel dar.

Blutbank (unschöner und nicht passender Ausdruck) s. Homoioplastische Verpflanzung mit durch Unterkühlung konserviertem Knochen. Schlußbemerkung.

Blutergelenke.

Bei der Hämophilie, die geschlechtsgebunden erblich ist und nur beim männlichen Geschlechte vorkommt, handelt es sich um das Fehlen von (aktiver) Thrombokinase im Blute. Neben Blutungen in die Weichteile führen wiederholte Blutungen (spontan oder nach geringen Verletzungen) ins Gelenk oder gar in den Knochen selbst zu Usurierungen des Gelenkknorpels- und -knochens usw. bis zu Contracturen und Ankylosen; besonders am Knie und Ellbogen. Bei den ersten Blutungen, die gewöhnlich bei kleinen Knaben auftreten, ist nur Gelenkhaut und Kapsel beteiligt. Bei weiteren Blutungen werden dann auch Knorpel und Knochen ergriffen. Auch eine Beteiligung mehrerer Gelenke zu etwa gleicher Zeit und in verschiedenen Stadien werden beobachtet. Blutungen in die Weichteile in Gelenknähe mit folgender Knochenbildung können auch zu einer extraarticulären Ankylose führen. Vieles hängt von der Schwere der Grundkrankheit ab. Bei leichteren Fällen und dem Fehlen einer Vorgeschichte ist eine Verwechslung mit Tub. möglich. Nur vorbeugende Maßnahmen zur Verhütung von Contracturen sind möglich. Wenn die Pat. das 30.—40. Lebensjahr erreicht haben, hören fast immer die Blutungen auf. Gabe von antihaemophilem Globulin aktiviert die Thrombokinase.

Boecksche Krankheit. Boeck-Besnier-Schaumann.

Von Besnier stammt das Hautleiden „Lupus pernio“. 1899 beschrieb Boeck (Norwegen) ein Hautsarkoid (lichenartiges Miliarlupoid). 10 Jahre später machte Jüngling auf eigenartige kleine zystische Aufhellungen in den Phalangen aufmerksam. Man sprach von einer Ostitis multiplex tuberculosa cystoides. (Untersuchungen auf Tuberkulose durch Meerschweinchenversuche sind nicht gemacht.) Später wurden eigenartige Lungenveränderungen mitgeteilt. Vor Besnier waren schon Augenaffectionen, die nicht recht unterzubringen waren, aufgefallen. — Schaumann gebührt nun das Verdienst, alle diese verschiedenen Erscheinungen als ein Krankheitsbild zusammengefaßt zu haben. Es handelt sich um eine Allgemeinerkrankung mit besonderem Befall der Lymphknoten, dem sich verschiedene andere Haut- oder Augensymptome hinzugesellen können. Die Krankheit gehört vornehmlich in das Gebiet des Inneren oder des Lungenfacharztes. Das Hauptsymptom ist neben anderen Lungenerscheinungen die (symmetrische) Bronchialdrüsenschwellung, die gewöhnlich erst nach einer langen Zeit der Beobachtung als mehr gutartig, von einer Tuberkulose abgetrennt werden kann. Den Dermatologen interessieren die Hautveränderungen, insbesondere der Lupus pernio, dessen Auftreten die Diagnose Morbus Boeck sehr fördert. Mehr theoretisch können auch andere Organe einmal befallen werden. So auch einmal als Rarität ei-

Knochen; ganz eigenartiger Weise kommen nur jene Knochenveränderungen, die JÜNGLING zuerst beschrieben hat, vor. Es ist recht sonderbar, daß gerade nur die Phalangen der Finger und Zehen, manchmal auch ein Mittelhandknochen, jene kleinen zystenartigen Aufhellungen zeigen, die jahrelang unverändert, gewissermaßen als Dauerform, bestehen können, was schon gegen Tuberkulose spricht. Im R. B. ist auch manchmal die Zeichnung an den Phalangen gitterförmig verwischt oder selten treten kleine Destruktionsherde auf. Differentialdiagnostisch kommen multiple Enchondrome oder Spinae ventosae kaum in Frage.

Die mehr gutartigen Granulome bestehen aus Epitheloid-Tuberkeln, die aber keine zentrale Nekrose, keine Einschmelzung und Verkäsung zeigen; in ihnen sind auch nie Bacillen gefunden worden. Das Boecksche Granulom wird von manchen Forschern einfach für eine besondere Form der Tuberkulose erklärt; dagegen spricht sehr vieles. Die Tuberkulin-Reaktion ist (fast) immer negativ. Die mikroskopische Untersuchung ist nicht entscheidend, sie wird oft als eine frische Tuberkulose angesprochen. Wer mit dem exakten Meerschweinchen-Versuch Bescheid weiß, wer erfahren hat, daß das Meerschweinchen gegen eine Spur Tuberkulose — mag es nun der Typus humanus oder bovinus sein — hoch empfindlich ist, und wer viele Meerschweinchen zur Untersuchung von Boeckschem Granulom der Finger geopfert hat, der glaubt niemals daran, daß es sich um eine Art Tuberkulose handeln kann. Man soll lieber offen eingestehen, man weiß nicht, um welchen Erreger (Virus?) es sich handelt. Manche sprechen von einer Reticulo-endotheliose. Man muß auch an die Möglichkeit von einem gelegentlichen Zusammentreffen eines Boeckschen Granulom und einer Tuberkulose denken. Man erinnere sich daran, daß STERNBERG zuerst die Lymphogranulomatose auch für eine besondere Form der Tuberkulose erklärt hat, da er zufällig im Anfang Fälle untersucht hatte, bei denen gleichzeitig eine Tuberkulose bestand. — Da SCHAUMANN im Gegensatz zur malignen Sternbergschen Lymphogranulomatosis zuerst hierzu den Zusatz „benigna" gewählt hat, hat man das Leiden für ganz harmlos gehalten. Ganz so ist es nicht. Gelegentlich kommt auch einmal ein trauriger Ausgang vor!

Brachydaktylie. Kurzfingrigkeit.

Die Kurzfingrigkeit wird dominant vererbt. Sie ist von geschichtlicher Bedeutung, da FARABEE an einem solchen Stammbaum zuerst nachgewiesen hat, daß die Vererbungsgesetze von GREGOR MENDEL (Augustiner-Prälat in Brünn 1822—1884) auch für den Menschen gelten. Die Brachydaktylie kommt in verschiedener Form und Stärke vor. Bei mongoloider Idiotie wird sie oft am 1. und 5. Finger beobachtet. Aus ihr soll man manchmal schon bald nach der Geburt eine spätere Myositis ossificans progressiva voraussagen können. Einzelheiten über angeborene Fehlbildungen der Hand müssen bei WALTHER MÜLLER und bei A. WERTHEMANN studiert werden (s. Mißbildungen).

Brandessche Operation s. hallux valgus.

Brauner Tumor s. Riesenzellgeschwülste, gutartige.

Brodie Absceß (wohl überflüssig) = chronischer Knochenabsceß s. Osteomyelitis.

C.

Caffey-Syndrom. Infantile corticale Hyperostosen.

Gewöhnlich treten bei Kindern im 1. Lebensjahre, ja sogar schon in den ersten Lebenswochen im Bereich der langen Röhrenknochen eigenartige, etwas derb sich anfühlende Weichteilschwellungen akut auf. Manchmal sind die Verdickungen schon bei der Geburt festgestellt worden. Sie finden sich an einem Gliede, können sich aber auch an mehreren Stellen zeigen, auch am Schultergürtel, Rippen, Unterkiefer usw. Im R. B. sieht man am Schaftteile eines Knochens einen recht auffälligen periostalen Schatten, der an einer Seite (also nicht circulär) dem Knochen aufsitzt. Der Schatten ist oft recht erheblich, als ob ein starker Bluterguß die Beinhaut abgehoben hätte. Da häufig Fieber besteht, ist eine Verwechslung mit einer Osteomyelitis möglich. Die Prognose ist gut, Schwellungen bilden sich unter Besserung des Allgemeinbefindens nach Wochen langsam zurück. Bis die röntgenologischen periostalen Veränderungen aber völlig verschwunden sind, darüber können manchmal einige Jahre vergehen. Eine infektiöse Erkrankung dürfte man wohl ausschließen. Über die Ätiologie ist aber sonst nichts Näheres bekannt. Da ein familiäres Vorkommen beobachtet ist, spielt offenbar ein Erbfaktor eine Rolle. Statt „Caffey" liest man manchmal auch „Caffey-Silvermann". — Bei „Camurati" sehen wir auch periostale Veränderungen; aber diese treten erst bei etwas älteren Kindern auf, und die (mehr chronisch entstehenden) Verdickungen nehmen mit dem Wachstum eher zu.

Caissonkrankheit und Gelenke s. Drucklufterkrankung.

Calcinosis interstitialis universalis.

Ablagerungen von Kalk in verschiedener Form unter der Haut, in den Muskeln und im Bereich der großen Gelenke. Innersekretorische, mit den Epithelkörperchen zusammenhängende Kalkstoffwechselstörung. Prognose (bei Jugendlichen) sehr schlecht. — Es ist auch eine besondere, feinfleckige, erbliche, prognostisch günstigere Form beschrieben, bei der sich mikroskopisch auch etwas Knochen fand. — S. auch unter Kalkgicht.

Camurati. (Camurati-Engelmann) Periostitis hyperplastica. Chronische Beinhautverdickungen der Röhrenknochen.

Von der Beinhaut ausgehend, setzt eine allmählich zunehmende Verdickung der Diaphysen der langen, aber auch der kurzen Röhrenknochen ein, während die Gelenkenden frei bleiben (also gewissermaßen das Gegenteil vom „Ribbing"). Die sklerotischen Schäfte sind leicht spindelfrömig verdickt. Im R. B. sieht man starke gleichmäßige Verschattung ohne feinere Strukturzeichnung; der Markraum ist erhalten, ist nur etwas eingeengt. Die (symmetrische) Erkrankung beginnt bei Kindern, aber gewöhnlich nicht vor dem 4.—6. Lebensjahre. Die kleinen Pat. sind unsicher im Gang und ermüden leichter. Zum Teil bestehen auch Muskelabmagerungen. Im allgemeinen sind keine besonderen Beschwerden vorhanden. Die Knochenverdickungen nehmen allmählich mit dem Wachstume zu, es treten auch Sklerosierungen am Becken, Schädel usw. auf, so daß Verwechslungen manchmal mit Marmorknochen möglich sind. Die Prognose ist im allgemeinen gut, sie ist nur schlecht, wenn das Leiden, das scheinbar dominant vererbt wird, schon bald nach der Geburt einmal auftritt. Man spricht auch von Camurati-Engelmann. Was ENGELMANN (1929) von Diaphysenverdickungen in seinem Falle anführt, ist aber etwas anderes. ENGELMANN sagt selbst, daß sein Fall von einer Camuratischen Krankheit zu trennen ist; er nimmt einen Zusammenhang mit einer Blutveränderung an. Es ist also wohl besser, nur von „Camurati" zu sprechen (s. auch CAFFEY). Es gibt noch mehrere andere Benennungen: Systematisierte sklerotische Hyperostosen, Osteopathia hyperostotica (sklerotisans) multiplex infantilis usw.

Caput quadratum s. Rachitis.

Cartilaginäre Exostosen, multiple.

Es handelt sich um ein dominant vererbliches Leiden. Die Exostosen haben die allerverschiedensten Formen; sie sind oft klein, können aber auch eine erhebliche Größe erreichen. Nach Abschluß des Körperwachstums wachsen auch die Exostosen nicht mehr. Sie sitzen am liebsten an den Metaphysen der langen Röhrenknochen, und zwar oft in recht großer Zahl (vornehmlich um das Knie herum und am Oberarm). Sie können aber auch sonst — abgesehen vom Schädel — überall einmal vorkommen. Klinisch sehen wir die multiplen cartilaginären Exostosen gewöhnlich erst bei Kindern von 4—10 Jahren oder später, wenn deutliche oder häßliche Vorsprünge am Körper auffallen oder die Kuppe einer Exostose durch Anstoßen, Reiben oder Scheuern usw. Beschwerden macht. Das Muskel- und Sehnenspiel kann manchmal durch eine Exostose beeinträchtigt sein, ebenso Nerven und Gefäße. Durch kräftigen Muskelzug bricht auch eine Exostose einmal ab. Am Unterarm und Unterschenkel ver- und bedrängt manchmal eine wachsende Exostose den Nachbarknochen. Wenn Exostosen beim Kinde schon früh entdeckt werden, so handelt es sich gewöhnlich auch um Fälle, bei denen sehr zahlreiche Knochenauswüchse vorhanden sind (nicht selten wie beim Vater). Ist die klinische Diagnose meistens leicht, so gibt natürlich das R. B. einen noch viel besseren Einblick in alle Einzelheiten. — BESSEL-HAGEN hat zuerst durch eine sehr sorgfältige Arbeit gezeigt, welche mannigfachen Wachstumsstörungen am Skelet gleichzeitig bei den multiplen cartilaginären Exostosen vorkommen. Eine typische Störung ist folgende: Die Elle ist erheblich verkürzt oder hat vorne einen Defect. Die Hand steht ellenwärts verschoben, dazu gesellt sich oft noch eine Verrenkung des Speichenköpfchens.

Die multiplen cartilaginären Exostosen kommen häufig zusammen mit multiplen Chondromen vor. Schwierig kann die Diagnose werden, wenn nur eine Einzelexostose (z. B. mehr flach, kammartig an der Humerusmetaphyse) besteht; oft hilft hier die Durchuntersuchung des ganzen Skeletes auf andere Knochenvorsprünge. Ein Übergang in Sarkom ist extrem selten. Das Eigenartige, Charakteristische dieser Exostosen ist, daß sie ganz aus Knochen bestehen und daß nur der Kopf der gestielten Gebilde, der manchmal blumenkohlartig ist, eine dünne Knorpelhaube trägt. — Manchmal bildet sich über der knorpeligen Exostosenkuppe ein schleimbeutelartiger Raum, die sog. Sackexostose (Exostosis bursata), die besonders an der inneren Kniegelenkgegend auftritt, wo sie häufig durch Druck und Scheuern entsteht. Über die Entstehung der multiplen cartilaginären Exostosen ist man sich noch nicht einig. Die heutige Lehrmeinung geht dahin, daß es sich um echte Geschwülste handelt, die von der osteogenetischen Schicht des Periostes ausgehen. ENNO MÜLLER und andere haben in der Kambiumschicht kleine Knorpelinseln gefunden, die die Tumoren bilden und die durch ein Loch der Beinhaut nach außen vordringen und mit Knochenbildung weiter auswachsen. — Andere sind bei der alten Meinung geblieben, die auch VIRCHOW zum Teil vertrat, daß die Exostosen aus seitlichen überschüssigen Knorpelknospen, also als Ekchondrosen aus den Epiphysenplatten hervorgehen, die dann mit dem fortschreitenden Wachstum (scheinbar) nach der Schaftmitte zu vorrücken. Es wird auch geltend gemacht, daß der Sitz der Exostosen fast regelmäßig an den Metaphysen ist, daß die Richtung der gestielten Gebilde diaphysenwärts zeigt und daß in die gleichsam aufgeblasene Exostose die gemeinsame Spongiosa hineinwächst. Der wissenschaftliche Streit ist noch nicht entschieden. Es liegt somit, auch aus klinischen Gründen, zunächst kein Grund vor, an dem Ausdruck multiple cartilaginäre Exostosen etwas zu ändern.

Mit den stark vorspringenden exostotischen Gebilden hat der Arzt und Kliniker vor allem zu tun, wenn sie für den Pat. beschwerliche Hindernisse sind, die entfernt werden müssen. Sie bestehen vornehmlich aus Knochen und tragen nur auf dem Gipfel eine dünne knorpelige Mütze. Der Ausdruck Osteochondrom erweckt eine ganz andere Vorstellung von dem Aufbau einer Geschwulst. Es kommt hier auch zu Verwechslungen mit ursprünglich reinen Chondromen, die verkalken und dann auch verknöchern und die wohl mit mehr Recht von manchen als Osteochondrome bezeichnet werden. Auch Forscher, die an die geschwulstartige Entstehung glauben, sind wie HERZOG bei dem Ausdruck cartilaginäre Exostosen geblieben.

Wegen der gegenseitigen Beziehungen erscheint es auch wohl zweckmäßig, daß man die häufiger vorkommenden *multiplen cartilaginären Exostosen* neben die *multiplen Chondrome* setzt.

Catel s. Zwergwuchs.

Chiropraktik.

Diese Methode ist in Nordamerika entstanden und hat dort zum Teil eine schulgemäße Ausbildung erfahren (Palmerschool). Es wird eine mehr oder weniger festgefahrene Verlagerung (Subluxation) eines Wirbels (mit entsprechender Bandscheibenschädigung) angenommen. Austretende Nervenwurzeln können im Intervertebralloch usw. beeinträchtigt und gereizt werden. So kommt es zu ausstrahlenden Schmerzen. Ähnlich wie GUTZEIT wird z. T. gesagt, daß durch Schäden der Wirbelsäule (bzw. der Bandscheiben), vornehmlich im cervicalen Anteile, auf sympathischen Bahnen sogar organische Veränderungen an inneren Organen entstehen können. — Der Chiropraktiker stellt die Subluxationsdiagnose teils aus dem Röntgenbilde, was wohl nicht immer leicht sein dürfte, und teils durch das Tastgefühl; durch den Palpationsbefund an den Dornfortsätzen und Querfortsätzen, am Halsteil auch an den Gelenkfortsätzen. — Eine bestimmte Stelle der Wirbelsäule wird für das Auftreten von Schmerzen verantwortlich gemacht und diese muß durch ziehende und drückende Handgriffe eingerichtet werden. Es handelt sich also im allgemeinen um „eine Reposition" einer „Wirbelsubluxation". Wirbelverlagerungen solcher Art nach oben oder unten und nach rechts oder links werden angenommen und werden angeblich durch Tasten festgestellt. Bei den Chiropraktoren sind verschiedene Techniken genau vorgeschrieben. Nachdem der Pat. eine genau bestimmte Lage und der Chiropraktiker seine Stellung eingenommen hat, wird eine Hand, die sog. Contacthand (an der Hand werden mehrere Contactpunkte unterschieden) auf einer bestimmten Stelle des Halses, des Rückens usw. sicher aufgesetzt und die andere Hand führt dann einen Zug, Druck oder Rotation aus. Wenn Lockerung und Entspannung erreicht ist, wird plötzlich ein ziemlich kräftiger Stoß oder Zug in einer vorgeschriebenen Richtung ausgeführt.

Über die Einzelheiten der verschiedenen Handgriffe kann hier nicht eingegangen werden. Damit kein Schaden angerichtet wird, ist natürlich eine strenge Indicationsstellung nötig. Alle auf Entzündung oder Tumorbildung jeglicher Art beruhende Wirbelveränderungen sind auszuschließen. Es sollen schon einige Haftpflichtschäden angemeldet sein! Der Begriff einer Wirbelsubluxation ist natürlich sehr weit, und sie kann wohl nur selten mit Röntgenaufnahmen exakt nachgewiesen werden. Was bei der „Reposition" im einzelnen vor sich geht, läßt sich nicht sagen. Aber immerhin in einigen Fällen sind von einem ernsten und geübten Chiropraktiker ausstrahlende Schmerzen beseitigt worden. Die Hauptsache ist ja, daß dem Patienten geholfen ist. Näheres muß die Zukunft lehren und hier eine Grenze ziehen. Ob Veränderungen an inneren Organen, die bei sog. Wirbelluxationen auf Nerven- und sympathischen Bahnen entstehen sollen, durch die Chiropraktik behoben werden können, ist wohl zunächst noch sehr zweifelhaft, zumal das Zustandekommen solcher Organkrankheiten auf dem Wege der Lebensnerven noch lange nicht sicher geklärt ist.

Chlorome s. bei Leukaemie.

Chondrale Dysplasie (überflüssig) s. Chondrome, multiple.

Chondrale Osteoma (überflüssig) s. cartilaginäre Exostosen.

Chondroaplasie s. Chondrodystrophie.

Chondrodysplasie s. Chondrodystrophia fetalis.

Chondrodystrophia calcificans congenita s. Chondrodystrophie.

Chondrodystrophia fetalis. Chondrodysplasie.

Im Äußeren des chondrodystrophischen Zwerges (s. Zwergwuchs) fällt vor allem sofort das Mißverhältnis (Disproportion) zwischen der normalen Rumpflänge und den kurzen muskelkräftigen Gliedmaßen (mit tatzenartigen Händen) auf. Ein großer Kopf zeigt stark vorspringende Stirnhöcker, dazu gesellt sich eine Mopsnase und ein dicker Bauch. Die Sattelnase hängt mit einer Verkürzung des Schädelgrundes in der Längsrichtung zusammen, durch ein zu frühes Zusammenwachsen des Keil- und Hinterhauptbeins (Synostosis tribasilaris nach VIRCHOW). Ein enges Becken mit Steilstellung des Kreuzbeines erfordert bei einer Geburt immer den Kaiserschnitt. Die Geschlechtsfunktionen sind *sehr* in Ordnung. Die geistigen Fähigkeiten sind im allgemeinen nicht beschränkt, oft ist sogar die Intelligenz gut, gepaart mit einer gewissen Schlagfertigkeit (Hofnarren des Mittelalters!).

Viele Kranke sind nicht lebensfähig und sterben bald nach der Geburt (oder kommen tot zur Welt). Wer sich aber von den günstigeren Fällen durch die ersten Jahre hindurchgerettet hat, kann auch ein höheres Alter erreichen. Das erbliche Leiden zeigt eine angeborene Wachstumsstörung: Die Knorpelwucherung ist (metaphysär) mangelhaft und die enchondrale Ossification (s. dieselbe) hört zu früh auf; die Knorpelfugen schließen sich vorzeitig.

(KAUFMANN unterscheidet eine Ch. hypoplastica, malacica und hyperplastica; bei der letzten Form sollen die breiten, seitlich ausladenden Metaphysen entstehen.) Das vom Periost ausgehende Wachstum ist nicht gestört, daher kräftige, oft sklerotische Compacta der sehr kurzen Diaphysen. Eine sekundäre Arthrosis deformans der Gelenke wird in späterer Zeit nicht selten beobachtet. Bei der Chondrodystrophie handelt es sich mehr um eine angeborene metaphysäre (nicht epiphysäre) enchondrale Wachstumsstörung, und es gibt neben dem charakteristischen chondrodystrophischen Zwerg auch leichtere, ganz leichte, wenig auffällige Formen im Jünglingsalter und auch bei Erwachsenen. Siehe darüber unter enchondralen Verknöcherungsstörungen. — Es gibt auch eine Chondrodystrophia calciformis congenita. Die Epiphysen sind durch kleine Kalkeinlagerungen getüpfelt (Stippled epiphyses).

Chondrodystrophia tarda (überflüssig) s. enchondrale Verknöcherungsstörung.

Chondrom. Knorpelgeschwulst.

Nach VIRCHOW soll man von einem Ekchondrom sprechen, wenn eine Geschwulst von einem normalen Knorpel, z. B. von einem Rippenknorpel ausgeht; von einem Enchondrom, wenn die Geschwulst an einem Knochen vorkommt, wo normalerweise sich sonst kein Knorpel findet. Man ist jetzt aber dazu übergegangen, unter Enchondrom einen Tumor zu verstehen, der *innerhalb* des Knochens vorkommt. Um Mißverständnissen daher aus dem Wege zu gehen, wird es gut sein, einfach von Chondromen (dann weiter von multiplen Chondromen oder Chondromatose) zu sprechen, wie es auch vielfach geschieht. Ein Chondrom kann, aus versprengten embryonalen Keimen hervorgehend, überall vorkommen, auch in den Weichteilen, in den Nieren, Hoden usw. Am häufigsten hat die Knorpelgeschwulst natürlich ihren Sitz am Skelet. Die einzelnen kleinen Knollen hyalinen Knorpelgewebes, aus denen die Geschwulst zusammengesetzt ist, sind von einer dünnen gefäßführenden Bindegewebeschicht überzogen, von der die Ernährung erfolgt. Oft finden sich unregelmäßig gewucherte Knorpelzellen, denen zum Teil die Kapsel fehlen kann. — An einem kleinen Röhrenknochen der Hand oder des Fußes finden wir bei einem Jugendlichen eine knotige Vortreibung oder Geschwulst, die im Röntgenbilde eine zentrale oder mehr randständige zystische Aufhellung zeigt, und die kaum etwas anderes als ein Chondrom sein kann.

Abgesehen von dem bindegewebig vorgebildeten Schädelknochen kann das Chondrom überall als Einzelgeschwulst auftreten: als kolbiger Tumor an einem Rippenende, am Brustbeine, an einem Wirbel mit mehr oder weniger ausgeprägten Druckerscheinungen auf das Rückenmark oder auch als große Beckengeschwulst, wo es sogar einmal zum Einbruch in die Venenbahn kommen kann mit Knorpelmetastasen in den Lungen, und zwar sind diese nicht immer Lungenmetastasen einer entarteten Geschwulst, also etwa eines Chondrosarkom gleichzusetzen. Seltener werden isolierte Knorpelgeschwülste am oberen Humerusende oder in der Umgegend des Kniegelenks an den langen Röhrenknochen beobachtet. Diese Tumoren zeigen unter Knochenauftreibung im R. B. auch starke unregelmäßige

Kalkverschattungen. Manchmal gesellt sich eine Knochenneubildung hinzu (Osteochondrom?). Bei einem expansiven Wachstume kann ein Chondrom oft Kopfgröße erreichen; es kann allein durch seine Größenausdehnung gefährlich werden, obwohl bei der feingeweblichen Untersuchung eine Bösartigkeit sich nicht sicher nachweisen läßt. In den Tumoren kommt es manchmal auch zu Erweichungen, myxomatösen wie auch bösartigen Umwandlungen. Eine sichere Grenze zwischen den „isolierten" Geschwülsten und den multiplen Chondromen läßt sich oft nicht ziehen (s. Chondrome, multiple).

Chondromatose s. Chondrome, multiple.

Chondromatöse Dysplasie (überflüssig) s. Chondrome, multiple.

Chondrome, multiple. Vielfache Knorpelgeschwülste. Chondromatose.

Wenn wir bei einem Kinde an einem Finger eine fest-elastische kleine Geschwulst, also vermutlich ein Chondrom, festgestellt haben, so finden wir manchmal hinterher aber im Röntgenbild an den anderen Fingern noch eine Reihe kleiner zystenartiger Aufhellungen, die uns also den Übergang zu einer Systemerkrankung anzeigen. — Schon klinisch können wir in anderen Fällen viele knollige Auftreibungen in allen Fingern und der Mittelhand (die Handwurzelknochen bleiben frei) feststellen. Es gibt sogar ganz seltsame Verbildungen an den Händen, zusammen mit noch vielen anderen Chondromen am übrigen Skelet. Ganz groteske Fälle, wie man sie heutzutage nicht mehr zu sehen bekommt, findet man z. B. bei KAST und v. RECKLINGHAUSEN (Virchows Arch. 118, 1), oder bei STEUDEL mit eingehendem Sektionsbefund (Bruns Beitr. z. klin. Chir. 8, 503). Diese Fälle, die sich auch ähnlich bei HELLNER und HERZOG abgebildet finden, zeigen auch Verbindungen mit Gefäßgeschwülsten, wie sie an der Hand von R. B. EUGEN FRAENKEL demonstriert hat, wo man neben den von den Geschwülsten herrührenden Aufhellungen auch Venensteine zu sehen bekommt (auch bei Angiomatosis Kaposi). Die Chondrome, die außen und innen (mit Knochenauftreibungen) an den Metaphysen der langen Röhrenknochen sitzen, zeigen im R. B. gewöhnlich auch starke Kalkschatten. Diese Chondrome sollen — im Gegensatz zu den cartilaginären Exostosen — nach dem 25. Lebensjahre manchmal noch weiter wachsen. — Zwischen den multiplen Chondromen des Skeletes, bei denen es sich um ein erbliches Leiden handelt, bestehen enge Beziehungen zu den cartilaginären Exostosen. Das sieht man auch daran, daß bei den Chondromen, die im R. B. zum Teil auffällige Kalkschatten haben, sich manchmal (wie oben bei den Exostosen) eine Defectbildung am distalen Ende der Elle mit Verbiegung des Radius usw. findet. Es können auch Träger von Exostosen diese als Chondrome an die Nachkommenschaft weitergeben. Wie man bei einem klinisch scheinbar isolierten Chondrom (s. d.) manchmal nach einer genauen Röntgenüberprüfung des ganzen Skeletes die Diagnose in multiple Chondrome, die auch einmal bösartig werden können, verbessern muß, so geht es auch bei den multiplen Chondromen und den cartilaginären Exostosen etwas durcheinander. Dafür sprechen auch die verschiedenen Benennungen.

Manchmal finden sich die multiplen Chondrome nur einseitig oder doch fast einseitig. Dies ist die sog. *Olliersche Wachstumsstörung*. Es sind sicher eine ganze Reihe Fälle beschrieben, wo die Erkrankung streng halbseitig ist. Bei diesen Fällen kann es sich also um eine endokrine Störung nicht handeln. Man hat eine halbseitige Steuerung trophoneurotischer Vorgänge angenommen usw. K. H. BAUER wird schon recht haben, wenn er die Halbseitigkeit als eine endogene Störung, die sehr früh im embryonalen Leben einsetzt, auffaßt. (Wenn hier manchmal von einer „halbseitigen Chondrodystrophie" gesprochen wird, so werden dieser Auffassung wohl nicht alle folgen.) Aber sicher steht fest, daß man allgemein unter der *Ollierschen Wachstumsstörung* eine *Halbseitigkeit* versteht. Manche Fälle sind nicht rein halbseitig, sondern nur vorwiegend halbseitig. Wenn nun jemand die Halbseitigkeit überhaupt nicht anerkennen will, nun gut, dann fällt der mit Ollier verbundene Begriff weg. Wenn nun aber jemand einen Fall von multiplen cartilaginären Exostosen und multiplen Enchondromen, die sich bekanntlich gegenseitig vertreten oder zusammen vorkommen können, beschreibt, und dann besonders die beiderseitig gleichen Veränderungen betont, und wenn dann dieser betreffende Autor die Olliersche Wachstumsstörung als Überschrift für seine Arbeit wählt, so wird hierdurch nur eine Verwirrung der Begriffe angerichtet. — Wenn man will, kann man von den multiplen Chondromen jene Fälle als Gruppe herausheben, die nur allein in den Händen und Füßen zahlreiche Geschwülste haben. — Wenn man statt multiple Chondrome Chondromatose setzt, so ist nichts dagegen einzuwenden. Spricht man aber noch von einer multiplen Enchondromatose, so dürfte dies wohl überflüssig sein.

Zum Schluß sei noch kurz auf den Fall von FELIX SPEISER hingewiesen, der oft angeführt wird, aber eine große Rarität darstellt, daß er wohl nicht gerade geeignet ist, bindende Schlüsse für das Gebiet der multiplen Chondrome abzugeben: Wegen Schwellung eines Beines werden schon vom 5. Monate ab und dann weiterhin in Abständen Röntgenbilder gemacht. „Weitaus am auffälligsten sind die Veränderungen an den Meta- und Epiphysen der langen Röhrenknochen". Schon mit 4½ Jahren geht der Knabe an Anaemie zu Grunde, offenbar wegen Verödung der Blutbereitungsstätten. Abgesehen von den Belegknochen ist das ganze Skelet von Chondromen durchsetzt. Ergebnis: „In dem Falle von allgemeiner Enchondrombildung des Skeletes sind sowohl Periost als auch der Wachstumsknorpel an der Bildung von Wucherungen beteiligt". — Gegenüber anderen multiplen Chondromen ist dieser interessante Fall doch so abwegig und so gewaltig verschieden, daß er als Fall für sich betrachtet werden muß, daß er aber nicht zu Vergleichen geeignet ist.

Chondropathia patellae, wohl meist als Teilgebiet einer Arthrosis deformans aufzufassen.

Chordome (gr. chordé = Darmsaite). Chorda dorsalis = Wirbelsaite, Anlage der Wirbelsäule.

1846 hat VIRCHOW zuerst eine kleine Geschwulst am Clivus Blumenbachi entdeckt, die er als eine Knorpelgeschwulst (Ekchondrom) bezeichnete, die von dem knorpeligen Spalt zwischen Keil- und Hinterhauptbein ausgeht. Gegen die Autorität von VIRCHOW hat sich aber allmählich doch die Ansicht anderer Forscher durchgesetzt, daß es sich um Geschwülste handelt, die von Überbleibseln der Chorda dorsalis stammen. Auf der ganzen Strecke vom Clivus, dann Schädelbasis über den Retropharyngealraum, dann über die ganze Wirbelsäule (Nucleus pulposus der Zwischenwirbelscheiben) bis zum Steißbein können aus den Resten der fetalen Wirbelsaite Chordome entstehen, die sehr langsam wachsen können, die aber leider auch oft als maligne Chordome großen Schaden verursachen. Wo die Chorda sich zuletzt zurückbildet am oberen und unteren Ende, zeigen sich die meisten Geschwülste. Während die Tumoren des Clivus gewöhnlich klein und harmlos bleiben, bringen die malignen Chordome der Schädelbasis oft schwere Symptome durch Druck auf das Gehirn, durch Überwuchern des Türkensattels mit hypophysären Erscheinungen, und nach Zerstörung der Schädelbasis können Durchbrüche caudalwärts erfolgen. Die Tumoren, die Männer häufiger als Frauen betreffen, sind im eigentlichen Längsteil der Wirbelsäule sehr selten.

Am häufigsten und praktisch wichtigsten sind die Chordome der Kreuz-Steißgegend. Nur im Sacralteile finden sich (nach LINCK und WARSTADT) Zellstränge, die, von der Chorda ausgehend, durch den Wirbelkörper ziehen und im extravertebralen Bindegewebe sich verlieren. Die nach vorne sich ausdehnenden Geschwülste machen Erscheinungen durch Druck auf die Beckenorgane. Die nach hinten vordringenden Geschwülste machen bei Knochenzerstörung schwere

Erscheinungen auf Nervenwurzeln und Pferdeschweif mit Mastdarm-Blasenlähmungen usw. Da es sich meist um umgewandelte, maligne Chordome handelt, sind die operativen Aussichten äußerst mäßig oder schlecht. Bei der feingeweblichen Untersuchung handelt es sich um gallertig-knorpelige Geschwülste mit den blasigen, als Physaliphoren bezeichneten Zellen mit verschieden großen Vakuolen (Physaliden). Differentialdiagnostisch ist an eine Spina bifida anterior mit Meningozele (wichtig für Frauenärzte!) oder an Teratome usw. zu denken. Siehe auch COENEN, Bruns Beiträge **133**, 1.

Coccygodynie s. Steißbeinschmerz.

Coeliakie s. Sprue.

Compacta-Inseln.

Im spongiösen Gewebe finden sich im R. B. kleine eiförmige Herde, die, wie der Name sagt, einen intensiven, scharf begrenzten Schatten geben. Die Größe schwankt um die Größe eines Reiskornes. Sie werden meist zufällig beim Röntgen entdeckt und haben keine besondere Bedeutung. Nach SCHMORL handelt es sich um Inseln, die aus zusammengedrängten Spongiosa-Bälkchen bestehen. — Eine Insel im Würfelbein könnte einmal z. B. mit einem Os peroneum verwechselt werden oder ähnliches, aber alles ist ohne wesentliche Bedeutung. Treten die Compacta-Inseln überall, mehr systemartig auf, so handelt es sich um eine Osteopoikilie.

Congenitale Skoliose s. Skoliosen.

Contracturen und Ankylosen der Gelenke. Gelenksperre und Gelenksteife (PAYR).

Eine Behinderung und Einschränkung der normalen Bewegungsbreite eines Gelenkes ist eine Contractur. Die Ursache hierzu liegt zum großen Teil in krankhaften Veränderungen der umliegenden und zum Gelenk in Beziehung stehenden Weichteile, als da sind: schwere narbige Hautveränderungen, besonders nach Verbrennungen; die durch Schrumpfung der Fascia plantaris verursachte Dupuytrensche Contractur, die eine erbliche Entwicklungsstörung bedeutet und eine Streckhemmung vornehmlich des 5. und 4. Fingers darstellt. Die Muskelcontracturen ferner sind zahlreich und recht verschiedener Art. Eine besondere Form stellt die ischaemische Contractur dar, wenn die Gefäßversorgung des Muskels unterbrochen und gefährdet ist, z. B. bei einer suprakondylären Fraktur des Humerus oder nach zu fest angelegten Gipsverbänden. — Eine Verkürzung des Muskels bringt immer eine schädliche Dehnung der Antagonisten (z. B. Spitzfuß). Nervenschädigungen sind hiermit oft innig verbunden; so z. B. die teilweise völlige Lähmung bei der Kinderlähmung; ein spastischer Zustand bei Little. Bei den Contracturen ist das Hauptaugenmerk auf die Prophylaxe zu richten. Hier wird leider noch sehr viel gefehlt. (So entstehen Spitzfüße, schwere Beugesteifen im Kniegelenk bei einem längeren Krankenlager; Finger versteifen, wenn sie zu lange auf einer Schiene gelagert werden und nicht bewegt werden, obwohl das akute Stadium usw. längst abgeklungen ist; es entstehen bei Oberschenkelstümpfen häufig Beugecontracturen, weil nicht genügend die Streckung geübt wird; Adduktionscontracturen an der Schulter entstehen durch Kapselschrumpfung, wenn das Anlegen der Abductionsschiene versäumt wird usw. usw.)

Die Beseitigung von Contracturen wird vom Orthopäden immer vorsichtig ausgeführt, z. B. durch die Quengel-Methode nach MOMMSEN. Jede gewaltsame Mobilisation in Narkose kann die Sache nur verschlimmern. Durch solche „energische" Bewegungen des Schultergelenks sind schon langdauernde Sudecksche Dystrophien hervorgerufen worden. — Vom Pat. selbst kann zur Beseitigung der Contracturen ein lebhaftes aktives Mittun gewünscht oder gefordert werden. Oft wird der Orthopäde blutige Eingriffe der verschiedensten Art vornehmen

müssen. — Bei den arthrogenen Contracturen spielt die Schrumpfung der Gelenkkapsel eine wichtige Rolle. Reflectorische Contracturen sehen wir z. B. bei der
beginnenden Hüfttuberkulose. Hier besteht eine große Neigung, in Adduktion
und Flexion zu gehen. Jedes Gelenk zeigt hier zur Entspannung eine besondere
und typische Stellung. Droht eine Ankylose (gr. agkýlos = krumm), so ist zu
erstreben, daß die Versteifung möglichst in der besten Stellung erfolgt, um spätere
Osteotomien usw. zu vermeiden. Bei der Hüfte und auch beim Knie ist übrigens
eine Ankylose in guter Stellung bzgl. Standfestigkeit und Schmerzlosigkeit viel
besser als ein Gelenk mit geringer und schmerzhafter Wackelbewegung. Bei
schweren schmerzhaften Arthrosis deformans-Fällen ist manchmal auch eine
operative Versteifung nicht zu umgehen. (Nicht zu spät vorgenommene Knie-
gelenksresektion bei Tuberkulose eines Erwachsenen!) Bei Ankylosen am Arm
muß auch auf den Beruf des Pat. entsprechend Rücksicht genommen werden.

Corticale Hyperostosen s. Caffey und Camurati.

Corticalis-Osteoid s. Osteoid-Osteom.

Coxa valga. Die Steilstellung des Schenkelhalses.

Wenn der Schaft — Schenkelhalswinkel über 130° (140°) bis manchmal fast
180° beträgt, so spricht man von einer Coxa valga, die selten ist und keine besondere praktische Bedeutung hat. Es kommt gelegentlich eine angeborene Coxa
valga vor. Bei der seltenen Coxa valga rachitica handelt es sich meist um Kinder,
die noch gar nicht zum Stehen und Laufen gekommen sind. — *Eine Coxa vara ist
durch eine Belastung verursacht; eine Coxa valga aber durch eine Entlastung.* Wenn
ein Bein nicht gebraucht wird und wenn es einfach der Schwere nach herabhängt,
so kommt es sekundär zur Ausbildung einer Coxa valga, z. B. bei Oberschenkelstümpfen, wenn eine Amputation im Wachstumsalter vorgenommen werden mußte,
ferner bei Lähmung infolge spinaler Kinderlähmung usw. Beim Little sind es
besondere Muskelzugwirkungen. — Die sog. *Coxa valga luxans* ist eine Früh-
und Sonderform der sog. congenitalen Hüftverrenkung: Der Kopf steht in Subluxation hoch oben am äußeren Rande der sehr flachen Hüftpfanne. Wichtig ist,
daß bei solchen Fällen bei einer Röntgenuntersuchung, besonders wenn noch eine
Anterotation des Schenkelhalses vorliegt, die richtige Einstellung vorgenommen
wird, um keinen Täuschungen zu erliegen. (Vor allem Aufnahmen bei mehr Innenrotation, Beckenübersichtsaufnahmen mit genau vorne liegenden Kniescheiben
usw.!)

Coxa vara. Epiphyseolysis capitis femoris (Krumme Hüfte).

Die Verbiegung des Schenkelhalses im Sinne der O-Hüfte kann recht verschiedene Ursachen haben und tritt manchmal mehr als Beiwerk bei anderen Fehlformen wie der Chondrodystrophie usw. auf. Die seltene congenitale Coxa vara
tritt gewöhnlich erst in die Erscheinung, wenn die Kinder mit dem Gehen und
Stehen anfangen. Die Schenkelhalsverbiegung kann dann weiterhin zunehmen
und der Femurschaft-Schenkelhalswinkel, der normalerweise zwischen 120° und
130° liegt, kann bei dieser Fehlform stark verkleinert werden. Ohne eine Röntgenuntersuchung ist in klinischer Hinsicht eine Verwechslung mit einer sog. congenitalen Hüftluxation möglich, wie es auch bei einer *rachitischen Coxa vara* sein kann.
Bei der letzteren sind allerdings sonst noch andere Anzeichen einer englischen
Krankheit vorhanden, die dann den antirachitischen Behandlungsweg vorschrei-
ben. Übrigens ist das Krankheitsbild bei den allgemein durchgeführten prophy-
laktischen Maßnahmen seltener geworden. —

Die praktisch wichtigste Form ist die sog. *statische Coxa vara*, eine Belastungs-
fehlform; d. h. die Belastung ist nicht die Ursache des Leidens, sondern sie ver-
schlimmert es und macht es klinisch faßbar. Wenn ein Mißverhältnis zwischen der

Schwere der Belastung und einer (konstitutionell) gestörten Tragfähigkeit im Schenkelhalsbogen besteht, so wird dieser niedergedrückt, oder — besser gesagt — Schaft und Hals werden zum Kopf nach oben verschoben. Es handelt sich meist um Jünglinge von 14—19 Jahren (aber auch schon früher), die nach der Schulzeit eine ungewohnte, sehr schwere Arbeit verrichten müssen. Daher früher auch der Name „Bauernbein". Daß hormonale Einflüsse mitspielen, dafür spricht, daß es sich häufig um einen Menschentyp handelt, der die Anzeichen einer Dystrophia adiposo-genitalis zeigt. Oder es sind hohe, schlanke, aber wenig muskelkräftige Jünglinge, die von der Coxa vara befallen sind.

Der Schwerpunkt, oder besser gesagt, der schwache Punkt liegt hier im Bereich der Epiphysenfuge, während der Schaft-Schenkelhalswinkel meist nicht verändert ist. Wir stehen hier also auf dem Gebiete der Epiphyseolysis capitis femoris. Die sonst sehr widerstandsfähige Epiphysenplatte ist weich und nachgiebig geworden. Es liegt also hier die Verbiegung bzw. Verschiebung nicht im Schenkelhals. Der Ausdruck Coxa vara ist also zu beanstanden, wenn nur der Schaft-Schenkelhalswinkel zu entscheiden hat. Zur Rettung des Ausdruckes Coxa vara, der wohl nicht leicht zu verdrängen ist, läßt sich vielleicht folgendes anführen: Wenn zu einem etwas weiteren Begriffe „Hüfte" (Coxitis) auch der Schenkelhals, wenigstens größtenteils gerechnet wird, so würde das zwischen ihm und dem Os coxae gelegene Stück, also auch der Schenkelkopf (Hüftkopf) gehören. So betrachtet, könnte man Coxa vara (krumme Hüfte) vielleicht bestehen lassen. Natürlich ist der Ausdruck Epiphysenlösung richtiger. Man hat auch eine Coxa vara epiphysarea und Coxa vara cervicalis unterschieden.

Der locker gewordene Schenkelkopf hat die Neigung, vom Schenkelhals nach hinten und unten abzurutschen, bzw. er wird so verschoben. Je nach dem verschiedenen Grade der Gefügelockerung und Verschiebung tut sich das klinische Bild dar. Manche Kranke klagen nur über ein leichtes Ermüdungsgefühl und über gelegentliche Hüftschmerzen. Andere hinken auffällig und bringen starke Beschwerden und Schmerzen vor, die nicht selten in die Kniegegend verlegt werden. (Es kommt gelegentlich immer noch vor, daß dann ein Röntgenbild vom Knie und nicht von der Hüftgegend angeordnet wird!) Bei der Untersuchung finden wir eine Einschränkung der *Abduction* und auffällig ist auch die Beschränkung der *Innenrotation*, während das Bein in Außendrehung steht. Ist der Femurschaft mit Schenkelhals schon weiter am Kopf vorbei nach oben vorbeigeschoben, so stellen wir fest, daß der große Rollhügel, der seitlich deutlich hervortritt, oberhalb der Roser-Nélatonschen Linie (Verbindungslinie zwischen dem oberen vorderen Darmbeinstachel und Sitzbein) steht. Muskelabmagerung; das Trendelenburgsche Symptom ist bei ausgesprochenen Fällen positiv.

Bei der Röntgenuntersuchung müssen Vergleichsaufnahmen von der anderen Seite gemacht werden. (Allerdings ist das Leiden etwa in der Hälfte der Fälle doppelseitig.) Vor allem müssen auch Aufnahmen in Lauensteinscher Lage (Steinschnittlage) gemacht werden, da bei dieser Projektion die Verschiebung des Kopfes nach hinten und unten deutlich zur Darstellung kommt. — In welchem Stadium auch immer das eigentliche Leiden erkannt wird, so ist das erste Gebot der Behandlung: Entlastung und völlige Ruhe. Manche Forscher halten eine Becksche Bohrung oder Nagelung als Anreiz zu einer Knochenneubildung für ratsam. Andere Orthopäden sind streng konservativ. Eine sehr vorsichtige Reposition ist nur bei einer akuten völligen Epiphysiolysis erlaubt. Sonst sind später schwere Veränderungen im Sinne der Arthrosis deformans zu erwarten. In fortgeschrittenen Fällen kann es manchmal zu sehr schmerzhaften, krampfartigen Beschwerden kommen, oder es tritt gar (mit oder ohne leichtes Trauma) ganz unvermittelt eine völlige Lösung des Kopfes vom Schenkelhalse ein, bei der die

Pat. unter heftigen Schmerzen zusammenbrechen. Darum muß alles darauf gerichtet sein, daß das Leiden möglichst frühzeitig erkannt und der orthopädischen
Behandlung zugeführt wird. Wenn Jünglinge, die sehr schwere Arbeit zu verrichten
haben, über irgendwelche Beschwerden in der Hüftgegend klagen, so darf dies
nicht leicht genommen werden, und es hat eine genaue Röntgenuntersuchung zu
erfolgen, zumal wenn eine verdächtige Einschränkung der Abduction und Innenrotation in der Hüfte festgestellt wird. — Es gibt natürlich auch eine rein traumatische Epiphysenlösung. Eine Coxa vara (im richtigen Sinne) nach schlecht
geheilten Schenkelhalsbrüchen, bei Arthrosis deformans u. dgl. m., sind nicht
selten.

Crouzon s. Dysostosis cranio-facialis und Turmschädel.

Cubitus valgus und **Cubitus varus.** X-Ellenbogen und O-Ellenbogen.

Sie entstehen meistens als Folgen von Knochenverletzungen (z. B. nach suprakondylären Fracturen) oder durch einseitige Muskelanspannung bei Sport oder
besonderen Berufsarten. Eine Abweichung in Valgusstellung (bei außen offenem
Winkel) von der Geraden um etwa 20⁰ bei der Frau und 10⁰ beim Manne liegen
noch im normalen Bereiche.

Cushingsche Krankheit.

Das Leiden wird nach Cushing durch eine Vermehrung der basophilen Zellen des Vorderlappens der Hypophyse hervorgerufen, während es sich bei der Akromegalie um ein eosinophiles Adenom an jener Stelle handelt. Äußerlich fällt bei den Pat. eine Fettsucht am Rumpfe
(mit Striae des Bauches) und am Kopf das „Vollmondgesicht" auf. Nierenschrumpfung mit
erhöhtem Blutdruck usw. deuten auf ein sehr ernstes Leiden. — Zum Krankheitsbilde gehört
eine *Osteoporose* des Schädels und der Wirbelsäule, die zu einem krummen Rücken führt und
die im Lendenteile auch sog. Fischwirbelbildungen hervorbringen kann. Die Pat. klagen zeitweilig bei allgemeiner Schlappheit und Schwäche über Knochenschmerzen. Bei Frauen,
meistens zwischen dem 30. und 40. Jahre, die zum Teil auch eine ungewöhnlich starke Be-
haarung zeigen, kommt es zu Störungen der Regel oder zur Amenorrhoe. Während Cushing
die Ursache des Leidens in der Vermehrung der basophilen Zellen des Vorderlappens der
Hypophyse sah, ist man jetzt z. T. der Ansicht, daß direkt oder indirekt eine manchmal
tumorartige Veränderung der Nebennierenrinde vorliegt, die bestimmte Increte aus der großen
Reihe der Hormone der Nebennierenrinde in Überschuß ausschüttet. Man bezeichnet daher
den Cushing als einen S.-Hypercorticismus.

D.

Daumen, dreigliedriger.

Überzähliges, meist doppelseitiges, verschieden gut ausgebildetes (verloren
gegangenes ?) Mittelglied. Dieser Befund spricht wohl eher dafür, daß der erste
Mittelhandknochen ein richtiges Metacarpale darstellt, obwohl der erste Mittelhandknochen eher einem Fingergliede ähnelt, da es nur eine proximale Epiphyse
hat. Es wird aber meist angenommen, daß beim Daumen die End- und Mittelphalanx miteinander verschmelzen. — (Der dreigliedrige Daumen wird auch
manchmal als ein zweiter Zeigefinger angesprochen.)

Debasierung.

soll Abtragen einer Basis bedeuten, der unschöne Ausdruck ist überflüssig;
s. Hallux valgus.

Defect-Pseudarthrose

Wenn bei einem Bruch, insbesondere bei einem Schußbruch usw. ein größeres
Knochenstück verloren gegangen ist, dann spricht man von einer Defect-Pseudarthrose. Wenn z. B. in der Jugend eine Ellbogentuberkulose durchgemacht ist und
diese mit einer Defect-Pseudarthrose ausgeheilt ist, so baumelt der Unterarm
schlaff umher. Aber bei Anspannung der Musculatur kann der Unterarm oft noch

ganz gut gebraucht werden. Größere Defecte an den langen Röhrenknochen können gewöhnlich nur mit einem periostgedeckten Knochenspan nach LEXER zur Heilung gebracht werden (s. auch Homoioplastische Verpflanzung usw.).

Digitus malleus s. Hammerzehe.

Disseminierte Osteosklerose (überflüssig) s. Marmorknochen.

Distensions-Luxation.

Tritt z. B. bei einem kleinen Kinde mit Mittelohrentzündung metastatisch eine acute Pneumokokken-Coxitis auf, so kann der Gelenksack durch den Gelenkerguß so überdehnt werden, daß der Hüftkopf spontan aus der Pfanne herausgleitet (s. auch Abductionsschiene).

Dolichocephalus s. Turmschädel.

Dornfortsätze s. Baastrup.

Draht-Extension s. Steinmann.

Drucklufterkrankung und Gelenkveränderungen.

Wenn Caisson-Arbeiter oder Taucher unter einem größeren Atmosphärendruck arbeiten, so wird bei der Atmung Luft vom Blut und von den Geweben resorbiert; vor allem wird der Stickstoff der Luft von Fett und Lipoiden aufgesaugt. Wenn nach der Arbeit langsam ausgeschleust wird, so kann das in den Körper hineingepreßte Gas durch die Lunge langsam entweichen. Geht die Decompression aber zu schnell vor sich, so bilden sich im Körper Luftblasen und unter Luftembolie im Gehirn, Ohr, Lunge usw. treten die Erscheinungen der Caissonkrankheit auf. —

In den Beinen und Armen treten charakteristische Schmerzen auf. Im Hüft- und Humeruskopf entstehen subchondrale Gasblasen, die durch Aufhellungen im Röntgenbilde sichtbar sind. Es kommt dann zu subchondralen Nekrosen mit Einbrüchen der Gelenkflächen usw. Also an den Gelenkköpfen kommt es zu destructiven Veränderungen. — Bei langjährigen Arbeiten in Senkkästen usw. sieht man auch eine Arthrosis deformans auftreten.

Dyschondroplasie (überflüssig) s. Chondrome, multiple.

Dysostosis cleido-cranialis.

Bei dem Leiden, das erblich ist, zeigen sich Mißbildungen vornehmlich an den bindegewebig vorgebildeten Knochen, also am Schädeldach und an den Schlüsselbeinen. Die Erkrankung ist das völlige Gegenstück zum Turmschädel und zur Dysostosis cranio-facialis (s. diese), denn es liegt kein frühzeitiger Nahtschluß, sondern ein Offenbleiben der Schädelnähte vor. Einige Nähte können das ganze Leben offen bleiben. Die Gegend der Fontanellen und der Nähte ist gewöhnlich eingesunken (Lückenschädel!). Dem Hirndruck nachgebend, ist der Schädel sehr breit. Der Zahnwechsel ist oft sehr verzögert. *Die Schlüsselbeine fehlen ganz oder größtenteils.* Eigenartig ist der Anblick der Pat., wenn die Schultern vorne möglichst weit zusammengebracht werden sollen.

Dysostosis craniofacialis (Crouzon).

Eine besondere Form des Turmschädels (s. dens.) ist das erbliche Leiden der Dysostosis cranio-facialis, bei der die Kranz- und Lambdanaht frühzeitig geschlossen ist. Der Schädel ist kurz und hoch, aber auch etwas verbreitert. Deshalb stehen die Augen (mit Exophthalmus) weiter auseinander. Über dem normalen, vorstehenden Unterkiefer weicht der Oberkiefer (mit verkümmertem Zwischenkiefer) zurück. Über der breiten Nasenwurzel sitzt die hakenförmige Nase, die einem „Papageienschnabel" ähneln soll. Die meisten, gewöhnlich schwachsinnigen, Kinder leiden oft auch an Hörstörungen. — APERT hat noch eine Abart des Turmschädels beschrieben, die einem Crouzon in mancher Beziehung gleicht, die aber noch mit anderen Mißbildungen verbunden ist, insbesondere mit knöchernen Verwachsungen an den Phalangen der Hände und Füße (s. als Gegenstück die Dysostosis cleido-cranialis).

Dysostosis enchondralis epiphysarea s. Ribbing.

Dysostosis enchondralis metaphysarea s. enchondrale Verknöcherungsstörung und auch Chondrodystrophie.

Dysostosis mandibulo-facialis.

Es fällt hier eine angeborene Kleinheit des Unterkiefers, Ohrmuschelstummel, Lidspalten-verziehung, Gaumenspalte usw. auf. Es handelt sich um eine mesenchymale Hemmungs-bildung (etwa in der 7. Embryonalwoche) im Bereich des ersten Kiemenbogens. Dazu können noch andere Mißbildungen kommen oder umgekehrt gibt es Fälle, die nur einen Teil dieser Fehlform zeigen. Die Kinder sind meist lebensfähig. Manche Fälle sind erblich, aber phäno-typisch kann wahrscheinlich dasselbe Bild als Embryopathie, z. B. bei Toxoplasmose oder bei einem gewissen Nahrungsmangel der Mutter entstehen. (Die letzten Fälle sind aus der Boehncke-schen Kinder-Klinik veröffentlicht worden.)

Dysostosis multiplex s. Pfaundler-Hurler.

Dysplasia exostotica s. cartilaginäre Exostosen.

Dysplasie, chondrale oder chondromatöse s. Chondrome, multiple.

Dystrophia musculorum progressiva.

Es handelt sich um eine reine Muskelerkrankung ohne Nervenstörung. Ganze Muskelgruppen atrophieren fortschreitend und langsam, oft unter einer lipomatösen Pseudohypertrophie. Sind Rumpf- und Beinmuskeln befallen, so kann in dem Beginn der Erkrankung durch den watschelnden Gang eine sog. congenitale Hüft-gelenksluxation oder eine Coxa vara vorgetäuscht werden. Meist besteht eine Osteoporose des Skeletes.

E.

Echinokokken (gr. echínos = Igel, kókkos = Fruchtkern oder -korn).

Der Echinococcus cysticus (hydatidosus), der Hülsen- oder Blasenwurm, ist das Finnenstadium des ganz kleinen Hundebandwurms. Er wird vornehmlich in Län-dern mit überwiegender Schafzucht beobachtet. Wenn die beim Menschen frei gewordenen Embryonen die Darmwand durchwandert haben, dann kommen sie in den Pfortader-Kreislauf und bilden bei ganz langsamer Entwicklung vor allem in der Leber Mutterblasen (mit Brutkapseln, Scolices und Tochterblasen). Die die Mutterblase umgebende fibröse, kalkhaltige Kapsel macht später im Röntgenbilde die auffälligen ringförmigen Schatten. — Wenn die Embryonen einmal den Pfort-ader- und dann den Lungenkreislauf passiert haben, so können die Echinokokken auch an anderen Körperstellen auftreten und somit auch im Knochen. Im spon-giösen Teil des Knochens finden sich gewöhnlich keine einzelnen großen Blasen wie in der Leber, sondern eine Reihe vieler Bläschen. (Man soll hier aber nicht das Beiwort multilocularis gebrauchen, weil dies zu Verwechslungen Anlaß gegeben hat.) Beim Knochen-Echinococcus wird der Knochen in ganz langsamer Weise destruiert und aufgetrieben. So kann es z. B. nach jahrelangem Verlaufe zu ganz grotesken R. B., z. B. am Beckenknochen kommen. Es treten dann auch Spontan-fracturen mit Durchbruch in die Musculatur mit inficierten Hautfisteln auf. Der Nachweis von kugelförmigen Blasen und Bläschen, von Häkchen der Scolices bei einer Eosinophilie sichern die Diagnose.

In Südbayern, in Österreich und auch in Rußland, wo vorwiegend Rinderzucht getrieben wird, wird der mehr seltene Echinococcus alveolaris (das manchmal ge-brauchte Beiwort multilocularis ist streng zu vermeiden!) angetroffen, der in der Leber nicht in Blasenform auftritt, sondern sehr harte Tumormassen bildet, die häufig mit einem Gallertkrebs verwechselt worden sind.

Ekchondrom s. Chondrom.

Elfenbeinwirbel.

Durch Verdichtung der Knochensubstanz (Eburnisation) geben die Wirbel einen auffällig starken Schatten im R. B., z. B. im Lendenteile bei Prostata-karzinom-Metastasen, beim Paget, bei der Marmorknochenkrankheit, auch ge-legentlich sonst, manchmal ohne nachweisbare Ursache.

Ellbogengelenk-Tuberkulose (s. auch Allgemeines unter Tuberkulose der Knochen).
Am oder im Ellbogengelenk können sich in jedem Lebensalter die Tuberkelbacillen ansiedeln; bevorzugt ist die Kindheit, während wir in höherem Alter die Krankheit seltener zu sehen bekommen. Die osteale Form kommt häufiger vor, besonders sind bei Kindern Knochenherde im Gelenkende des Humerus und im Olekranon etwas ganz gewöhnliches, seltener findet sich der Ursprungsherd im Radiusköpfchen. Die Tuberkulose des Ellbogengelenkes pflegt im allgemeinen ein ganz anderes Gesicht zu zeigen, als die Omarthritis tuberculosa. Während am Schultergelenk meist Schrumpfungsvorgänge und die Form der Caries sicca im Vordergrund stehen, so findet man am Ellbogengelenk häufig den Fungus im Verein mit Gelenkeiterungen und nach außen durchbrechenden kalten Abscessen. — Die klinischen Erscheinungen entsprechen denen an anderen Gelenken: spontane, allmählich zunehmende Schmerzen, sich steigernde Beschwerden bei Bewegungen, Schwellung der ganzen Gelenkgegend; besonders beiderseits neben dem Olekranon treten wulstige Verdickungen auf, ein Zeichen, daß die Gelenkkapsel erkrankt ist und mit serofibrinösem oder eitrigem Exsudat gefüllt ist. Kommt ein Ödem der paraarticulären Weichteile bei gleichzeitigem Muskelschwund des Armes hinzu, so haben wir die typische Spindelform des sog. Tumor albus. Das Hinzutreten kalter Abscesse und Fisteln ist häufig. Der Unterarm pflegt in einem stumpfen Winkel zum Oberarm gehalten zu werden, während die Hand in Pronationsstellung steht. Bei Kindern ist die Diagnose gewöhnlich leicht zu stellen, höchstens kommt eine mehr chronisch verlaufende Osteomyelitis in Frage. Bei Erwachsenen sind abzugrenzen eine Osteochondrosis dissecans (die angeborene Synostose des Radius und der Ulna, die gelegentlich doppelseitig ist), eine Knochenlues und eine Syringomyelie; eine tabische Arthropathie kommt nur sehr selten in Frage, da deren Sitz vornehmlich an der unteren Extremität ist. Eine Röntgenuntersuchung wird hier bald eine Entscheidung bringen.

Bei einer guten Allgemeinbehandlung muß das Gelenk unbedingt ruhig gestellt werden, und zwar in einer rechtwinkligen Stellung. Der Winkel kann eher noch etwas geringer als 90° sein. Die Hand soll in Mittelstellung stehen, eher etwas in Supination. Im Kindesalter heilen viele Gelenke mit guter oder leidlicher Beweglichkeit aus. Selbst wenn die Gelenkerkrankung bei Kindern schwer war, so kann doch später wieder eine mäßige Beweglichkeit eintreten. Zwar sehen wir dann im Röntgenbilde oft recht groteske Gelenkconturen, die oft aller Gelenkmechanik Hohn sprechen. Aber für das praktische Leben ist die Beweglichkeit genügend. — Bei Erwachsenen kehrt gewöhnlich die Beweglichkeit weniger zurück. Vor allem ist die Supinationsbewegung behindert. Bei Erwachsenen ist manchmal eine teils orthopädische und teils chirurgische Behandlung zweckmäßig: Das Gelenk zwischen Oberarm und Ulna wird im Gipsverband usw. in rechtwinkliger Stellung völlig ruhig gestellt. Aber man kann manchmal außerhalb des kranken Bezirkes mit Vorteil ein Stück vom Radius resecieren (Cave nervum radialem!), so daß die Hand auch pro- und supiniert werden kann.

Enchondrale Verknöcherungsstörung, erbliche (metaphysär und epiphysär).
Schädel und Schlüsselbein haben Belegknochen. Der Schaft des Röhrenknochens wird von der Beinhaut schicht- und schalenartig gebildet. Von hier erfolgt dann auch weiterhin das Dickenwachstum des Knochens. Der übrige Teil des knorpeligen Skeletes wird durch die enchondrale Ossification (s. diese) in Knochen umgewandelt. Vom Schaft des langen Röhrenknochens her wird so zuerst der primaere Markraum gebildet. Langsam aber ständig wird eine Knorpelpartie nach der anderen beiseite geschafft, um den Osteoblasten für den Knochenaufbau Platz zu machen. — Besonders reges Umbauleben herrscht in der Gegend der Epiphysenfuge, der intermediären Wachstumsplatte, und der Metaphyse. Von hier geht dann weiterhin das Längenwachstum aus, bis vom 20.—25. Lebensjahre die Wachstumsfuge verschwindet. — Ganz anders erfolgt die enchondrale Ossification in der nahegelegenen Epiphyse. Etwa im Zentrum tritt ein Knochenkern auf, und zwar an den einzelnen Knochen zu recht verschie-

denen Zeiten. Der Knochenkern, sich langsam ausbreitend, nimmt immer mehr von der knorpeligen Epiphyse Besitz, bis bei Beendigung des Wachstumes die Epiphyse mit der Metaphyse knöchern verschmilzt. Nur nach dem Gelenkraume zu bleibt ein knorpeliger Überzug des Gelenkendes übrig.

Es gibt nun eine Menge erblicher Mißbildungen und Anomalien, die in der embryonalen oder fetalen Entwicklungszeit eine bestimmte Störung erfahren haben. Eine Unzahl von Fällen unter den verschiedensten Bezeichnungen sind von solchen Mißbildungen veröffentlicht worden, die an den Schaftenden infolge gestörter enchondraler Ossification krankhafte Veränderungen zeigen. Gewöhnlich sehen wir nun bei diesen Mißbildungen einen Unterschied: an den Epiphysen einerseits oder an den Metaphysen andererseits. Bei der Chondrodystrophie z. B. liegt das Pathologische an der Metaphyse. Am kurzen plumpen Schaft des Röhrenknochens sitzt die verhältnismäßig richtig gebildete Epiphyse. Die Beweglichkeit in den Gelenken ist nicht behindert. Beim Morquio und Ribbing (s. diesen) finden wir nun im Gegensatz Gelenkeinschränkungen, da die Epiphysen mehr oder weniger mißgestaltet sind, während Gliedmaßen lang und Rumpf sowie Hals kurz sind. Von den zahlreichen Mißbildungen entfällt der größere Teil auf den Zwerg- und Minderwuchs (s. diesen), wo die Diagnose mit Hilfe des Röntgenbildes meist leicht zu stellen ist. Nun ist aber in Hinsicht auf den Erwachsenen folgendes sehr wichtig: die enchondrale Knochenbildungsstörung kann in den allerverschiedensten Abstufungen und verschieden an den einzelnen Körperregionen einsetzen, so daß eine erbliche Deformität erst später in der Pubertät oder beim Erwachsenen festgestellt wird (RIBBING), die womöglich ein anderes Leiden vorgetäuscht hat. Es ist z. B. ein Perthes diagnostiziert worden. Im weiteren Verlaufe der Behandlung fällt etwas Abweichendes auf; es stimmt hier etwas nicht. Beim Röntgen anderer Skeletteile finden sich einige Anhaltspunkte an anderen Epiphysen, daß hier sehr wahrscheinlich, etwas verkappt, eine angeborene Störung einer enchondralen Knorpelverknöcherung dahinter steckt.

MARQUARDT (Stuttgart), ein gründlicher Kenner und Bearbeiter des vorliegenden Gebietes, hat das große Verdienst, den Versuch gemacht zu haben, das große Gebiet zusammenzufassen und nur nach den zwei schon angedeuteten Gesichtspunkten metaphysär und epiphysär einzuteilen. (Des leichteren Verständnisses wegen muß man bei ihm statt subperiostal metaphysär und statt subchondral epiphysär setzen.) Natürlich können sich manchmal die beiden Formkreise etwas überschneiden, wie dies MARQUARDT auch in einer Zeichnung zum Ausdruck bringt. Die Zweiteilung der erblichen Mißbildungen in einen gestörten Metaphysenbezirk und einen gestörten Epiphysenbezirk ist vielleicht noch als keine ideale Lösung des Problems zu betrachten. Aber wenn man bedenkt, wie viele einzelne Mitteilungen von „atypischen Chondrodystrophien“, von „verschiedenen Dysostosen“ usw. gemacht sind, und wo mancher Autor als Syndrom mehr oder weniger lange Zeit weiterlebt, so ist doch die Zusammenfassung dieses großen Gebietes unter einer Zweiteilung in metaphysär und epiphysär doch wohl eine geeignete Plattform für eine praktische Diagnostik und für weitere Forschungen.

Nun sollte man aber versuchen, auch zu einer möglichst einfachen, kurzen aber doch treffenden Benennung zu kommen. Von den vielen gebrauchten Bezeichnungen seien nur folgende angeführt: angeborene enchondrale Knorpelverknöcherungsstörungen (MARQUARDT), atypische Formen der Chondrodystrophie, Osteochondrodystrophie, erbliche enchondrale Dysostosen, Dysostosis enchondralis epiphysaria, Chondrodystrophia tarda, polytope enchondrale Dysostosen, Dysostosis multiplex (bei PFAUNDLER-HURLER), erbliche multiple Störungen der Epiphysenverknöcherung, hereditäre multiple Epiphysenstörung, erbliche Epiphysenstörungen usw., usw. — MARQUARDT ist vorsichtig, er braucht das Beiwort

„angeboren", wahrscheinlich deshalb, weil bei einem leichteren Falle durch eine Sippenforschung nicht gleich „erblich" nachgewiesen worden ist. Da aber der eine Eckpfeiler der chondrodystrophische Zwerg und der andere Pfeiler Morquio (bzw. Ribbing) sicher endogen ist, und man vielfach schon mit Recht „erblich" hinzugesetzt hat, so sollte man auch bei erblich bleiben, da dies sogleich einen Stempel für eine endogene Mißbildung aufdrückt. Die einfachsten Bezeichnungen wären wohl *erbliche Epiphysenstörungen* und *erbliche Metaphysenstörungen*. (Bei etwaiger Überschneidung der Formenkreise, die aber nur bei ganz schweren Fällen vorkommen soll, erbliche Epi-Metaphysenstörung.) Die Zusammenfassung für beides wäre: erbliche enchondrale Verknöcherungsstörung. Herr MARQUARDT, ein guter Kenner dieser Dinge, möge hier mit entscheiden. Hoffentlich kommt es einmal zu einer Einigung, auch mit den Kinderärzten, die sonst gerne den Ausdruck Dysostosis gebrauchen.

Enchondrale und perichondrale Knochenbildung (Ossification).

Knochen tritt erst verhältnismäßig spät im Körper auf. Das Schädeldach, die meisten Gesichtsknochen und das Schlüsselbein sind Beleg- oder Deckknochen. Ohne knorpeliges Vorstadium treten im faserigen Bindegewebe reihenweise Osteoblasten (Knochenbildner) auf, die osteoides Gewebe bilden. Dieses wird durch Kalkaufnahme zu Knochen. — Alle übrigen Skeletteile sind knorpelig vorgebildet. Sie bestehen aus gleichmäßig soliden Knorpelstücken und -stäben, die also keine Hohlräume haben. Das Knorpelstück wird durch ständiges Vorschreiten einer enchondralen und perichondralen Ossification in Knochen umgewandelt. Die perichondrale Knochenbildung tritt gewöhnlich früher, und zwar besonders an den Röhrenknochen auf. Um den Knorpelstab herum wird eine knöcherne Manschette gebildet: das Perichondrium bzw. Periost (das draußen eine fibröse Schicht und innen die Kambiumschicht mit Osteoblasten führt) setzt nun immer Lage auf Lage neuen Knochen außen auf den knorpeligen Stab an. Dem gebildeten, haltgebenden Manschettenrohre sitzen an den Enden wie Pfropfen die Epiphysen auf. Die *perichondrale Bildung des Knochens*, die mehr dem Entstehen des Deckknochens ähnelt, sorgt weiterhin für das *Dickenwachstum* des Röhrenknochens.

Viel verwickelter liegen die Dinge bei dem im Innern des knorpeligen Blockes vorgehenden Prozesse: bei der enchondralen Ossification, wo Knorpelzellen natürlich erst aufgelöst und beseitigt werden müssen, um Raum und ein Betätigungsfeld für die Osteoblasten zu schaffen. Zuerst wird durch die enchondrale O. ein Markraum geschaffen. — Es wuchern an einer Stelle, dem Ossifications- oder Verkalkungspunkte, Knorpelzellen, deren Kapseln quellen usw., während in der Knorpelgrundsubstanz feinkörniger Kalk (ein Doppelsalz des Calcium, Hydroxylapatit) auftritt. Die Knorpelzellen und der größte Teil der kalkigen Grundsubstanz werden zerstört, indem heran- und hereinwachsendes gefäß- und zellreiches mesenchymales Gewebe sie abbauen und aufsaugen. In den so entstandenen Lücken lassen sich die Osteoblasten an Zacken und Spießen stehengebliebener verkalkter Knorpelgrundsubstanz nieder, zum Anbau von neuem Knochen. Der so sich bildende primäre Markraum mit primärem Knochenmark dehnt sich allmählich bis zu den Epiphysen aus.

Bei der Vergrößerung der knorpeligen Epiphyse schiebt sich diese vornehmlich nach dem Diaphysenraume vor. Zwischen der Epiphyse und dem Schaftteil mit dem primären Markraum liegt die wichtige knorpelige Schicht, die Epiphysenfuge oder -platte, die für das Längenwachstum des Knochens sorgt. Knorpelzellen dieser Fuge wuchern lebhaft in der Schaftrichtung. Dann kommt es, wie bei der primären Markraumbildung, zu einer Verkalkung der Grundsubstanz, von der der größere Teil und die gequollenen Knorpelzellen durch ein gefäßreiches Gewebe angegriffen und beseitigt werden. So ist wieder Platz geschaffen für Osteoblasten zur Bildung neuer Spongiosabälkchen. Indem sich dieser Prozeß immer wiederholt: starke Knorpelwucherung, dann größtenteils Untergang des verkalten Knorpels, an dessen Stelle der Ersatzknochen tritt, *nimmt das Längenwachstum des Röhrenknochens ständig zu*. Das stärkste Wachstum findet statt: Knienähe — Ellbogenferne!

Viel später tritt in der knorpeligen Epiphyse ein *Knochenkern* auf, der bei enchondraler Ossification einen Markraum bildet. Der Knochenkern wird dann langsam größer, bis zuletzt auf der einen Seite nur der Gelenkknorpel und auf der anderen Seite die Epiphysenplatte bzw. Epiphysennarbe bleibt. — Kurze Knochen werden durch enchondrale Ossification größer, bis ein periostaler Überzug sie allein umkleidet. — Platte Knochen, Darmbeinkämme, Schulterblatt usw. haben Randepiphysen (Apophysen), die zum Wachstum mit beitragen. — Der anfänglich faserige oder flechtartig gebildete Knochen wird im 1.—2. Lebensjahre allmählich in lamellösen Knochen mit Haversschen Kanälen usw. umgebaut. — Im Skelet geht langsam aber ständig im Leben ein Abbau des Knochens (durch Osteoklasten, kernreiche Riesenzellen in Howshipschen Lakunen) und ein Anbau neuen Knochens durch Osteoblasten, die wie ein einschichtiges Epithel auftreten, vor sich.

Enchondrom s. Chondrom.

Enchondrome, multiple s. Chondrome.

Enchondromatose, s. Chondrome, multiple.

Enchondrosis ossificans (überflüssig) s. cartilaginäre Exostosen.

Engel-Recklinghausen s. Ostitis fibrosa generalisata.

Englische Krankheit s. Rachitis.

Eosinophiles Granulom (granulum = Körnchen).

In den ersten 2 Lebensjahrzehnten — aber auch später — bildet sich manchmal am Schädeldach langsam eine weiche, prall-elastische Stelle aus, die hierzulande von den Kranken als „Beule" bezeichnet wird. Verwechslungen mit Grützbeuteln sind vorgekommen. An anderen Stellen des Skeletes findet sich das Granulom seltener. Es ist aber auch z. B. ein connatales e. G. der Tibia bei einem 3 Monate alten Mädchen beobachtet worden. Bei dem e. G. des Schädeldaches, also eines Deckknochens, ist das Allgemeinbefinden gewöhnlich nicht beeinträchtigt, es sei denn, daß auf Gehirn (oder Rückenmark) ein umschriebener Druck ausgeübt wird. — Im R. B. findet sich ein runder lochartiger Defect des Schädeldaches von verschiedener Größe. Die Diagnose kann natürlich nur sicher durch die histologische Untersuchung der Gewebestücke oder Bröckel festgestellt werden. Die Prognose ist durchaus gut, es kommt zu einer bindegewebigen Schrumpfung des Prozesses.

Eine besondere Beobachtung, die praktisch nicht unwichtig ist, sei hier eingefügt. Bei einer 36 Jahre alten Frau wird ein ziemlich großes einfaches Granulom des Scheitelbeins, übergreifend auf die Hinterhauptschuppe festgestellt. (Meerschweinchenversuch und Wassermannsche Reaktion negativ.) FAHR konnte bei dem unspezifischen Granulom bei eingehender Untersuchung ganz vereinzelt einige Riesenzellen auffinden. Da der Schädelprozeß einen fortschreitenden Charakter zeigte, sind 4 operative Eingriffe gemacht worden. (Dann jahrelange völlige Heilung.) Bei den ersten 3 Eingriffen wird immer nur ein einfaches Granulom gefunden (FAHR). Beim vierten Eingriff (etwa ein Jahr nach dem dritten) zeigt das Granulom ein ganz anderes Bild. Alles ist übersät mit eosinophilen Zellen. Wir haben die neuen Präparate mit den früheren (aus Rand- und zentralen Partien) eingehend geprüft und verglichen. Befund immer derselbe. Früher einfaches Granulom, das dann zuletzt von eosinophilen Zellen reichlich durchsetzt war. Auch FAHR hat sich über diese Änderung des histologischen Bildes sehr gewundert. Wie immer spielt der Zeitpunkt der Untersuchung natürlich eine wichtige Rolle. Auch sind derartige Fälle schwierig einzuordnen, zumal die Sonderforscher auf diesem Gebiete sich hier durchaus nicht einig sind. Sehr wichtig ist, daß ein Teil der Autoren das eosinophile Granulom zu dem Schüller-Christian rechnen. Klinisch ist nun aber doch sehr beachtenswert, daß das mehr örtlich begrenzt auftretende eosinophile Granulom dem Schüller-Christian gegenüber in den meisten Fällen auffällig gutartig verläuft.

Epicondylitis. Äußerer Ellbogenschmerz.

Es handelt sich um schmerzhafte Reizerscheinungen, um eine Druckempfindlichkeit und manchmal auch um eine Schwellung am Condylus lateralis humeri, wo ein Teil der Handstrecker ansetzt. Manchmal sitzt auch die schmerzhafte Stelle in der Gegend des Articulus humero-radialis. Klinisch läßt sich nicht genau feststellen, ob der schmerzhafte Prozeß von der Beinhaut, von Sehnen, Schleimbeuteln oder Bändern ausgeht. Im R. B. ist gewöhnlich nichts Besonderes zu finden; vielleicht bei einiger Phantasie eine leichte Rauhigkeit. — Es liegt offenbar eine einseitige Überanstrengung bestimmter Muskeln beim Sport (z. B. der „Tennisellbogen") oder im Beruf bei Tischlern, Wäscherinnen, auch manchmal Preßluftwerkzeugarbeitern u. dgl. m., vor. Die oft langwierige Epicondylitis erfordert im frischen Stadium eine völlige Ruhestellung, etwa verbunden mit feuchten Umschlägen, später physikalische Therapie und vorsichtige Bewegungen, gegebenenfalls Novocain-Injectionen. Bei ganz hartnäckigen Fällen schließlich auch einmal ein operativer Eingriff. (Abtragen einer etwaigen Schwiele, Einkerben oder Lösen der Sehnenplatte.) Selten werden auch einmal Beschwerden am Epicondylus medialis angegeben. Hier handelt es sich aber wohl um etwas anderes, um eine Druckwirkung oder Contusion auf den hier dicht unter der Haut liegenden Knochenvorsprung. (Eine Schädigung des N. ulnaris wird sich leicht abgrenzen lassen.)

Epiphysenfuge oder Epiphysenplatte.

Die Epiphysenfuge, auch als Intermediärknorpel bezeichnet, tritt wie der *Knochenkern* in der Epiphyse am normalen Skelet zu verschiedenen, aber doch immerhin bestimmten Zeiten auf, so daß nach Tabellen (GRASHEY u. a.) das Alter innerhalb gewisser Grenzen errechnet werden kann. An denjenigen Epiphysenplatten, die verhältnismäßig am längsten bestehen, findet auch das stärkste Längenwachstum statt. (Knienähe — Ellbogenferne!) Nach Abschluß des Wachstums sind die sog. Fugen geschlossen, wenn nicht bei krankhaften Zuständen hier Änderungen festzustellen sind. Beim eunuchoiden Hochwuchs z. B. und bei Kretinen bleiben die Epiphysenplatten noch lange bestehen. Bei Pubertas praecox sind sie früher geschlossen. Vielfache pathologische Veränderungen finden sich bei manchen erblichen Knochenerkrankungen, wie z. B. bei der Chondrodystrophie. Bei all solchen Fällen lohnt es sich immer, Röntgenbilder von der Handwurzel usw. anzufertigen (s. auch enchondrale Verknöcherungsstörung). — Wenn es im Kindesalter zur Schädigung der Epiphysenplatte kommt, sei es durch ein Trauma oder eine Entzündung wie z. B. bei der Osteomyelitis oder Lues, so folgt nicht selten eine Wachstumsstörung, so daß eine Extremität kleiner bleibt. Wenn am distalen Ende des Unterarmes oder Unterschenkels eine starke Schädigung einer Epiphysenfuge nur eines Röhrenknochens eintritt, so kommt es bei dem folgenden, ungleichen Wachstum zu starken Fehlstellungen der Hand oder des Fußes.

Wie sich der intermediäre Wachstumsknorpel bei freier Verpflanzung mit Knochen verhält, darüber gibt folgender Fall eine anschauliche Antwort: einem 10jährigen Jungen war die linke Hand samt Handwurzel abgerissen worden. Bei dem Daumenersatz durch Verpflanzung der großen Zehe nach NICOLADONI zur Bildung einer Greifklaue mußte zuerst eine Treppe auf der radialen Seite gebildet werden, damit das Endglied der großen Zehe gegen einen Widerpart greifen konnte. Es wurde daher das Ende des Radius mit Epiphysenplatte als freie Transplantation nach proximal verschoben nach Resection eines Schaftstückes. Glatte Heilung ohne jede Störung. Bei dieser günstigen Form der freien Transplantation, wo später auch die Knochenstücke tadellos aneinander heilten, verschwand, wie Röntgenkontrollen zeigten, die Fuge sehr schnell, während ganz im Gegenteil dazu die Epiphysenplatte der großen Zehe, die ja mit dem Brückenlappen immer in Verbindung geblieben war, tadellos erhalten blieb und sich weiterhin ebenso verhielt, wie die Epiphysenfuge der anderen großen Zehe. (S. Arch. f. klin. Chirurgie **189**, 674. — Bruns Beitr. **126**, 135 bzw. 436.)

Epiphysenlösung des Schenkelkopfes s. Coxa vara.

Epiphysitis juvenilis (überflüssig) s. Perthes.

Epithelzyste der Fingerendphalanx s. traumatische Epithelzyste usw.

Epulis (gr. ta oúla = Zahnfleisch) Zahnfleischgeschwulst.

Eine Geschwulst, die bis walnußgroß wird, sitzt gestielt oder breit am Alveolarrand. Sie geht vom Kieferperiost aus. Zunächst zieht die unversehrte Schleimhaut über den Tumor hinweg, bis diese durch mannigfache Einwirkungen Ulcerationen zeigt. Die harte bindegewebige Form stellt die Epulis fibrosa dar. Die weiche, gefäßreiche Form, die früher als Ep. sarkomatosa bezeichnet wurde, ist jetzt die Ep. granulomatosa, auch gigantocellularis, ein Riesenzellgranulom, das durchaus gutartig ist und auch nicht recidiviert, wenn bei der Exstirpation der Geschwulst der periostale Ansatz am Kiefer gründlich und reichlich mitentfernt wird.

Erbliche enchondrale Dysostosen s. Ribbing.

Erbliche Epiphysenstörungen s. Ribbing.

Erbliche Mißbildungen (umschriebene) s. Mißbildungen.

Ermüdungsbrüche s. Überanstrengungsschäden.

Eunuchoider Riesenwuchs s. Riesenwuchs.

Ewing-Sarkom. Reticulo-Sarkom des Knochenmarks.

1921 hat der Amerikaner EWING von den osteogenen Sarkomen das vom Stützgewebe des Markes ausgehende S., das also den multiplen Myelomen (Plasmozytomen) näher steht, abgetrennt, und es hat als Ewing-S. allgemeine Anerkennung gefunden. Klinisch setzen gewöhnlich schon recht frühzeitig Schmerzen ein. Das vornehmlich aus Rundzellen bestehende S. befällt meistens Jugendliche. Es tritt an den langen Röhrenknochen gegenüber den osteogenen S., die die Metaphysengegend bevorzugen, vor allem im Schaft in der Nähe der Metaphysen auf, mit der Neigung nach der Schaftmitte zu sich weiter auszudehnen. Die Geschwulst kommt auch am Becken, Wirbelsäule usw. vor, sie macht *oft früh Knochenmetastasen*, dann erst, meist später auch Lungenkolonien, die gerade bei den osteogenen Sarkomen die Regel sind. Die Geschwulst ist äußerst empfindlich gegen Röntgenstrahlen. Im R. B. zeigt sich zuerst eine zentral gelegene kleinfleckige Aufhellung, die schwierig zu deuten ist. Da nicht selten Fieber besteht, so ist eine Verwechslung mit einer Osteomyelitis leicht möglich. Hier sind die meisten Fehldiagnosen, auch in histologischer Hinsicht, vorgekommen. In der Folgezeit sieht man dann im R. B. eine stärkere Destruction, und als Reaktion an der Beinhaut periostale Säume, die in feinen Schichten übereinander liegen. Geht die Zerstörung im Geschwulstbezirk weiter, so ist das Knochenbild, wie man zu sagen pflegt, wie ausradiert. Im Anschluß an eine Bestrahlung treten in der Geschwulst manchmal starke Kalkverschattungen auf. Trotzdem die Geschwulst auf Röntgenstrahlen außergewöhnlich gut reagiert, so bleibt die Prognose wegen bald auftretender Knochenmetastasen usw. immer doch schlecht. — EWING hat zuerst von den bösartigen Knochengeschwülsten eine Gruppe abgetrennt, die er als diffuses Endotheliom der Knochen, später endotheliales Myelom der Knochen bezeichnet hat. Um Meinungsverschiedenheiten zu beseitigen, wurde daher in Amerika der Ausdruck Ewing-Sarkom festgesetzt. Wie verwickelt die Dinge hier liegen, und wie die Meinungen manchmal auseinandergehen, das sieht man so recht aus der Zusammenstellung und kritischen Bearbeitung dieser Dinge von HERZOG (Handb. d. spez. pathol. Anatomie 9. Bd. 5. Teil).

Die Zellen eines Reticulo-Sarkom des Knochenmarks können sich nach verschiedener Richtung differencieren und ausbilden. Der Praktiker braucht aber auf die feineren Unterteilungen keine Rücksicht zu nehmen, da diese keine besonderen klinischen Abweichungen bringen. Der Ewing- bzw. das Reticulo-Sarkom des

Knochenmarkes ist also ein praktisch wichtiger, umfassender Begriff, der sogar nach HELLNER auch noch ein Reticulo-endotheliales Sarkom mit einschließen kann. Die anfänglich erstaunliche Wirkung der Röntgenbestrahlung beim Ewing darf aber den Gang der Therapie nicht irreleiten. Wenn alles klar liegt, und kein Verdacht auf Tochtergeschwülste besteht, so muß gleich von vornherein energisch chirurgisch gehandelt werden; dann Nachbestrahlung. Die Prognose bleibt immer schlecht (s. auch Sarkommetastasen oder osteogene Sarkome).

Exostosenkrankheit (überflüssig) s. cartilaginäre Exostosen.

Exostotische Dysplasie (überflüssig) s. cartilaginäre Exostosen.

F.

Fersensporn. Fersenbeinsporn.

Am inneren Fortsatz des Fersenbeinhöckers, wo die Plantarfascie und kleine Fußmuskeln ansetzen, findet sich nicht selten eine mehr oder weniger spitze Exostose, die nach vorne zehenwärts ausgerichtet ist. Dieser „Fersensporn" findet sich ziemlich häufig, ohne irgendwelche Beschwerden zu machen. Er muß daher wohl eher als Varietät aufgefaßt werden. Wenn in dieser Gegend bei Belastung Druckschmerzen auftreten, und wenn ein weniger Erfahrener im seitlichen R. B. eine derartige spitze Exostose findet, so ist er immer leicht geneigt, diesen „stachelartigen Vorsprung" als etwas unbedingt Schädliches zu entfernen. Dies darf aber nur in seltenen Ausnahmefällen einmal geschehen. — Man ist sich darüber einig, daß der knöcherne Sporn als solcher kaum Beschwerden macht, daß aber in der nächsten Umgebung ein entzündeter Schleimbeutel oder eine Reizperiostitis die Schmerzen auslöst. Man nimmt zum Teil an, daß bei starker Belastung des Fußes die dadurch stark gespannte Fußsohlen-Fascie an ihrer Ansatzstelle die Spornbildung begünstigt oder daß, wenn das Fersenbein sich vorne neigt, der Sporn eine gefährlichere Richtung nach sohlenwärts bekommt. — Oft liegt ein Knick-Plattfuß vor. Jedenfalls müssen alle etwaigen Ursachen allgemeiner Art, alle anderen lokalen Knochenerkrankungen ausgeschaltet werden, und alle Fehlstellungen des Calcaneus sollen erst beseitigt werden, bevor man sich ausnahmsweise einmal zu einem energischen Vorgehen (übersichtliches Aufklappen der Ferse durch einen seitlichen sog. Pantoffelschnitt) entschließt, selbst wenn ein stets umschriebener Druck am inneren Vorsprung des Tuber calcanei (und kein allgemeiner Fersendruckschmerz) sich nachweisen läßt (s. auch Achillo-bursitis und Apophysitis calcanei).

Fetale Rachitis (irreführend und überflüssig) s. Chondrodystrophie.

Fibröse Knochendysplasie.

Es ist erfreulich, daß dieser Ausdruck sich allmählich für ein Krankheitsbild durchsetzt, das zu so vielen Verwechslungen mit Ostitis fibrosa generalisata einerseits („halbseitige Knochenerkrankung nach RECKLINGHAUSEN"!) und mit Paget andererseits („jugendliche Ostitis deformans"!) Anlaß gegeben hat. Da ALBRIGHT noch besonders zum Bilde hinzugefügt hatte, daß es sich meist um junge Mädchen mit Pigmentmälern und Pubertas praecox (adrenogenitales Zeichen) handelt, so hat man auch von einem Albrightschen Syndrom gesprochen. Da sich aber weiterhin gezeigt hatte, daß diese Kennzeichen aber keineswegs immer vorhanden sind, so hat ALBRIGHT selbst von dieser Syndrombezeichnung abgeraten.

JAFFÉ und LICHTENSTEIN haben zuerst von einer polyostotischen fibrösen Dysplasie als ein abzugrenzendes Krankheitsbild gesprochen. Da das Leiden aber auch an einer Stelle *eines* Knochens vorkommt und da manche Übergänge beobachtet sind, so hat man mit Recht das „polyostotische" gestrichen. Wir sind also endlich zu einem einheitlichen Ausdruck gekommen, der als Hauptmerkmal allerdings „fibrös" behalten muß, der sich aber sonst deutlich von einer Recklinghausenschen Knochenerkrankung und einem Paget absetzt. Es gibt noch so unendlich viele Bezeichnungen, die, wie die oben in Klammern angeführten, über Bord zu werfen sind. Vor allem muß der Zusatz „deformans" vermieden werden, da sonst immer leicht, besonders von dem weniger Eingeweihten, Verwechselungen mit Ostitis deformans vorkommen. — Das Wesentliche der Krankheit ist eine Markfibrose besonderer Art; an Stelle des blutreichen Markes tritt langsam ein derbes, hartes Bindegewebe auf. Findet sich in einem Röhrenknochen nur ein Herd von mäßiger Ausdehnung, so sieht man im R. B. eine rundliche Aufhellung, die einer Zyste Jugendlicher oder einem gutartigen Riesenzelltumor ähneln. Wenn der Prozeß den Rindenbezirk erreicht hat, so wird dieser langsam aufgelockert, so daß oft nur eine schmale Rindenschicht übrigbleibt. Manchmal sieht man in einem Röhrenknochen mehrere „zystische" Aufhellungen nebeneinander gereiht; oder die Markfibrose, meist von einer Metaphyse ausgehend, durchsetzt langsam den ganzen Markraum, so daß der Knochen, etwas aufgetrieben, nur noch von einer dünnen Rinde umgeben ist; der übrige Teil ist im R. B. diffus verschattet. Außen am Schaft zeigen sich keine periostalen Wucherungen, es sei denn, daß ein in Heilung begriffener spontaner Bruch, der an den verschiedensten Stellen vorkommen kann, vorliegt.

Nach UEHLINGER, der auf dem vorliegenden Gebiete sich besondere Verdienste erworben hat, findet teilweise in den kranken Gewebeschichten eine Neubildung einer etwas abwegigen Spongiosa statt. (Dies ergibt im R. B. teilweise Schattenbildungen im sonst verschwommenen Aufhellungsgebiet.) Die Knochenveränderungen können an einem langen Röhrenknochen oder auf eine Extremität beschränkt bleiben, sie können dann aber auch überall an anderen Skeletstellen auftreten. Daß bei einer solchen Markfibrose es zu Verbiegungen, besonders am Beine, kommen kann — bekannt ist die „hirtenstabartige" Verbiegung am Femur —, ist einleuchtend; ebenso daß Spontanfracturen auftreten, die meist gut heilen. Auffällig ist, daß oft nur eine Körperseite befallen ist oder wenigstens stark bevorzugt ist. Übrigens können alle Knochen in der verschiedensten Form und in mannigfacher Ausdehnung von der Fibrose ergriffen werden; auf diesem Gebiete ist schon ein ziemlich reiches Material zusammengetragen. Aber es ist klar, daß jeder Autor die Dinge nach seinen Fällen und seinen Beobachtungen beurteilt.

Vor nicht allzu langer Zeit war das Bild etwa folgendermaßen: Mädchen, bei denen das Leiden nicht vor dem 5. Lebensjahre einsetzt, erkranken vornehmlich. Manchmal besteht eine Pubertas praecox. Die langen Röhrenknochen sind in erster Linie verändert. Nach Abschluß des Wachstums steht das Leiden still usw. Demgegenüber wurden nach neueren Befunden aber auch andere Behauptungen laut: das männliche Geschlecht ist ebenso betroffen wie das weibliche. Die Markfibrose kann schon bei der Geburt bestehen, sie muß schon intrauterin erworben sein, andererseits kann aber auch ein Mann erst mit 25 Jahren die ersten Erscheinungen bieten. Der fibröse Prozeß steht nach beendetem Wachstum durchaus nicht immer still, sondern er kann bis ins höhere Alter allmählich weitergehen. Die langen Röhrenknochen brauchen durchaus nicht vornehmlich zu erkranken!

HELLNER bringt in seinen „Knochengeschwülsten" (2. Auflage) schon 2 typische Bilder von Schädelaufnahmen mit wolkenartigen Verschattungen und Aufhellungen. Im allgemeinen stand aber damals noch in der Häufigkeitsskala das Femur an der Spitze, es folgte dann das Schienbein, Becken usw. Ganz bescheiden zum Schluß trat dann erst der Schädel auf (Hinterhauptschuppe, Basis!). Wie hat sich hier manches gewandelt! Einige Forscher behaupten nach ihren Fällen, daß die Schädelveränderungen und zwar in der Stirn- und Scheitelgegend mit

Betonung der Halbseitigkeit (und z. T. mit starker Verschattung im R. B.) sehr häufig zu allererst auftreten; ja, daß nur der Schädel (einschließlich des Gesichtsschädels) ganz allein befallen ist und bei weiterer Ausbreitung auch allein erkrankt bleibt. (Ob in solchen Fällen auch immer das ganze Skelet gründlichst durchröntgt worden ist, muß wohl dahingestellt bleiben.) Es ist absichtlich die Verschiedenheit der Beobachtungen und der Ansichten gegenübergestellt, damit daraus hervorgeht, wie verschieden und wechselvoll das Leiden auftreten kann. So mannigfach das Krankheitsbild sich darstellt, so mannigfach sind auch die Hypothesen über die Ätiologie des Leidens, d. h. also: wir wissen nichts Sicheres. Da die Markfibrose schon intrauterin entstehen kann, da sie einige Male familiär aufgetreten ist, und da sie auffällig mehr die eine Körperseite befällt, so dürfte dies wohl dafür sprechen, daß ein Gen eine Rolle mitspielt. Eine maligne Entartung ist bisher nicht beobachtet worden. Abzugrenzen ist die Krankheit mit ihren vielen Spielarten von der Ostitis fibrosa generalisata leicht dadurch, daß der Mineralstoffwechsel bei der fibrösen Dysplasie in keiner Weise gestört ist. Bei der Ostitis deformans — von besonderen Fällen abgesehen — ist meist das höhere Alter betroffen und mikroskopisch wird die Schmorlsche Mosaikzeichnung gefunden, die etwas ganz anderes ist als die derbe Fibrose des Markes und seine Folgen. Die fibröse Knochendysplasie ist trotz ihrer Vielgestaltigkeit gut abzugrenzen und diese Benennung hat wohl jetzt schon die meiste Anerkennung gefunden.

Fibrositis ankylopoetica dorsi (überflüssig) s. Spondylarthritis ankyl.

Fibularislähmung s. Spitzfuß.

Fischwirbel s. Osteoporose der Wirbelsäule.

Follikuläre Zysten s. Kiefergeschwülste, gutartige.

Fracturen, schleichende s. Überanstrengungsschäden.

Fracturen, spontane. Knochenbrüche aus kranker Ursache.

Wenn ein Knabe von 6 Jahren auf den Arm fällt und er diesen bricht, weil im Humerus eine Zyste war, so ist die Fractur nicht „spontan". Man spricht daher besser von einer pathologischen Fractur, da solche Brüche fast nie ganz spontan verlaufen. Diese Brüche aus örtlicher, kranker Ursache sind nicht selten: Außer Zysten sind es gutartige Riesenzellgeschwülste, Krebsableger u. a. m. Oder es liegt eine allgemeine Knochenbrüchigkeit vor, wie z. B. eine Osteogenesis imperfecta, eine Osteoporose, eine Osteomalacie usw. Von ganz besonderer Bedeutung sind die pathologischen Brüche bei Tabes und Syringomyelie, die durch ihre Schmerzlosigkeit charakteristisch sind und die bei Tabes fast nur an den unteren, bei Syringomyelie an den oberen Gliedmaßen vorkommen.

Fragilitas ossium (überflüssig) s. Osteogenesis imperfecta.

Fuß-Tuberkulose. Tuberculosis pedis.

An der Fußwurzel kommt eine Tuberkulose häufig vor. Wir sehen sie bei Kindern und bei jugendlichen Personen, aber sich auch bis ins höhere Alter — hier im Gegensatz zur Coxitis — einstellen. Bei der größeren Zahl der Fälle liegt der primäre Herd im Knochen. Die schwammige, fungöse Form der Tuberkulose überwiegt bei weitem. Der eigenartige Aufbau der Fußwurzel mit seinen über- und nebeneinander liegenden kurzen Knochen und zahlreichen Gelenkspalten bringt es mit sich, daß meist größere Abschnitte der Fußwurzel befallen sind. Die Erkrankung des oberen Sprunggelenkes, die gewöhnlich in einem Talusherd oder am unteren Ende der Tibia oder Fibula ihren Ursprung nimmt, zeichnet sich durch ihre plumpe Schwellung um die ganze Knöchelgegend herum aus. Der Fuß pflegt etwas in Spitzfußstellung zu stehen. Daß eine starke Behinderung in der

Beweglichkeit des Fußes neben spontaner Schmerzempfindung besteht, ist selbstverständlich. Vom oberen Sprunggelenk greift der Prozeß häufig auf das untere Sprunggelenk über. Ist das eigentliche Sprunggelenk frei und finden wir eine empfindliche Schwellung mit erhöhter Hauttemperatur über den Keilbeinen usw., so zeigt dies eine Tuberkulose der vorderen Fußwurzelreihe an. Diese Form greift gern nach hinten auf das Chopartsche und nach vorn auf das Lisfrancsche Gelenk über.

Die Röntgenuntersuchung gibt uns bei der Fußtuberkulose in vielen Fällen sehr wertvolle Aufschlüsse. So können wir neben der allgemeinen Knochenatrophie häufig noch den primären Herd feststellen. Dies ist wichtig, z. B. für einen etwaigen isolierten Herd im Fersenbein, da hier gegebenenfalls ein chirurgischer Eingriff zweckmäßig ist. Zur Unterscheidung von anderen Krankheiten kommt beim Kinde die leicht abzugrenzende Köhlersche Erkrankung I in Frage. Ferner eine subakute Osteomyelitis. Beim Erwachsenen sind abzutrennen ein Sudeck, eine Arthrosis deformans (vielleicht im Zusammenhang mit früheren Verletzungen) oder die schmerzfreie Arthropathie. — Abgesehen von der Allgemeinbehandlung muß der kranke Fuß ruhiggestellt und entlastet werden. Ob eine regelrechte Liegekur oder schon ein Gipsverband mit entlastender Thomas- oder Braunscher Schiene angebracht ist, muß von orthopädischer Seite bestimmt werden. Bei der Erkrankung des Lisfrancschen Gelenkes werden die Mittelfußknochen sekundär in Mitleidenschaft gezogen. Erkranken sie oder die Phalangen der Zehen primär, so zeigt sich bei Kindern wie an der Hand die sog. Spina ventosa (Winddorn). Im R. B. sehen wir dann die flaschenförmige Auftreibung des kleinen Röhrenknochens mit einer Periostitis ossificans. Beim Erwachsenen rückt die Erkrankung gewöhnlich mehr an das Gelenkende. Die Diagnose ist, besonders bei Kindern, leicht zu stellen, da differentialdiagnostisch nur wenig in Frage kommt (Chondrome ?). Beim Erwachsenen kommt zur Unterscheidung manchmal ein gutartiger Riesenzelltumor, eine Köhlersche Erkrankung II oder tabische Ver·änderungen in Frage (s. auch Allgemeines unter Tuberkulose der Knochen und Gelenke !).

G

Gallenfistel s. auch bei Osteoporose.

Ganglien. Überbeine.

Die kugeligen oder eiförmigen zystischen Gebilde, die der Laie schon als Überbeine diagnosticiert, enthalten in ihrer dünnen Wandung eine gallertige Masse. Es bestehen Beziehungen zu Gelenken oder Sehnenscheiden. Sie sind echte Gewächse, die an der Gelenkkapsel aus liegengebliebenen oder versprengten mesenchymalen Keimen entstehen. Am häufigsten finden sich die zystischen Geschwülste, wie bekannt, an Hand- und Fußrücken. Ein Ganglion, das eine ziemliche Größe erreichen kann, beobachtet man besonders im jugendlichen Alter in der Mitte der Kniekehle. — Eine besondere Form bildet das sog. Meniscusganglion. Es kommt fast nur am äußeren Meniscus vor. Bei gestrecktem Knie ist es außen auch gut zu fühlen. Bei Beugung verschwindet es. Manche Forscher halten es für besser, bei der Operation der Geschwulst, die Herzog als Myxofibrom bezeichnet, den äußeren Meniscus mit zu entfernen.

Gaucher.

Bei der nach dem Franzosen Gaucher benannten erblichen und chronisch verlaufenden Krankheit handelt es sich um eine Speicherung (Thesaurierung) des Lipoides Cerasin im reticulo-endothelialen System: Minderwuchs, großer Milztumor. Lebervergrößerung, Anaemie, Osteoporose, herdförmige Aufhellungen in den Wirbeln usw. Nachweis von Gaucher-Zellen im Knochenmark (Milzexstirpation).

Gaumenspalten.

Es handelt sich um eine Hemmungsmißbildung. Wenn die Gaumenfortsätze der Oberkieferbeine und die Gaumenbeine, nach der Mittellinie zustrebend, das Flugscharbein nicht erreicht haben, so daß dieses frei in die Mundhöhle hineinragt, so besteht eine doppelseitige Gaumenspalte. Ist auf einer Seite noch eine Verbindung zwischen Nasenhöhle und Mundhöhle offen geblieben, so liegt eine einseitige Gaumenspalte vor. Der weiche Gaumen ist immer in der Mitte gespalten. Häufig besteht gleichzeitig eine doppelseitige oder einseitige Hasenscharte (Wolfsrachen). Derartig behaftete Säuglinge sind wegen leichten Verschluckens usw. gefährdet und später leiden sie an auffälligen Sprachstörungen.

Eine Operation der Gaumenspalte soll, wenn der Kräftezustand des Kindes es erlaubt, möglichst am Ende des 2. Jahres ausgeführt werden, nachdem eine etwaige Hasenscharte möglichst schon im 3. Monat operiert worden ist. In der Kieferklinik, wo diese Eingriffe gewöhnlich vorgenommen werden, mag man entscheiden, welche Methode: VEAU, AXHAUSEN oder ROSENTHAL am zweckmäßigsten sein wird. Da sonst im 3. Fetalmonat die Scheidewand zwischen Nase und Mundhöhle fertig gebildet ist, muß die ursächliche Störung für eine Gaumenspalte früher erfolgen. Manches ist hier noch nicht geklärt. Experimentell ist es auch noch nicht gelungen, die Mißbildung nachzuahmen (s. Mißbildungen).

Geburtslähmung s. Schulterlähmung.

Gehirngeschwülste und Knochen.

Ein eosinophiles Adenom des Vorderlappen der Hypophyse (s. Akromegalie) erweitert den Türlensattel und beult den Boden in die Keilbeinhöhle vor. Das aus chromophoben Hauptzellen bestehende Adenom ruft dasselbe hervor und zerstört gewöhnlich auch das Dorsum sellae (Beziehung zur Dystrophia adiposo-genitalis oder zum Diabetes insipidus).

Cholesteatome (gr. steátoma = Talggeschwulst) des Mittelohres bewirken Druckusuren im Felsenbeine. Diese Perlgeschwülste bestehen aus zwiebelschalenartig angeordneten, perlmutterartig glänzenden Epithelien, die mit Fett und Cholesterin getränkt sind. (Die seltenen Cholesteatome der Hirnhaut entstehen aus congenital in die Tiefe verirrten Epidermiszellen.) — Knochenveränderungen der parasagittalen Meningeome hat Olivecrona eingehend bearbeitet. (S. Meningeom-Hyperostosen, die in der Stirn- und Scheitelgegend zu mächtigen Tumoren sich heranbilden können und leicht mit Osteomen verwechselt werden können.) — Die Neurinome des Gehörnerven usw., die Druckusuren hervorbringen können, gehören in das Gebiet der Neurochirurgie.

Gelenkaplasie s. Synostosen.

Gelenkchondromatose oder multiple Chondrome des Gelenkes (Synoviale Chondrome).

Die eigenartige synoviale Gelenkerkrankung, die REICHEL zuerst beschrieben hat, kommt gewöhnlich zwischen dem 20. und 40. Lebensjahre vor. Es wird fast nur immer ein Gelenk befallen, am häufigsten das Knie- und Ellbogengelenk, dann folgt das Hüftgelenk. Sehr selten findet sie sich im Hand- oder Fußgelenk. In der Synovialis bilden sich kleine Knorpelknoten, die die Schleimhaut zottenartig ausziehen. Viele kleine gestielte Knorpelgeschwülste ragen somit in die Gelenkhöhle hinein. Erst wenn diese Knorpelgeschwülste verkalken, sind sie im R. B. festzustellen. Es ergibt sich ein typischer Befund: es sieht aus, als ob das Gelenk samt seinen Taschen ganz ausgefüllt wäre mit ziemlich gleich großen Schrotkörnern oder Erbsen. Das R. B. verändert sich im Laufe der Jahre sehr langsam. Wenn die verkalkten kleinen Chondrome größer und z. T. zu freien Körpern geworden sind, die miteinander verbacken und mit der Gelenkwand verklebt sind, so kann es auch zu sekundären Veränderungen der Gelenkflächen und der Kapsel kommen. Bei derartig weit vorgeschrittenen Fällen können starke Beschwerden auftreten und es kann vielleicht gar der Verdacht auf eine bösartige Geschwulst auftauchen, während die Pat. vorher sonst jahrelang nicht behindert sind. Die zahlreichen Chondrome sind sonst durchaus gutartig und mit einer Operation braucht man sich nicht zu beeilen. (Peinlich genaue Excision der ganzen erkrankten Synovialis usw.) Verwechslungen können z. B. am Ellbogengelenk vorkommen, wenn Gelenkmäuse etwas zahlreicher vorhanden sind. Diese sind aber gewöhnlich an Größe unterschiedlich und sind doch an Zahl meist nicht so reichlich als die den ganzen Gelenksack ausfüllenden und oft ringförmigen Schatten der synovialen Chondrome. Dasselbe gilt natürlich auch für das Kniegelenk usw.

Gelenkentzündung, akute, subakute usw.

Eine Arthritis acuta kann durch eine. offene Gelenkverletzung entstehen, durch Übergreifen einer Entzündung von Weichteilen auf das Gelenk (Panaritium ossale, articulare) oder als haematogene Metastase. Man pflegt gewöhnlich einen serösen bzw. serofibrinösen Gelenkerguß, ein Gelenkempyem und eine (oft zu fürchtende) Kapselphlegmone zu unterscheiden.

Pneumokokken, Streptokokken gründen vor allem Gelenkkolonien, besonders im Kindesalter bei Ohrenerkrankungen u. dgl. (Distensionsluxation in der Hüfte!). Das ganze Gebiet der entzündlichen Gelenkerkrankungen hat unter der modernen Penicillinbehandlung usw. ein ganz anderes und freundlicheres Gesicht bekommen, so daß man bei der Therapie häufig mit Gelenkpunktionen auskommt, wo früher Gelenkeröffnungen nötig waren. Immerhin muß man auf der Hut sein und das Messer nicht ganz aus der Hand legen, insbesondere gilt dies für die Kapselphlegmone. — Gonorroische Gelenkentzündungen (s. diese) gibt es so gut wie nicht mehr. Wenn bei einer eitrigen Gelenkentzündung eine Ankylose droht, so muß man von vornherein auf die beste und praktischste Stellung hinzuwirken versuchen. Bei Arthritiden ist die Prognose bei Jugendlichen sehr viel besser. — Praktisch wichtig ist der sog. sympathische Gelenkerguß besonders im Kniegelenk, wenn in der Nähe ein chronischer Staphylokokkenabsceß sitzt. Wenn man hier auf der ersten Röntgenaufnahme keine Knochenveränderung findet, so muß die Aufnahme nach einiger Zeit unbedingt wiederholt werden. Das Gebiet der unspezifischen Gelenkentzündung, wo hormonale Einflüsse oft eine Rolle mitspielen können, ist sehr groß (s. auch unter Gelenkrheumatismus, auch Griselsche Krankheit).

Gelenkerkrankungen, neuropathische s. Tabes und Syringomyelie.

Gelenkkapselgeschwülste s. gutartige Geschwülste der Knochen usw.

Gelenkkörper, freie s. bei Arthrosis deformans und bei Osteochondrosis dissecans.

Gelenkmäuse, freie Gelenkkörper s. Osteochondrosis dissecans und Arthrosis deformans.

Gelenkosteomatose (überflüssig) s. Arthrosis deformans.

Gelenkplastik.

HELFERICH hat zuerst mit Erfolg eine solche Plastik ausgeführt (1899), und zwar hat er ein versteiftes Ellbogengelenk mobilisiert und ein Wiederzusammenwachsen der Knochen durch Dazwischenlagerung eines gestielten Weichteillappens verhindert. Ein großes Verdienst für den weiteren Ausbau der Arthroplastiken hat sich dann vornehmlich PAYR erworben. Dieser hat mit großer Gründlichkeit besonders auch für das Knie- und Hüftgelenk Operationsmethoden ausgearbeitet, durch die neue, führungssichere Gelenke geschaffen wurden, welche auf die Dauer allen Anforderungen in statischer und dynamischer Hinsicht gewachsen sind. PAYR hat auch eine strenge Anzeigenstellung gefordert: das richtige Alter muß gewählt sein (etwa das 20. — 25. Jahr); die Gefahr einer wieder aufflackernden Entzündung darf nicht bestehen und die Plastik soll nur bei solchen Pat. vorgenommen werden, die sonst gesund sind und von denen zu erwarten ist, daß sie bei der Nachbehandlung, wo es gewisse Beschwerden zu überwinden gibt, energisch und fleißig mithelfen werden. Nach Mobilisierung (Arthrolyse) der fibrösen oder (fibrös)-knöchernen Ankylose werden die Gelenkenden zweckmäßig geformt und mit frei transplantierter Fascie überzogen. Sorgfältige Vereinigung des

Muskelsehnenapparates. LEXER, der auf diesem Gebiete gleichfalls viel geleistet hat, nahm zur Interposition mit Vorliebe Fettlappen.

Neuerdings hat sich das Interesse einer ganz anderen Gelenkplastik zur Beseitigung schmerzhafter Bewegungseinschränkung und pathologischer Veränderung des Hüftgelenkes zugewandt, und zwar mit heteroplastischem (alloplastischem) Materiale. Die moderne Entwicklung auf dem Gebiet der Kunstharze, Akrylat u. a. hat hier entscheidend mitgewirkt. Zum Ersatz der Hüftpfanne hat hier zuerst SMITH-PETERSEN die Muldenplastik angegeben. Als neue Pfanne wird eine Muldenkapsel aus Vitallium ins Becken eingesetzt. M. LANGE hat sich dann dem Femurkopf zugewandt und eine Kapsel aus Plexiglas ganz fest auf den veränderten Schenkelhalskopf gesetzt. JUDET trägt den Schenkelkopf ab und setzt einen neuen Kopf aus Kunstharz darauf, der mit einem Stiel im Schenkelhals festgelegt wird. Wenn auch gute Erfolge mit dem heteroplastischen Materiale wie mit der jetzt sehr beliebten Endoprothese nach JUDET zu verzeichnen sind, ja, wo man manchmal schon von Dauererfolgen sprechen kann, so darf man doch wohl noch nicht von einem allseitig anerkannten Endergebnis sprechen.

Gelenkrheumatismus. — Primär chronische Polyarthritis.

Rheumatismus, das „fließende Gliederreißen" in umschriebenen oder oft sehr verschwommenen Grenzen, ist — man muß schon GRÄFF Recht geben — nur ein Symptom wie Kopfschmerzen. Wenn ein Arzt beim Rheuma, ohne nach der Ursache zu forschen, handelt, so behandelt er ein Symptom nur symtomatisch. Penicillin und Sulfonamide verleiten heutzutage nicht selten zu einem solchen, wenig kritikvollen und mit einem Zufallstreffer rechnenden Vorgehen. — Die Ursachen des Rheumatismus sind recht mannigfaltig. Praktisch stehen aber zwei Dinge mehr im Vordergrunde, der unspecifische und specifische Gelenkrheumatismus. Beim nichtspezifischen wirken verschiedene Bakterien, insbesondere wohl Streptokokken, mit, und hier spielt die in vernünftige Bahnen eingelenkte Lehre von der Herdinfection eine Rolle. (Ein Focus: Zahnwurzelgranulom, entzündete Gaumenmandeln usw. streuen Bakterien oder dessen Toxine aus.)

Beim Rheumatismus infectiosus specificus (GRÄFF) ist der Erreger noch nicht bekannt, aber es zeigen sich hier ganz besondere, specifische feingewebliche Veränderungen: Wie man im Myokard die Aschoffschen Knötchen findet, so lassen sich analoge Gebilde, z. B. Sehnenknötchen, wie auch specifische Infiltrate in den erkrankten Gelenkkapseln, Muskeln usw. nachweisen. Mit diesem specifischen Rheumatismus fällt wohl auch klinisch meistens der akute, mit hohem Fieber und mit sehr schmerzhaften serösen Gelenkergüssen einhergehende Gelenkrheumatismus zusammen, der mit genügend hohen Pyramidongaben sofort niederzuhalten ist. Die sichere Entscheidung würde aber nur eine mikroskopische Untersuchung bringen. GRÄFF, der eine besondere Technik zur übersichtlichen Freilegung des Nasenrachenraumes handhabt, hat auch nachgewiesen, daß der unbekannte Erreger auch am Waldeyerschen Rachenring seine Durchtrittstelle in der Schleimhaut findet. Die Spuren des Unbekannten sind nicht nur in den akuten Fällen zu finden, sondern auch bei Fällen, wo gar nicht die klinischen Erscheinungen eines „Rheuma" bestehen, z. B. auch beim Rheumatismus nodosus, der wohl immer eine akute Vorgeschichte hat. Dieser ist wohl die einzige Form, die der Kliniker als sicher „specifisch" erklären kann, denn bei den anderen, besonders den akuten Formen, wird ein guter Therapeut mehr Wert darauf legen, daß sein Pat. gesund wird, als daß er die mikroskopische Bestätigung für eine vermutete Polyarthritis infectiosa specifica erhält. — Wenn auch gelegentlich im interstitiellen Gewebe des Muskels Sehnenknötchen gefunden werden, so hat dies mit dem klinischen „Muskelrheumatismus" nichts zu tun, der oft nur eine Verlegenheitsbezeichnung ist und dessen etwaige Myogelosen zu erfassen, dem feinen Fingerspitzengefühle einiger Forscher vorbehalten werden muß!

Von anderer Seite wird das ganze Rheumaproblem als allergisches Geschehen aufgefaßt. Die Zustimmung zu dieser Ansicht klingt nicht einheitlich. — Von den Fällen vom sekundären chronischen Gelenkrheumatismus mögen hier und da einmal specifisch-rheumatische Veränderungen gefunden werden. *Der primär chronische Rheumatismus*, der den Chirurgen und Orthopäden interessiert, hat mit dem Rheumatismus infectiosus specificus nichts zu tun. Ebenso die chronische Polyarthritis junger Kinder, die mit symmetrischen, mehr pariarthritischen Schwellungen einhergeht. Der primär chronische Rheumatismus befällt in ganz schleichender Art vornehmlich ältere Frauen, oft zur Zeit des Klimakterium einsetzend. Gewöhnlich zeigen sich zuerst Schwellungen an den Fingergelenken und die Beweglichkeit der Finger wird langsam weiter eingeschränkt. Typisch ist die Windmühlenflügelstellung der Finger ellenwärts. Im R. B. wird der sog. Gelenkspalt schmäler und an den Gelenkenden stellen sich später Destructionserscheinungen ein, an die sich auch Subluxationen anschließen. Eine Osteoporose der Phalangen nimmt gleichzeitig auch immer mehr und mehr zu. Eine völlige Ankylose wird seltener beobachtet, und man muß sich oft wundern, was ältere Frauen an Handarbeiten immer noch fertig bringen. Weiterhin werden auch größere Gelenke ergriffen, und es können sich schwere Contracturen ausbilden. Die Handgelenksknochen können zu einer Masse zusammensintern. Nicht selten sind bei solchen Fällen zur Stellungverbesserung und Versteifung schmerzhafter Gelenke usw. Eingriffe nötig, wenn physikalische und orthopädische Maßnahmen, die natürlich zunächst eine große Geduld erfordernde Aufgabe zu erfüllen haben, Fehlstellungen nicht verhindern konnten.

Manchmal schließt sich an einen akuten Gelenkrheumatismus nach einem geringeren oder längeren Intervall ein chronischer Rheumatismus an, der dann gewöhnlich wie der primär chronische Rheumatismus sich verhält. Nur ist die Reihenfolge des Gelenkbefalles anders. Es können zuerst die großen Gelenke ergriffen sein und erst später kommen dann die Veränderungen an den Fingern. Das mikroskopische Ergebnis ist bei der primär chronischen Form ein ganz anderes als bei der akuten specifisch-rheumatischen Infection mit seinen besonderen Befunden. Der primär chronische Gelenkrheumatismus ist auch sonst offenbar etwas anderes und besonderes. — Der Rheumatismus nodosus (unter der specifischen Infection) zeigt Knotenbildungen über Sehnen, Fascien usw. (am Hinterkopf, Knie, Ellbogen, Darmfortsätze), die mit Fibromen usw. verwechselt werden können.

Gelenksperre und Gelenksteife (Payr) s. Contracturen und Ankylosen.

Gelenktuberkulose s. Tuberkulose der Knochen.

Gelenkversteifung s. Contracturen und Ankylosen. Arthrodesen.

Genu valgum. X-Bein.

Diese Fehlbildung am Knie findet sich recht häufig. Kinder zeigen im 2.—6. Lebensjahr nicht selten einen gewissen, aber leichteren Grad von X-Beinen. Dies ist aber etwas natürliches. Tritt aber sehr früh ein stärkerer Grad dieser Deformität auf, so handelt es sich meist um ein Symptom der Rachitis (s. diese). — Bei einer spezifischen Behandlung der englischen Krankheit (gegebenenfalls mit vom Orthopäden verordneten Nachtschienen) wird die Fehlform sich meistens ausgleichen, jedenfalls muß genügend Zeit abgewartet werden, bevor etwa ein corrigierender Eingriff vorgenommen wird.

Gewöhnlich sehen wir das Genu valgum *im 14.—18. Lebensjahre als Belastungsdeformität* auftreten (manchmal mag noch eine Rachitis tarda mit im Spiele sein), wenn Lehrlinge in ihrem neuen Beruf lange stehen und laufen müssen. Daher auch der Name „Bäckerbein". Es besteht eben ein Mißverhältnis zwischen Belastung und Tragfähigkeit der Beine. Die Pat. ermüden leicht und klagen über Schmerzen. An den Knien bilden sich innen oft Scheuerstellen. Die Fehlstellung kann durch Beinauswärtsdrehen etwas verdeckt werden. Auch beim Beugen der Knie verschwindet das Bild des X-Beines. (Dies hängt mit der unregelmäßigen Formgestalt des inneren Gelenkknorrens des Femur zusammen.) Um den Grad des Leidens, den außen offenen Winkel zwischen Oberschenkelachse und Unterschenkel — der bis 170⁰ als normal gelten darf — näher festzustellen, müssen die Beine in *Streckstellung* bei genau nach vorne gerichteten Kniescheiben untersucht werden. — Manchmal finden wir ausgleichend eine leichte Supinationsstellung des Fußes. — Ruhe, Entlastung, gegebenenfalls Berufswechsel sind nötig. Wenn es sich nicht um ganz schwere Veränderungen handelt, so liegt der Scheitel der Biegung meist in der distalen Metaphyse des Oberschenkels. Hier wird gegebenenfalls eine keilförmige Osteotomie vom Orthopäden vorgenommen werden müssen (Röntgenbilder!).

Genu varum. O-Bein.

Neugeborene zeigen häufig einen geringen Grad von O-Beinen. Sehen wir von besonderen Ursachen (Knochenbruch, Entzündungen, Lähmungen usw.) ab, so ist die Deformität gewöhnlich rachitischen Ursprungs. Als Belastungsdeformität in der Pubertät steht aber bei weitem das X-Bein vor dem Genu varum. Am krummen Beine pflegt der Scheitel des innen offenen Winkels meistens am oberen Teil des Unterschenkels zu liegen. Die betreffenden Kinder ermüden leicht. Der Gang zeigt eine gewisse Unsicherheit, verbunden mit Watscheln. Oft findet sich ausgleichend ein Knickfuß. — Neben antirachitischer Behandlung ist Ruhe und Entlastung anzuordnen. Wie weit Nachtschienen und nach einer geraumen Zeit des Abwartens ein Redressement bei noch nachgiebigen Knochen oder eine Osteotomie (am oberen Teil der Tibia und Fibula — cave nervum peroneum!) angebracht ist, liegt in den Händen des Orthopäden. Wenn wir eine Verbiegung weiter unten am Unterschenkel, etwa in der unteren Hälfte feststellen, so liegt ein Crus varum vor. Da hier eine Verbiegung der Tibia nach vorne sich hinzugesellt, so spricht man auch von Säbelscheiden-Beinen. Das crus varum verlangt eine besonders sorgfältige Beachtung, da sonst sekundär am Fuße sich schwere statische Veränderungen im Sinne eines Knickplattfußes entwickeln können. Die Orthopäden pflegen im Frühstadium, wenn der Knochen noch weicher ist, die Verbiegung mit dem Osteoklasten auszugleichen. Später ist oft eine Osteotomie notwendig.

Genu recurvatum. Überstreckung des Unterschenkels. (Tibia recurvata.)

Der Unterschenkel bildet hier mit dem Oberschenkel einen vorne offenen Winkel, bei Überstreckung mit Subluxation der Tibia nach vorne. Die Deformität kann angeboren sein, zugleich mit anderen Mißbildungen; erworben im Wachstumsalter, ferner bei Kinderlähmung (Lähmung des vierköpfigen Muskels); ausgleichend auch bei starken Spitzfüßen; bei Hypotonie bei Tabes und auch bei tabischer Arthropathie usw. — Nun kann aber auch ein Genu recurvatum durch Abknickung des Schienbeines im obersten Teile nach vorne entstehen, z. B. bei Gipsverbänden in Überstreckung bei Brüchen. Wenn bei einer Beugecontractur im Knie mit Subluxationsstellung der Tibia nach hinten zur Korrektur der Unterschenkel ohne Distraction am langen Hebelarme, also hinten von der Ferse nach vorne gedrückt wird, so stemmt sich die Tibia an den Femurkondylen an. Besonders bei porotischen Knochen kann dann die Tibia am oberen Ende abgeknickt werden. — In der Adolescenz kommt es auch manchmal zu einer bajonettartigen Abknickung der Tibia am proximalen Ende nach vorne. Das Zustandekommen dieser Tibia recurvata ist noch unklar.

Gicht. Arthritis urica.

Die Gicht ist eine seltene Erkrankung geworden. Sie ist besonders in den mageren Kriegs- und Nachkriegsjahren — wichtig für die Diät der Gichtkranken! — erheblich in den Hintergrund getreten. Immerhin muß der Chirurg zur Unterscheidung von anderen Gelenkaffectionen mit ihr Bescheid wissen: Von Gicht werden fast nur Männer befallen, bei denen meist eine erbliche Anlage besteht. Klinisch stehen im Vordergrunde Gelenkerscheinungen: plötzliche, meist nachts einsetzende, heftige Schmerzanfälle vornehmlich im Großzehengrundgelenk. Es handelt sich hier um eine „aseptische" Entzündung, hervorgerufen durch Ausscheidung von harnsaurem Natron ins mesenchymale Gewebe. Meistens ist bei der Gicht der Harnsäuregehalt im Blute erhöht, über 4 mg-% im Blutserum. In manchen chronisch gewordenen Fällen sehen wir auch Verunstaltungen an den Händen, Füßen und Ohrmuscheln durch die charakteristischen Tophi (gr. tóphos = Tuffstein). Später können Erscheinungen einer Gichtniere hinzutreten. — Bei der Gicht mit ihrer krankhaften Harnsäureretention und dem gestörten Purinstoffwechsel pflegt man eine exogene Harnsäure, die von den Zellkernen der aufgenommenen Nahrung (besonders von Thymus, Leber, Nieren usw.) herrührt und eine endogene Harnsäure zu unterscheiden, die vom ständigen Verschleiß und Zerfall der Zellkerne im Körper stammt. Normalerweise finden sich im Blutserum nur 2—4 mg-% Harnsäure. Zum Begriff der Gicht gehört zu der vermehrten Blutharnsäure noch eine niedrige Harnsäureausscheidung. Denn bei einem gesteigerten Zellkernzerfall, z. B. bei Pneumonie, Leukämie, bestrahlten malignen Tumoren (K. H. Baur) finden wir auch oft die Blutharnsäure vermehrt.

Die Diagnose Gicht ist leicht und der Pat. stellt sie selbst, wenn schon Anfälle voraufgegangen sind, besonders an der großen Zehe, als dem bekannten Podagra (gr. poús, podós = Fuß, àgra = die gefangene Beute. Das Bild ist von der Jagd genommen, also schmerzhafte „Fußfalle"). Anders ist es, wenn es sich um einen ersten Anfall handelt, und die Localisation eine ungewöhnliche Stelle, z. B. am Kniegelenk oder Fußgelenk, Sehnen usw. ist. — Wichtig ist hier die einwandfreie Harnsäurebestimmung im Serum (über 4 mg-%), oder die prompte Wirkung von Novatophan (nur kurze Zeit geben!) und der Erfolg von Colchicin, von dem man jetzt weiß, daß es den Mitosevorgang im Zellkern hemmt. Die Klinik stellt die Diagnose Gicht, die Röntgenuntersuchung zeigt nur an, ob etwa schon eine Knochenveränderung besteht. Viele Anfälle von Podagra können bestanden haben, ohne daß eine Veränderung sich im Röntgenbilde findet. Ist die Gicht in ein chronisches Stadium übergegangen, so sieht man an den Fingern nicht selten große Gichtknoten, die durch die Haut schon durchschimmern. Brechen diese nach außen durch, so entleeren sich kreidige Massen der Harnsäure, die bekanntlich für Röntgenstrahlen durchlässig sind. (Dem spontanen Durchbruch kann man mit Auskratzen der Harnsäuremassen zuvorkommen!)

Im R. B. haben wir oft bei solchen großen Tophi einen normalen Skeletbefund. Es liegen dann die Harnsäuremassen mehr außen an den Gelenkkapseln usw. In anderen Fällen, wo die Ausscheidungen mehr den Knorpel und auch Knochen getroffen haben, sehen wir manchmal kleine kugelige, am Außenrande halbkreisförmige, ziemlich scharf begrenzte Aufhellungen an den Gelenkenden der Hände und Zehen. (An größeren Gelenken wie der Fußwurzel usw. zeigen sich gewöhnlich verwaschene und verschwommene Gelenklinien.) Bei einigen Pat. werden auch größere Zerstörungen an den Fingern usw. durch das R. B. festgestellt, die aber nicht gerade etwas Typisches an sich haben. Das R. B. zeigt, was etwa die „aseptisch-chemische" Entzündung am Knochen angerichtet hat, die Diagnose Gicht ist vorher von der Klinik gestellt. Podagra ist nach 1—2 Wochen oder etwas länger gewöhnlich verschwunden. So ging es auch einem Pat. regelmäßig in jedem Frühjahr. Dann blieben aber einmal in dem Fuße auffällig wochenlang immer noch gewisse Beschwerden. Siehe da, beim Röntgen zeigte sich ein deutlicher Sudeck. Also als Hoferscheinung bei einem „Herd" Podagra! Es bestand sonst keine andere Ursache für den Sudeck, der auch später verschwand. Behandlung der Gicht: Fleisch meiden, besonders den zellkernreichen Thymus, Leber, Niere, Hefepräparate usw., Lithium carbonicum enthaltende Wässer. Doch dies ist Sache des Internisten, der auch die Niere zu betreuen hat. (Eine interessante, 15 Jahre lange Beobachtung, wo bei einer Gicht (harnsauren Diathese?) die Gelenkerscheinungen erst zu allerletzt auftraten, findet sich im Chirurg 22, 1, 1951.)

Gigantismus s. Riesenwuchs.

Glomus-(Knäuel-)Tumor s. traumatische Epithelzyste.

Gonorrhoische Gelenkentzündung. Tripperrheumatismus.

Sie tritt — oder sagen wir wohl besser — trat als akute, mit Fieber verbundene, sehr schmerzhafte Gelenkentzündung auf, die gewöhnlich nur ein Gelenk (Knie, Hand oder Fuß) befiel. Ob als Empyem oder als Kapselphlegmone auftretend, zog sich das schmerzvolle Gelenkleiden oft lange hin, das nicht selten mit einer Ankylose endete. Doch genug, heutzutage wird eine Gonorrhoe gewöhnlich mit 1—2 Spritzen Penicillin in ganz kurzer Zeit geheilt, so daß Complicationen wie Gelenkentzündung, Nebenhodenentzündung usw. kaum mehr beobachtet werden.

Granulom s. auch Eosinophiles Granulom.

Granulom (Wurzelgranulom) s. bei Zahnentzündung.

Griselsche Krankheit. Arthritis des Atlas-Epistropheusgelenkes.
Von einer fieberhaften Rachenentzündung oder Pharynxphlegmone greift die Entzündung direkt auf dem Lymphwege auf das betreffende Gelenk über. Das oft recht ernsthafte Leiden betrifft vor allem Kinder, aber auch Erwachsene. Es fällt eine Schiefhaltung des Kopfes auf, dessen Drehbewegung später durch Ankylose aufgehoben ist. Das Bild erinnert an einen muskulären oder ostealen Schiefhals, auch an das (tuberkulöse) Malum suboccipitale.

Großzehengrundgelenk s. Hallux rigidus und valgus. Gicht.

Gutartige Geschwülste der Knochen und der Gelenkkapsel.
Lipome (außen am Knochen, manchmal Aufhellung im Muskelschatten). Fibrome, zentral im Kiefer (BRÜTT); zentral im Kreuzbein: große Geschwulst, den Mastdarm comprimierend, nach Entfernung keine Störung der Nerven, die offenbar im Laufe der Jahre ganz langsam beiseite gedrängt waren, Pat. nach 25 Jahren völlig gesund. Zeitschr. f. Nervenheilk. 117, 331 (1931). — Haemangiom, Kiefergeschwülste, Chondrom, Osteom, gutartiger Riesenzelltumor usw. (s. diese). — Geschwülste der Gelenkkapsel: Lipome, Fibrome, Haemangiome (Zentralbl. f. Chir. 78, 711, 1953). Chondromatose des Gelenkes und Synovialom (s. dieses).

Gutartige Riesenzellgeschwülste s. Riesenzellgeschwülste.

H

Habituelle Kieferverrenkung s. Kiefergelenk.

Habituelle Patellaluxation s. Kniescheibenverrenkung. (Der Schulter s. Schulter.)

Hackenfuß. Pes calcaneus. Pes calcaneus excavatus.
Das Gegenstück vom Spitzfuß ist der Hackenfuß, da hier der Zug der Wadenmuskulatur wegfällt. Die seltene Deformität kann angeboren oder erworben sein. Der Kranke tritt nur mit dem hinteren Teil der Hacke auf. Diese Fehlform kann (ohne wesentliche Fußknochenverschiebung) nur durch stärkste Dorsalflexion des Fußes zustande kommen (sursum flexus = aufwärts gebeugt). Oder es kommt zu einem Hackenfuß im engeren Sinne zum Hackenhohlfuß, wo bei Steilstellung des

Fersenbeines die erhaltene Sohlenmuskulatur durch Zug einen Hohlfuß hervorbringt. (Ähnlich dem früher künstlich erzeugten Fuß der Chinesinnen.) Ein Hakkenfuß kann auch entstehen, wenn beim spastischen Spitzfuß die Achillessehne nicht plastisch verlängert, sondern ganz durchtrennt wird.

Haemangiome, Blutgefäßgeschwülste des Knochens.

Knochenhaemangiome mit ihren endothel-ausgekleideten, verzweigten Hohlräumen sind klinisch selten. Wenn sie auch in einem jeden Knochen einmal vorkommen können, so werden sie verhältnismäßig häufiger am Wirbel und am Schädel beobachtet. Umschriebene Vortreibungen am Stirn- oder Scheitelbein (mit weinblattartiger Aufhellung im R. B.). deuten die Geschwulst an. Ein Fall auf diese gefäßreiche Stelle hat einige Male zu einer tödlichen Blutung geführt. An den Wirbeln kommt nach SCHMORL und JUNGHANNS das Haemangiom häufig (in gut 10% der obducierten Fälle!) vor, aber alle waren klinisch ohne Bedeutung! Sie wachsen offenbar sehr langsam oder stehen vielleicht gar im Wachstum manchmal still. Im Röntgenbilde können sie erst von einer bestimmten Größe an festgestellt werden. Sie sitzen vornehmlich in der unteren Brustwirbelsäule und den Lendenwirbeln, und zwar werden sie meist zufällig bei einer Gallenblasenaufnahme usw. entdeckt. Sie zeigen ein charakteristisches Bild: infolge Druckusuren ist der Knochen von unregelmäßigen, etwa linsengroßen Aufhellungen durchsetzt, mit einer auffälligen vertikalen Streifenbildung. An Zahl verringerte, aber verstärkte Knochenbälkchen stehen als kleine Säulchen auf der Grundplatte des Wirbels und gehen bis zur Deckplatte nach oben. Ist die Zerstörung stärker, so kann die Erkrankung auch auf den Bogen übergehen, dann ist die Zeichnung im Röntgenbilde meist großwabiger. Manchmal sind die Wirbel leicht aufgetrieben, so daß der betreffende Wirbelkörper gegenüber den Nachbarn größer erscheint.

Etwaige Einwirkungen auf das Rückenmark können die verschiedensten Grade erreichen: von mäßigen Kreuzschmerzen bis zur Querschnittslähmung (beim plötzlichen Zusammenbruch eines Wirbels) gibt es alle Übergänge. Hoffentlich wird immer vorher der comprimierende Tumor mit der gitterartigen Zeichnung im R. B. als Haemangiom festgestellt, damit man bei einer notwendig werdenden Operation auf eine starke Blutung gefaßt ist. Trotz einer solchen schweren, verantwortungsvollen und blutigen Operation sind doch eine Reihe Heilungen erzielt worden (manchmal auch mit Röntgenbestrahlung).

Haematoblastom, medulläres s. Myelome, multiple.

Haemoblastosen s. Lymphogranulomatose und Leukaemie.

Haemophilie s. Blutergelenk.

Haemolytischer Icterus s. bei Leukaemie und Knochenveränderungen.

Halbseitige multiple Chondromatose (Ollier) s. Chondrome, multiple.

Hallux malleus s. Hammerzehe.

Hallux rigidus (rigidus = starr, steif). **Hallux flexus** (flexus = gebeugt).

Allmählich zunehmende Einschränkung der Dorsalflexion der großen Zehe, so daß das Abwickeln des Fußes vom Boden immer schwieriger wird. Das Leiden fällt häufig in das weite Gebiet des „Plattfußes". Im R. B. finden sich die Zeichen der Arthrosis deformans des Grundgelenks. Etwas ausgleichend für das Abrollen des Fußes tritt eine Überstreckbarkeit des Endgliedes ein. In leichteren Fällen genügen manchmal orthopädische Maßnahmen, aber meistens kommt es doch zu einer völligen Versteifung des Grundgelenks der großen Zehe. Gewöhnlich wird dann die Brandessche Operation gemacht, die sich auch beim Hallux valgus bewährt hat. (Zwei Drittel des Grundgliedes werden entfernt.) Eine Verwechslung mit Gicht ist wohl kaum möglich.

Hallux valgus. Ballen oder Ballenzehe. (X-Großzehe; im Volksmunde auch „Frostballen").

Die große Zehe steht in Abduction. Das Köpfchen des ersten Mittelfußknochens tritt medial stark hervor. Von einem gewissen Grade der Abduction an wird die fehlerhafte Stellung durch Zug der Sehne des Extensor pollicis longus und brevis noch gesteigert. Die große Zehe kreuzt somit oft die nächsten Zehen. Die Deformität hängt immer mit einem Spreizfuß zusammen. Oft liegt eine Bindegewebsschwäche bei Senkfuß vor, die sich schon in der Pubertätszeit bemerkbar machen kann. Die Rückwärtsdrehung des Vorfußes in Supination besonders des ersten Metatarsus beim Senkfuß, der ja im Rückfuß in Pronation steht, bewirkt eine Abflachung des Längs- und Quergewölbes mit folgendem Spreizfuß (MAU). In einem Teil der Fälle spielt unzweckmäßiges Schuhwerk doch wohl eine ungünstige Rolle, jedenfalls für das Zustandekommen der schmerzhaften Schwielen mit entzündlichen Schleimbeutel usw. am Ballen, auf die sorgfältig zu achten ist, besonders, bevor man an eine etwaige Operation geht. (Abmeißelung der sog. Exostose usw.; Hohmannsche Operation, Brandessscher Eingriff: Abtragen der proximalen Zweidrittel des Grundgliedes — auch manchmal unschönerweise „Debasierung" genannt.)

Halsrippe.

Auf der Grenze zwischen Hals- und Brustwirbelsäule kommt als Varietät die Halsrippe vor. In über der Hälfte der Fälle tritt sie doppelseitig auf. Die Länge und Form der überzähligen Rippe ist sehr verschieden. Als kleiner Stummel kann sie mit dem Querfortsatz des 7. Halswirbels völlig verschmolzen sein. Oder sie ist mit dem Wirbel gelenkig verbunden und trifft vorne mit der 1. Rippe auch mit einem Gelenk zusammen. Ist die Rippe nur halblang, so kann diese als ein fibröser Strang zur 1. Rippe weiter ziehen. Eine solche Varietät kann zufällig beim Röntgen entdeckt werden und braucht keinerlei Erscheinungen zu machen. Aber in einem anderen Falle können starke Beschwerden auftreten, indem die überzählige Rippe auf den darüber laufenden Gefäßnervenstrang einen Druckreiz ausübt. Neuralgische Beschwerden, besonders im Gebiet des Nervus ulnaris, selten motorische Lähmungserscheinungen (nach WANKE besonders als unteres Plexussyndrom in Ch 8 und Th 1), oder Pulsunregelmäßigkeiten können die Pat. stark belästigen. Die Pat. geben oft an, daß bei ganz bestimmten Armhaltungen (Tragen einer schweren Aktentasche usw.) die Beschwerden auftreten. Ähnlich ist oft das Scalenus-Syndrom mit deutlichen Durchblutungsstörungen: Die Arteria subclavia wird dort, wo sie hinter dem derben Musculus scalenus anterior herum über die 1. Rippe verläuft, stranguliert. (WANKE hat hierüber besondere Erfahrungen gesammelt.) Manchmal ist eine Operation nötig. Da die Entfernung einer Halsrippe mit Periost ein sehr schwieriger Eingriff ist, so wird meistens lieber eine Resektion des M. scalenus anterior ausgeführt.

Halswirbelsäule.

Sie hat in der letzten Zeit in verschiedener Hinsicht an Bedeutung gewonnen. In ihrem unteren Bezirke, wo ein beweglicher Teil an die starrere Brustwirbelsäule stößt, finden wir auch, wie unten am Lendenteile, die meisten Abnutzungserscheinungen. Im Bereich des 5.—7. Halswirbels zeigt sich, nicht selten verhältnismäßig früh, eine Spondylosis deformans bzw. eine Osteochondrosis intervertebralis. Die betreffenden Zwischenwirbelscheiben werden schmäler, die anstoßenden Wirbelkörperflächen können sklerotisch werden und an den Rändern der Wirbelkörper sitzen die bekannten Zacken und vorspringenden Wülste. (Functionelle Röntgenuntersuchung der Halswirbelsäule nach JUNGHANNS!) Ein solcher Befund kommt häufig vor und braucht nicht die geringsten Beschwerden machen. In einem Teil der Fälle sehen wir jedoch Reizerscheinungen in den Nervenwurzelbahnen oder gar im Rückenmark auftreten. Wenn kein Tumor oder dergleichen vorliegt, so handelt es sich dann mit hoher Wahrscheinlichkeit um einen seitlichen oder gar mittleren Bandscheiben-Vorfall. Es spielt sich hier also dasselbe ab, wie unten zwischen unteren Lendenwirbeln und Kreuzbein, wo manche Ischias und Lumbago als Bandscheibenschaden entlarvt worden sind. Die Halswirbelsäule hat an Discusprolapsen bei weitem nicht den Anteil wie der untere Lendenteil, immerhin muß nach gründlicher neurologischer Untersuchung gelegentlich eine Operation erwogen werden, besonders bei den mittleren Vorfällen, wo das Rückenmark bedrängt wird. (Verschiebungen mit Verlagerungen der Zwischenwirbellöcher können auch einmal Reizungen an den Nervenwurzeln hervorbringen.)

Nun gibt es aber noch ein weites und noch umstrittenes Gebiet mit recht verschwommenen Grenzen, auf dem Veränderungen der Halswirbelsäule, manchmal auch in recht entfernten Gegenden, krankhafte Symptome, ja sogar organische Erscheinungen verursachen sollen. Dies geht ausstrahlend oder reflektorisch auf den weitverzweigten und alles umspinnenden sympathischen Nerven in Verbindung mit Rückenmarkshäuten, Liquor usw. vor sich. Wie weit hier manchmal Herzerscheinungen und vieles andere von der Halswirbelsäule her ausgelöst werden, das haben Interne und Neurologen zu entscheiden. Das Pendel der Meinungen schlägt allerdings hier noch sehr unruhig hin und her, und es wird wohl noch eine gute Zeit vergehen, bis die Grenzen der Möglichkeiten, Wahrscheinlichkeiten und tatsächlichen Beziehungen sicher abgesteckt sind. Der Chirurg muß aber diese Dinge kennen, die zum Teil in sein Gebiet hinübergreifen, wie z. B. bei der Periarthritis humero-scapularis. Hier, wo die Beschwerden, Druckpunkte und Bewegungseinschränkungen oft recht verschieden sind, wird manches mit der Halswirbelsäule ursächlich in Verbindung stehen. Aber der größte Teil wird doch wohl sicher durch direkte Einwirkungen wie Schulterdistorsionen usw. hervorgerufen.

Hammerzehe. Digitus malleus.

Von den Zehen wird gewöhnlich am meisten die 2. Zehe betroffen. (Die große Zehe als Hallux malleus ist sehr selten.) Die Grundglieder stehen in steiler Dorsalflexion, oft auch luxiert verschoben. Das Mittelglied ist gebeugt. Das Endglied steht in der gleichen Richtung wie das Mittelglied, oder etwas überstreckt. Wenn das Endglied gekrümmt in Beugung zur Mittelphalanx liegt, so ist diese Stellung wohl für den Ausdruck Krallen- oder Klauenzehen besonders passend, wenn hier auch im allgemeinen ein besonderer Unterschied zu den „Hammerzehen" nicht gemacht wird. Eine Neigung zu Hammerzehen kann angeboren sein. Zum Teil kann wohl unzweckmäßiges Schuhwerk (zu kurze Schuhe oder zu hoher Absatz!) die Fehlform verursachen, mindestens aber die Bildung schmerzhafter Schwielen und Schleimbeutel begünstigen und verschlimmern.

Der Hauptteil aller Hammerzehen ist aber die distale Auswirkung und Fortsetzung von einem Spreiz-Plattfuß oder Hohlfuß. Ist die Deformität noch locker, kann man also durch Druck von unten gegen die Köpfchen der mittleren Metatarsen etwa eine normale Stellung herstellen, so genügen einfache Maßnahmen. Bei fixierten Contracturen ist eine Operation nötig, gewöhnlich durch Kürzung des Grundgliedes: Die beiden Hälften der (in der Mitte gespaltenen) Strecksehne werden beiseite geschoben, dann trennt man von dem Grundgliede entweder die proximale oder distale Hälfte ab, und nach Raffung der Strecksehne wird die Wunde geschlossen. — Eine Zehenexartikulation ist nur selten begründet (bei Gelenkvereiterung usw.). Sonst ist sie aber nicht angebracht: wenn z. B. die 2. Zehe bei beginnendem Hallux valgus entfernt wird, so geht die große Zehe noch mehr in Abductionsstellung usw.

Hand-Schüller-Christian s. Schüller-Christian.

Handtuberculose. Tub. des Handgelenkes, der Mittelhand und Finger.

Eine Tuberkulose des eigentlichen Handgelenks finden wir im Kindesalter seltener, häufiger ist sie bei Erwachsenen zu beobachten. Wenn wir von einer tuberkulösen Erkrankung des Handgelenkes sprechen, so ist dies mehr ein allgemeiner Begriff, denn der Ursprungsherd, der Sitz und die Ausdehnung des Krankheitsprozesses ist oft recht verschieden. Die ersten Erscheinungen können sich entweder an der Epiphyse des Radius und der Ulna, an den Basen der Mittelhandknochen oder an den Handwurzelknochen zeigen und auf die nächstgelegenen Gelenkspalten übergehen; oder die Tub. tritt in der primär synovialen Form auf und greift dann weiter um sich. Die Hauptzahl der Erkrankungen beim Erwachsenen scheint aus dieser primär synovialen Form hervorzugehen. Meistens ist das klinische Bild nicht genauer umgrenzt: die ganze Handgelenkgegend ist diffus geschwollen und zeigt ein plumpes Aussehen. Die Hand wird in leichter Beugestellung gehalten und wird ängstlich vor jeder Bewegung bewahrt. Differential-diagnostisch kommen in Frage: die Kienböcksche Erkrankung des Mondbeines, chronischer Gelenkrheumatismus, die selten gewordene Arthritis gonorrhoica. Als gleichsam extraarticuläre Tub. kommen am Handgelenke nicht allzu selten tuberkulöse Hygrome vor. Tritt eine solche Sehnenscheidentub. an der Beugeseite der Hand auf, so wird dieses Hygrom durch das Ligamentum carpi volare in der Mitte taillenartig eingeschnürt. Das eigentliche Handgelenk ist aber bei dieser Erkrankung frei. — Neben einer guten Allgemeinbehandlung muß das Handgelenk in Dorsalflexion völlig ruhig gestellt werden. Der Verband muß aber die Grundgelenke der Finger frei lassen, damit die Finger frei bewegt werden können.

Was die Tub. der *Mittelhand* und der *Finger* betrifft, so erkrankt bei den kleinen Röhrenknochen, also den Mittelhandknochen und den Phalangen die Diaphyse, und zwar sehen wir diese Form der Tub., die sog. Spina ventosa (Winddorn), vornehmlich bei Kindern und hier nicht selten multipel auftreten. In den kleinen Röhrenknochen ist bis etwa zum 5. Lebensjahre der Schaft spongiös, und es besteht keine eigentliche Knochenmarkhöhle. Die Studien Lexers über die Arterienverteilung in den Knochen haben hier wertvolle Klärungen gebracht. Bei der Spina ventosa wird der kleine Knochen spindelförmig oder flaschenförmig aufgetrieben, wie wir das besonders schön auch im R. B. sehen. Der kranke Prozeß im Innern übt einen Reiz auf die Beinhaut aus, und eine Periostitis ossificans bildet eine stützende Hülse um den kranken Knochenteil. Greift das Leiden auf die Gelenke über, so können nach der Ausheilung oft arg verkürzte Finger nachbleiben. Bei Erwachsenen spielt sich der Prozeß mehr am Gelenkende ab. — Bei Kindern sind Enchondrome diagnostisch zu trennen, die aber keine auffällige Weichteilschwellung, wie bei der Tub. zeigen. Bei Erwachsenen kommt außer chronischem Gelenkrheumatismus und Gicht ein gutartiger Riesenzelltumor oder gar ein Sarkom in Frage. — Die von Jüngling beschriebene Ostitis tuberculosa multiplex cystica, bei der man im R. B. in den Phalangen verschiedene kleine cystische Aufhellungen sieht, müssen nach neueren Untersuchungen von der Tub. abgetrennt werden. Man muß wohl annehmen, daß es sich hier meistens um ein Böcksches Sarkoid handelt (s. auch Allgemeines unter Tuberkulose der Knochen usw.).

Heberdensche Knoten.

Es handelt sich um die End- und Mittelgelenke der Finger. (Die Daumen bleiben frei.) Zunächst treten unter Weichteilschwellungen Gelenkveränderungen mit geringen Knorpelusuren auf. Dann bilden sich manchmal, vom Gelenkrande ausgehend, knöcherne Wucherungen, die sogar den Gelenkspalt überbrücken und die zu Bewegungseinschränkungen mit beitragen können. Die hart sich anfühlenden Knötchen machen nur z. T. etwas Beschwerden. Offenbar liegt ein Prozeß vor, der als Arthrosis deformans anzusprechen ist. Hierauf deuten auch die feingeweblichen Untersuchungen von BROGSITTER. Die Heberdenschen Knoten können für sich alleine vorkommen. Der primär chronische Rheumatismus, bei dem destruierende Veränderungen, aber keine Knochenwucherungen an den Gelenken vorliegen, fällt manchmal mit den Knötchen nach HEBERDEN zusammen. Dies liegt wohl daran, daß beide Leiden ausgesprochen ältere Frauen befällt. Die Knötchen an den Fingern werden von Laien gerne als Gichtknoten angesprochen, sie haben aber mit Gicht nichts zu tun. — WILLIAM HEBERDEN lebte von 1710 bis 1801 in London. Als gediegener Kenner und glühender Verehrer des klassischen Altertums erhielt er in England auch den ehrenvollen Beinamen: „Ultimus Romanorum".

Hemicraniosis (unzweckmäßig und überflüssig) s. fibröse Knochendysplasie.

Hereditäre multiple Epiphysenstörungen s. Ribbing.

Hereditäre Osteo-onycho-dysplasie s. Turner Syndrom.

Herter-Heubner s. Sprue.

Hexenschuß s. Bandscheibenschaden.

Hochwüchsige s. Riesenwuchs.

Hodgkin s. Lymphogranulomatose.

Hohlfuß. Pes cavus. (Pes excavatus, arcuatus, cavo-varus usw. überflüssig.)

Der Fuß mit dem vermehrten, hohen Längsgewölbe findet sich oft zusammen mit anderen Fehlformen. Der reine (idiopathische) Hohlfuß ist im Fersenteil — ähnlich dem Klumpfuße — in Supination gedreht, während der Vorfuß aber proniert steht. Leichte Fälle stellen nur einen „hohen Spann" bzw. „Rist" dar. Schwerere Fälle z. B. bei Spina bifida oder spinalen Erkrankungen zeigen dabei die Zehen in einer auffälligen Krallenstellung (Fußabdruck!). Diese Klauenhohlfüße sind durch viele Druckstellen oft sehr schmerzhaft und erfordern ein besonderes Schuhwerk. Manchmal sind operative Eingriffe bei diesem z. T. erblichen Leiden nötig. Beim sog. Ballenfuß hängt, wenn er unbelastet ist, die Ballengegend mehr herab als die Kleinzehengegend. Beim Auftreten verschwindet diese Stellung.

Homoioplastische Verpflanzung mit durch Unterkühlung konserviertem Knochen.

Homoioplastische (auch heteroplastische) Knochentransplantationen sind in der einen oder anderen Art und mit wechselndem Erfolge schon vor langer Zeit gemacht worden. Aber eine neue Operationsmethode mit durch Tiefkühlung konservierten Knochen hat bei einer größeren Zahl von Kranken bei uns wohl zuerst BÜRKLE DE LA CAMP ausgeführt, der über seine Ergebnisse auf dem deutschen Chirurgenkongreß in München hierüber berichtet hat. Wegbereiter dieser Operationsart waren Erfahrungen, die die Techniker mit der Aufbewahrung von Lebensmitteln mit der Unterkühlung gemacht haben. — Von Amputationen stammender, geeigneter und keimfreier Knochen wird unter aller Sorgfalt aseptisch von Weichteilen befreit, grob hergerichtet und ohne Zutaten in sterilen Doppelgläsern im Unterkühlungsbehälter (am besten in der Unterkühlungstruhe) bei —27° aufbewahrt. Auf einer aseptischen Werkbank werden die Knochen zur Operation zweckentsprechend und passend hergerichtet. (Um störende Eiweißreaktionen zu vermeiden, wird nur Knochen verpflanzt, der schon 9 Tage tiefgekühlt aufbewahrt war. Über 6 Monate alter Knochen wird nicht mehr verwandt.)

Es werden Knochenspäne und Spongiosa gebraucht. Vor allem wird die neue Transplantationsmethode zur Beseitigung von Pseudarthrosen angewandt und zwar wird eine Spanverpflanzung etwa im Sinne von LEXER oder nach PHEMISTER

(Span wird seitlich in Beinhauttaschen an die nicht reseciente Pseudarthrosenstelle gelegt) ausgeführt. — Schädeldefekte werden homoioplastisch gedeckt, ausgeschabte Knochenzysten werden mit Spongiosa dicht ausgefüllt, auch sogar Höhlenbildungen bei chronischer Osteomyelitis unter Penicillinschutz und vieles andere mehr. Die Knocheneinheilungsdauer soll im allgemeinen nicht viel länger sein als bei der autoplastischen Transplantation. — Bezüglich der Knochenverpflanzung zur Überbrückung größerer Defecte äußert sich BÜRKLE DE LA CAMP etwas vorsichtig. Er möchte die Prognose aber auch hier nicht schlecht stellen, da er bei Pfannendachplastiken und der Operation der gewohnheitsmäßigen Schulterausrenkung nach EDEN und dem Schweden HYBINETTE festgestellt hat, daß der als Hemmschuh wirkende und in die Weichteile ragende Knochenteil, der ja keine Beinhaut trägt, gut eingeheilt war. — Als vorsichtiger Mann sagt BÜRKLE DE LA CAMP mit Recht, daß man natürlich die Endergebnisse erst abwarten muß. Aber nach den vielen schon ausgeführten Operationen kann man jetzt wohl schon sagen, daß die homoioplastische Verpflanzung des tiefgekühlt konservierten Knochens der autoplastischen wohl nicht nachstehen wird. — Die neue Methode hat aber den großen Vorteil, daß immer Material zur Verfügung steht, jedenfalls in einem solch großen Betrieb wie Bergmannsheil, und daß vor allem dem Patienten die Operation zur Knochenentnahme erspart bleibt. — GÜNTZ hat mit einem einfacheren Konservierungs-Verfahren: Aufbewahren des Knochens in Cialit (einem organisch gebundenen Quecksilberpräparat) gute Erfolge gehabt. Besonders für kleinere Betriebe ist dies wichtig. Die Zukunft muß lehren, welches Verfahren sicherer ist. — Den Ausdruck „Knochenbank" wird man wohl besser vermeiden. Der Laie und auch viele Ärzte verbinden hierzulande allerlei naheliegende aber unpassende Vorstellungen damit. Sie wissen nicht, daß die Blut- bzw. bonbank aus den USA stammt und daß das Wort als Vergleich mit einer *Geld*bank mit ihrem Soll und Haben — Nehmen und Spenden — gebraucht wird. — Ursprünglich war es bei der „Blutbank" folgendermaßen: Wenn jemand eine Blutspende erhielt, so hatte er auf der „Bank" ein Soll. Verwandte, Freunde usw. spendeten dann Blut, so daß es auf der „Bank" wieder ein Haben gab. Das Ersatzblutspenden war also völlig freiwillig. Genau genommen müßten also bei einer „Knochenbank" in analoger Weise und in ursprünglicher Bedeutung Anverwandte usw. freiwillig Knochenstücke spenden! — Dem Patienten gegenüber, der wohl oft von der Art der Operation unterrichtet werden muß, wird man wohl von einem künstlich aufbewahrten Knochen oder dergleichen sprechen.

„HOOD" s. Turner-Syndrom.

Hüfte, schnappende s. schnappende Hüfte.

Hüftgelenktuberkulose. Coxitis tuberculosa (s. auch Allgemeines unter Tuberkulose der Knochen).

Unter den chronisch-entzündlichen Erkrankungen der Hüfte ist die tuberkulöse Coxitis die häufigste und praktisch wichtigste. Wir sehen sie vornehmlich in der Wachstumsperiode; mit Vorliebe wird das 3.—12. Lebensjahr befallen. Nach dem 4. Dezennium ist sie sehr selten. Sie geht gewöhnlich von Herden des Schenkelkopfes oder der Beckenknochen im Pfannenbereiche aus, um in das Hüftgelenk überzugreifen. Bei den oft schweren Gelenkveränderungen, die die Tub. hervorbringt, wird das destruierte Femurende gegen den kranken Beckenknochen nach oben geschoben. Diesen Vorgang bezeichnet man als Pfannenwanderung, die eine wahre Verkürzung des Beines bedeutet. Eine Destructions-Luxation ist selten. (Eine Distensions-Luxation kommt eher bei einer Streptokokken-Coxitis usw. vor.) — Die Versteifung der Hüfte, mit der die Coxitis ausheilt, ist gewöhnlich eine fibröse Ankylose, nur bei ganz alten und wohl mischinfizierten Fällen sehen wir vom Oberschenkel- zum Beckenknochen durchgehende und überbrückende Knochenbälkchen, wie sonst eine Staphylokokken-Osteomyelitis mit knöcherner Ankylose ausheilt.

Die allerersten klinischen Symptome setzen bei der Coxitis tuberculosa im allgemeinen schleichend ein und zeigen anfangs nicht selten einen recht unbestimmten und launischen Charakter: Ein Kind klagt über Schmerzen in der Hüfte, ein Bein wird zeitweise geschont, das Kind hinkt etwas. In den nächsten Tagen und Wochen aber läuft und spielt das Kind ohne jegliche Beschwerden. Man nimmt nachträglich an, daß es sich damals um eine Übermüdung gehandelt hat. Nach einiger Zeit fängt das Kind jedoch wiederum von neuem an, über Beschwerden zu klagen und zu hinken. Jetzt sind die sicheren Anzeichen einer heraufziehenden Gefahr vorhanden. In den Anfangsstadien finden wir bei der näheren Untersuchung oft nur Wenig und Unbestimmtes. Zuerst pflegt gewöhnlich die Streckung des Beines, besonders die Überstreckung nach hinten, etwas eingeschränkt zu sein. Wir haben also die ersten Erscheinungen einer beginnenden Flexionscontractur vor uns. Die Prüfung erfolgt am besten bei dem auf dem Bauch liegenden Pat.: wir beobachten dann, wenn wir das Bein nach hinten strecken lassen, daß auf der kranken Seite das Becken sich eher von der Unterlage abhebt, als auf der gesunden. Ähnlich lassen sich auch häufig die ersten Symptome einer beginnenden Adductions-contractur feststellen. Ganz besonders ist noch auf den angegebenen Knieschmerz zu achten, der gewöhnlich in die vordere und innere Gegend des Kniegelenks verlegt wird. Dieser Knieschmerz ist oft das einzige Anfangssymptom des Hüft-leidens. Dieses Fernsymptom wird nicht selten verkannt. Eine Röntgenunter-suchung bringt uns leider in den Anfangsstadien der Coxitis nicht viel weiter in der Diagnose. In der Beurteilung einer Aufnahme vom jugendlichen Hüftgelenk sei man sehr vorsichtig und man mache vor allem Vergleichsbilder von der gesunden Seite.

Im weiteren Verlauf der Krankheit nehmen Beschwerden und Hinken zu, und es kommt gewöhnlich sehr bald zu den charakteristischen Contracturstellungen. Manche Pat. werden bald bettlägerig, und wir sehen dann die *Fixation der Hüfte in Flexion, Adduction* und auch Innenrotation. Die Contracturstellung in Flexion und Adduction muß einem in Fleisch und Blut übergegangen sein, wenn man die Coxitis tuberculosa richtig verstehen will. Liegt der Kranke mit einer Versteifung der Hüfte in Flexionsstellung im Bett, so müßte der Oberschenkel frei über die Unterlage in Beugestellung gehalten werden, falls das Becken seine gewöhnliche Lage innehalten sollte. Da das Bein aber in dieser Stellung nicht lange gehalten werden kann, so senkt es sich nach unten und nimmt hierbei das Becken mit. Bei dieser Beckendrehung entfernt sich das Kreuzbein von der Unterlage, wodurch eine Lordose der Lendenwirbelsäule erzeugt wird: der Patient liegt mit hohlem Kreuz. Dies verschwindet wieder, wenn wir das kranke Bein anheben. Auch durch den Thomasschen Handgriff können wir das Becken wieder in seine natürliche Lage zurückzwingen: durch energische Beugung des gesunden Beines in der Hüfte wird das Kreuzbein durch Drehung des Beckens wieder mit der Unterlage in Berührung gebracht und es hebt sich das in der Hüfte fixierte kranke Bein in die Höhe; so kommt die vorher im Liegen verdeckte Beugestellung der kranken Seite deutlich zur Anschauung. — Wenn bei der Adductionscontractur das Becken seine normale Lage beim Liegen innehalten soll, so müßte das krankhaft in Adduction fixierte Bein kreuzend über das gesunde Bein gelegt werden. Da dies eine sehr unbequeme Haltung ist, so sucht der Pat. die Beine parallel nebeneinander zu legen. Das kann aber nur dadurch erreicht werden, daß die kranke Beckenseite gehoben wird. Wir sehen dann, wie die Spina iliaca anterior superior auf der kranken Seite höher steht als auf der gesunden. Es erscheint das kranke Bein verkürzt. Durch Messen der Beinlängen können wir feststellen, daß es sich in der Tat nur um eine scheinbare Verkürzung des Beines handelt. (Zu dieser scheinbaren Verkürzung kommt es bei einer schweren Pfannenwanderung natürlich noch zu einer wahren Verkürzung des Beines. Ist letzteres der Fall, so steht der Trochanter oberhalb der Roser-Nélatonschen Linie.)

Gewöhnlich findet sich bei den Kranken auch ein Klopf- und Stoßschmerz in der Hüfte. Es bilden sich druckempfindliche Schwellungen in der Hüftgegend, kalte Abszesse führen nicht selten zu Fistelbildungen. Zu all dem kommt eine Abmagerung des betreffenden Beines. Im R. B. können wir die zunehmende Zerstörung in der Hüftgegend verfolgen. — Zur Unterscheidung kommen vor allem die Perthessche Erkrankung und die Coxa vara in Frage. Bei dem Vorliegen einer Psoas-Contractur kann das betreffende Bein im Bett nicht gestreckt werden, wohl kann es aber schmerzlos weiter gebeugt werden, was also gegen eine Erkrankung des Hüftgelenkes spricht. Beim Erwachsenen wird es meist leicht sein, eine Arthrosis deformans (auch manchmal Malum coxae sensile bzw praesenile genannt) oder tabische Arthropathie von einer veralteten Coxitis tub. zu trennen. Was die locale Behandlung angeht, so muß der Orthopäde entscheiden, ob man die vorhandenen Contracturstellungen mit einer vorsichtigen Extension ausgleichen will, ob Gipsverbände anzulegen sind, oder ob später ein entlastender Gehgipsverband getragen werden soll usw. Wenn trotz aller Bemühungen die Hüfttuberkulose in einer Flexions- und Adductionsstellung ausgeheilt ist, so kann später diese Stellung durch eine subtrochantäre Osteotomie verbessert werden. Daß die Allgemeinbehandlung in keiner Weise vernachlässigt werden darf, ist oberstes Gesetz, wie bei jeder anderen Tuberkulose.

Hüftkopfnekrose s. Perthes oder Knochennekrosen.

Hüftverrenkung, angeborene s. Luxatio coxae congenita.

Hühnerbrust. Pectus carinatum.

Der rachitische weiche Brustkorb ist seitlich abgeflacht, während das Brustbein kielartig nach vorne vorspringt. Unten ist der Rippenbogen etwas nach vorne umgebogen. Zum Teil wird als Ursache der Zug des Zwerchfelles am nachgiebigen Brustkorb angenommen. Da die seitliche Abflachung aber höher sitzt, nehmen andere an, daß der äußere Luftdruck wirkt, weil die kleinen rachitischen Kinder die Bauchatmung bevorzugen ?

Hungerosteomalacie s. Hungerosteopathie und Osteomalacie.

Hungerosteopathie. (Hungerosteomalacie.)

In den kargen Zeiten am Ende des ersten Weltkrieges wurden in einigen Gegenden Deutschlands und Österreichs bei jungen Leuten — meist um die Pubertätszeit herum — Skeletveränderungen beobachtet, die einer Rachitis (tarda) sehr ähnelten. Bei allgemeiner Abgeschlagenheit und Müdigkeit wurde über Knochenschmerzen geklagt. Besonders wurden die Beschwerden in die Kniegegenden verlegt. Der Gang war z. T. unsicher und taumelig. Dem Alter entsprechend wurden im R. B. bei einer gewissen Osteoporose eine breite unregelmäßige Epiphysenplatte (mit manchmal sog. Jahresringen schaftwärts) beobachtet. Unvollständige quere Aufhellungslinien und auch Infractionen wurden im oberen Teil der Tibia festgestellt. FROMME hat in 20% der Fälle dazu noch einen Schlatter gesehen. Im allgemeinen waren die Fälle nicht allzu schwer und liefen bei guter Allgemeinbehandlung und vitaminreicher Kost bald gut aus. Immerhin gab es auch Schwerkranke, die bettlägerig wurden usw. Der Mineralstoffwechsel war meistens nicht gestört. — Offenbar handelte es sich bei den Hungerosteopathien in jener entbehrungsreichen Zeit um irgend eine Ernährungsstörung. Wie weit hormonale Dinge (von der Schilddrüse her usw.) mit hineinspielten, konnte nicht geklärt werden. Es liegt sehr wahrscheinlich eine verschieden abgestufte Combination einer Osteomalacie mit einer Osteoporose (s. diese) vor, wie sie in manchen armen Gegenden Indiens vorkommt.

Hyperostosis corticalis infantilis s. Caffey.

Hyperostosis cranii interna. Innere Gehirnschädelverdickungen.

Es handelt sich um höckerige oder mehr flächenhafte Verdickungen der Tabula interna der Stirn- und Scheitelbeine, und zwar meist bei Frauen im Klimakterium. Hormonale Einflüsse, vornehmlich von der Hypophyse her, sollen manchmal vorliegen. Bei Fettsucht und Diabetes kommen die Schädelverdickungen angeblich etwas häufiger vor. Sie verursachen manchmal Stirnkopfschmerzen und verschiedene Nervenerscheinungen. Sehr oft sind sie auch symptomlos.

Hyperparathyreoidismus s. Ostitis fibrosa gen. und „renale Rachitis".

Hypophyse s. Akromegalie. Cushing. Zwergwuchs.

Hypothyreose s. Kretinismus.

J.

Jaffé s. Fibröse Knochendysplasie.

Infantiler Gigantismus s. unter Riesenwuchs.

Infantiler Skorbut s. Möller-Barlow.

Infantilismus.

Ein Kind wird normalgroß geboren. Aber beim weiteren Wachstume bleibt es zurück (bei Hypogenitalismus). Ebenso ist es mit der geistigen Entwicklung. Die Ursachen des infantilen Minder- oder Zwergwuchses (s. diesen) sind recht verschieden.

Intestinaler Infantilismus s. Sprue.

Jünglingsche Knochenveränderungen s. Boeck.

Jugendliche Knochenzysten s. solitäre Knochenzysten Jugendlicher.

Juvenile Kyphose s. Adolescenten Kyphose.

K.

Kahlersche Krankheit (überflüssig) s. Myelome.

Kahnbeinnekrose s. Köhler I.

Kalkgicht. Calcinosis interstitialis circumscripta.

Das Leiden ist begrenzt und findet sich besonders bei alten Frauen an den Fingern (auch mit Akrozyanose). Kalkgicht hat weder mit der echten Gicht noch mit dem Gelenk etwas zu tun. In der Umgegend der Fingergelenke werden gewöhnlich Häufchen von punktförmigen, körnigen, dichten Schatten im R. B. gefunden. (Seltener in den Beugern und Streckern der Hand oder an anderen Stellen.)

Kapselphlegmone s. Gelenkentzündungen.

Karzinome und Sarkome der Kiefer s. Kiefergeschwülste, bösartige.

Kaschin-Becksche Krankheit.

Über die in Rußland und der Mandschurei endemisch vorkommende Gelenkerkrankung ist wenig bekannt; sie scheint zum Teil dem primär chronischen Rheumatismus zu ähneln. Sie beginnt schon in der Jugend an den Händen und geht dann langsam in andere Gelenke über. Nach Ansicht einiger Autoren soll es sich um eine Avitaminose handeln. Andere nehmen hormonale Störungen an usw. — Die Veränderungen an den Gelenkenden lassen auch an eine angeborene enchondrale Verknöcherungsstörung der Epiphysen (und kurzen Knochen) denken.

Kausalgie (gr. kaūsis = Brennen, Verbrennen).

Bei manchen Schußverletzungen der Nerven und Gefäße an den Gliedmaßen tritt ein heftiger brennender Schmerz in der Peripherie von Arm und Bein auf.

Es besteht nur immer eine teilweise Schädigung des Nerven. Besonders tritt das Symptom bei einer Verletzung des N. medianus und tibialis auf. Das brennende Gefühl, das die Pat. sehr peinigt, wird durch äußere Einflüsse, durch leichtes Berühren mit trockenem Finger oder andere störende Einflüsse sofort ausgelöst. Charakteristisch ist, daß die Pat. zur Linderung ihrer Beschwerden einen naß-kalten Stofflappen um das Glied legen. Der Schmerz ist diffus und ist nicht auf das Ausbreitungsgebiet eines spinalen Nerven beschränkt. Hinzu gesellen sich trophoneurotische Störungen; es bestehen nahe Beziehungen zum Sudeckschen Syndrome. Alles deutet darauf hin, daß bei diesen unangenehmen Schmerz-symptomen sympathische Nerven die führende Rolle spielen. Wenn einfache Maß-nahmen bei der Behandlung nicht zum Ziele führen, so werden Iniectionsangriffe auf das Gangliom stellatum bzw. auf den lumbalen Grenzstrang vorgenommen.

Kiefergelenk. Kieferveränderungen.

Das vorstehende Kinn, Progenie (gr. pró = vor, géneion = Kinn), kommt familiär, angeboren und erworben vor. Vielfach ist das Bild nur vorgetäuscht, z. B. durch Atrophie des Oberkiefers im Alter usw. Bei schweren Fällen kann durch Osteotomie des aufsteigenden Unterkieferastes das Aussehen des Pat. und die Kaufunktion gebessert werden. Zur Freilegung des Operationsgebietes wird die retroauriculäre Methode von Axhausen (von hinten Durchtrennung der Ohr-muschel) und Verziehung derselben nach vorn) benutzt; hierbei ist der Nervus facialis weniger in Gefahr (Progenie und schiefer Biß, s. Bruns Beiträge 163, 177, 1936). — Opisthogenie (gr. ópisthen = hinten) oder auch Mikrogenie stellt eine Verkümmerung und Kleinheit des Unterkiefers mit Zurücktreten des Kinns „Vogelgesicht") dar. Sie ist angeboren oder erworben. Therapie: z. B. Verlänge-rung nach treppenförmiger Durchtrennung der Mandibula (gegebenenfalls mit Knochenvorpflanzung nach Axhausen); bei einer Kieferankylose ist natürlich auch noch eine Arthroplastik nötig. Zu allen solchen chirurgischen Eingriffen, von denen nur einiges angedeutet worden ist, gehört natürlich immer eine Beratung und eine innige Zusammenarbeit mit einem auf diesem Gebiete erfahrenen Zahn-arzt, wenn die Fälle nicht in einer Kieferklinik behandelt werden. Statt Progenie usw. wird auch Prognathie gebraucht. Gnáthos heißt Kiefer. Gewöhnlich wird darunter der Unterkiefer verstanden. Es gibt hier aber Ungenauigkeiten. Wenn man von einer Oberkiefer-Prognathie spricht oder wenn Henschen bei der echten Progenie hinzusetzt: durch Makrognathia mandibularis vera (Chirurg 1, 56, 1928), so können keine Mißverständnisse aufkommen.

Eine Erkrankung des Kiefergelenkes, besonders entzündlicher Art, ist selten. Eine gonorrhoische Arthritis oder eine fortgeleitete Osteomyelitis wird bei der heutigen frühzeitigen Behandlung mit Penicillin usw. wohl noch seltener werden. Kieferklemme verschiedenen Grades werden häufiger durch weiterwandernde Schwellungen, die von einer Periodontitis oder Parulis ausgehen, verursacht (auch z. B. ein erschwerter Durchbruch eines Weisheitszahnes mit entzündeter Schleim-hauttasche). — Trismus (gr. trímos = knirschen) kann als klonischer oder tonischer Krampf der Kaumuskeln bei Meningitis, Epilepsie usw. auftreten. Vor allem aber als brettharte Spannung der Masseteren bei Tetanus als erstes Symptom, das manchmal nicht gleich richtig gedeutet wird. — Wenn bei habitueller Luxation, Subluxation oder „Kieferknacken" orthopädische Maßnahmen nicht ausreichen, so hat sich die chirurgische Methode von Konjetzny am besten bewährt: nach Freilegung des Gelenkes wird der Discus hinten und median abgetrennt und dann nach unten und vorne so verlagert, daß ein Hemmnis gegen ein Wieder-ausrenken geschaffen wird. — Eine Arthrosis deformans des Kiefergelenkes kommt selten vor.

Kiefergeschwülste, bösartige.

Sie kommen mehr im Oberkiefer vor. Sie zeigen eine Auftreibung oder Verdickung des Kiefers mit begleitenden Weichteilschwellungen, oft starke Neuralgien im Gegensatz zu den gutartigen Tumoren, Knochenzerstörung mit unregelmäßig begrenzten Aufhellungen des Röntgenbildes, Einbruch in Höhlen mit Verdrängungserscheinungen, z. B. des Auges (Doppelsehen) usw. Bei indolenten Pat. findet sich auch das traurige Bild schwerer Ulceration und Verjauchung des Tumors. — Die eigentlichen, vom Knochen-Bindegewebe ausgehenden Geschwülste, also die Sarkome befallen das jugendliche und mittlere Alter. Entstehen sie im Innern des Knochens, so können sie seine Wände ganz erheblich aufblähen. Wenn sie vom Periost ausgehen, so· legen sich auf die Knochenaußenwand gewöhnlich flache, tastbare Hügel; solche Verdickungen sind besonders ernst zu nehmen, denn bei der schlechten Prognose der malignen Tumoren kommt alles darauf an, daß die Diagnose frühzeitig gestellt wird, zu der natürlich auch die Untersuchung einer Probeexcision gehört. Die Sarkome kommen als die verschiedensten Spielarten, als Fibro-Myxo-usw.-Sarkome vor. Regionäre Lymphknoten erkranken verhältnismäßig weniger, auch Lymphmetastasen treten meist später auf. Vom Periost der Kieferhöhle ausgehende Geschwülste, die oft spät entdeckt werden, werden als besonders bösartig angesehen.

Die Karzinome, die etwas häufiger als Sarkome vorkommen, sind von der Schleimhaut der Mundhöhle, der Kieferhöhle usw. ausgehende, auf den Knochen übergreifende, also sekundäre Knochentumoren. Bei diesen, aus Plattenepithelien bestehenden Wucherungen sieht man meist Lymphknoten- und Fernmetastasen früher als bei den Sarkomen auftreten. Im übrigen ist der Verlauf ähnlich dem der Sarkome. Nach möglichst frühzeitiger Erkennung ist gründliches und rücksichtloses chirurgisches Vorgehen mit etwaiger Nachbestrahlung die Therapie dieses sehr ernsten Leidens. — Im Knochen selbst entstandene Karzinome, besonders des Unterkiefers, sind sehr selten. Sie sollen von versprengten Epithelkeimen oder vom Epithel der Kieferzysten ausgehen. Hier sind noch die Zylindrome der Schleimdrüsen zu erwähnen, die an der Lippe oder Zunge vorkommen, die aber als Gaumen-Zylindrome eine besondere Bedeutung gewinnen. Diese enthalten oft auch Knochenbildungen und Knorpel, wohl als Störung beim fetalen Schluß der Gaumenspalte aufzufassen (Coenen). Wenn die Schleimdrüsen, bei der Entwicklung auf einer niederen Stufe stehen geblieben, weniger differenciert sind, so ist die Neigung zur Entgleisung groß. Die Gaumenschleimdrüsen-Zylindrome sind daher häufig maligne, zerstören den Knochen, fressen weiter, wie die von der Schleimhaut ausgehenden Karzinome.

Kiefergeschwülste, gutartige.

Am Kiefer, insbesondere am Unterkiefer, kommen zahlreiche Geschwülste vor. Es sind nicht nur Tumoren, die auch sonst an den Knochen vorkommen wie Enchondrome, Osteome, Fibrome, gutartige Riesenzellgeschwülste (dazu bösartige Tumoren) usw., sondern auch odontogene Neubildungen, die vom Zahn oder der Zahnanlage ausgehen.

Zu echten Neubildungen rechnet man die *follikulären Zysten*. Sie sind viel seltener als die radiculären Z. und treten vornehmlich bei Jugendlichen auf. Es handelt sich um eine krankhafte Veränderung des Zahnfollikels, um eine Störung im Entwicklungsgange des bleibenden Zahnes. Die Tumorbildung geht etwas verschieden vor sich, je nachdem, ob die Störung auf einer früheren oder späteren Stufe der Entwicklung einsetzt. Ist letzteres der Fall, so finden sich am Boden der Zyste retinierte oder überzählige Zähne, Kronenteile usw. Im Röntgenbilde sehen diese Zähne oder Rudimente gewissermaßen mit dem Kopfe in die Zyste hinein, während bei den radiculären Zysten die Wurzelspitzen in dieselbe hineinragen. Die follikulären Zysten können, ohne viel Beschwerden zu machen, den Kiefer stark aufblähen, so daß die Wand papierdünn wird. —

Die seltenen *Odontome* sind solide, meist harte Geschwulstbildungen, die aus einer kranken Zahnanlage hervorgehen, und zwar besonders aus dem mesenchymalen Anteile. Sie enthalten somit Dentin, Zement oder auch Schmelz (meist sehr intensiver Schatten im R. B.). Die meist harten Geschwülste sitzen in einem scharf umschriebenen Nest des Kiefers; darüber fehlt gewöhnlich am Alveolarfortsatze ein Zahn. Man spricht von einem anhängenden Odontom, wenn es als Anhängsel an einem Zahne sitzt (gegebenenfalls Schwierigkeiten bei der Extraction!). Sonst ist das Odontom „selbständig".

Die interessantesten odontogenen Tumoren sind wohl die *Adamantinome*. Diese Schmelzgeschwülste enthalten keinen Schmelz. Aber bei der feingeweblichen Untersuchung finden sich bei diesen Adenomen solche Bilder, wie sie im *Schmelzorgan* zu sehen sind (Zylinder- und Sternzellen). Dies frühe Entwicklungsstadium der Zahnanlage stammt vom Ektoderm, während der übrige Zahnanteil vom Mesoderm herkommt. Die sehr langsam wachsenden Geschwülste treten gewöhnlich zwischen dem 20. und 30. Lebensjahre auf. Der eigentliche Wachstumsbeginn liegt natürlich früher (wahrscheinlich zur Zeit der Dentition). Sie kommen häufiger im Unterkiefer vor, und zwar gerne im Bereich des Weisheitszahnes. Sie nehmen langsam an Größe zu, meist in zystischer Form auftretend, wie sie auch im R. B. mehrkammerige Aufhellungen zeigen. Sie blähen den Kiefer auf und bringen den Knochen durch expansives Wachstum zum Schwund. Sie sind durchaus gutartig, wenn auch nach Operationen Recidive auftreten. Im mikroskopischen Bilde zeigen die Epithelschläuche und Hohlräume eine Auskleidung außen mit hohen Zylinderzellen; innen finden sich Sternzellen. Es kommt im Innern zum Zerfall und zur Quellung und somit zu immer weiterer Ausdehnung der Zysten. Da die Geschwülste ohne Beschwerden heranwachsen, so kommen die Pat. meistens erst wegen der Gesichtsentstellung. Bei jüngeren kleineren Geschwülsten genügt gewöhnlich eine energische Auskratzung. (Ein über 40 Jahre beobachtetes Adamantinom findet sich im Zbl. f. Chir. 67, 84, 1951.) Eine Entartung beim epithelialen Anteile der Geschwulst ist schwer festzustellen, kommt aber auch äußerst selten vor. Sicher ist eine Entgleisung nachzuweisen, wenn das Stroma der Geschwulst entartet, wenn es also zu einem Sarkome kommt. Hier bringt HELLNER in seinem bekannten Werke über die Knochengeschwülste einen anschaulichen Beitrag. Nach einer ausgiebigen Unterkiefer-Resektion war im Verlauf von 10 Jahren kein Recidiv aufgetreten. — Solide Teile eines Adamantinoms sind wohl mehr als Frühstadien der Geschwulst aufzufassen, denn histologisch findet sich grundsätzlich kein Unterschied zum zystischen Anteile (s. auch radiculäre Zysten bei „Zahn- und Kieferentzündungen").

Kienböcksche Krankheit s. Mondbeinnekrose.

Kinderlähmung s. Poliomyelitis.

Kleinwuchs = Minderwuchs s. Zwergwuchs.

Klippel-Feil. Angeborener Kurzhals.

Es besteht eine congenitale Synostose von Halswirbeln, manchmal vom 2. bis 7. Halswirbel. Gelegentlich sind auch noch die obersten Brustwirbel und Halsrippen damit verwachsen. Der Kopf erscheint wie von oben in den Brustkorb hineingestaucht. Die Nackenhaarlinie liegt sehr tief. Die Beweglichkeit des Halses ist stark eingeschränkt. Die Öffnung des Mundes ist behindert. Gewöhnlich bestehen noch andere Mißbildungen: Schulterblatthochstand (s. diesen), Kyphoskoliose, Dermoid des Kleinhirnes usw. Die Störung beginnt wahrscheinlich im embryonalen Anfangsstadium der Segmentteilung der Wirbelsäule.

Klumphand s. Mißbildungen.

Klumpfuß. Pes varus. Pes equino-varus.

Von den Fehlformen des Fußskeletes ist neben dem Knick-Plattfuß der Klumpfuß praktisch am wichtigsten. Der Pes varus ist angeboren oder erworben. Der äußere Fußrand ist auswärts gesenkt (bzw. wird beim Auftreten belastet), während der innere Rand gehoben ist. Neben dieser Supinationsstellung ist der Vorfuß adduciert, und häufig kommt noch eine Spitzfußstellung hinzu. In der Fußsohlenhöhlung sind die Weichteile geschrumpft, insbesondere die Fascia plantaris. Die Sehnen usw. an der Konvexität sind gedehnt. Es liegen viele und verwickelte Muskel- und Bänderveränderungen vor. Vornehmlich fällt die magere Wadenmuskulatur auf („Streichholzbeine"). Manchmal zeigt auch der Unterschenkel eine Innendrehung. Wir finden unter den Pat. Andeutungen einer Klumpfußstellung bis zu den schwersten Verformungen, die besonders durch Veränderungen und Verschiebungen des Fersen-, Sprung- und Schiffbeines bedingt sind. Für die Orthopädie ist der *angeborene* Klumpfuß am wichtigsten. MAU, der sich mit allen Fragen dieses Gebietes besonders eingehend beschäftigt hat, hat errechnet, daß fast genau doppelt so viel Knaben betroffen sind, als Mädchen. Gut die Hälfte der Fälle ist doppelseitig. Einige wenige Fälle entstehen wohl durch eine Zwangslage usw. in der Gebärmutter. Im wesentlichen ist aber das Leiden endogen entstanden, so wie es auch aus den Untersuchungen von MAU hervorgeht, der an einem Modell über die Unterschenkeldrehung in der Ontogenese (im 2. Fetalmonat) zeigt, daß es sich offenbar um eine Hemmungsbildung handelt. Die Prognose ist beim angeborenen Klumpfuß gut, wenn möglichst früh das Klumpfüßchen umgeformt, geschient wird usw. Das wichtigste aber in der Behandlung ist, daß der Patient bzw. die Eltern sich der ständigen und langdauernden Kontrolle des Orthopäden nicht entziehen, denn der Klumpfuß hat, besonders in der Wachstumszeit, *die sehr starke Neigung, immer wieder in die alte Fehlform zurückzufallen.* Bei sehr starker Schrumpfung der Weichteile usw. sind manchmal operative Hilfen nötig.

Erworbene Klumpfüße haben die verschiedensten Ursachen. Neben Verletzungen, Osteomyelitis sind die Ursachen meistens neurogener Natur: Spina bifida, Nervenschußverletzung und besonders die Kinderlähmung (Paralyse der Peronei). — Eine mäßige ausgleichende Klumpfußstellung sehen wir bei X-Beinen. — Bei nicht sorgfältiger Pflege eines sehr langen Krankenlagers kann die Schwere der Bettdecke allein schon eine Klumpfuß- oder Spitzfußstellung hervorbringen. — In ganz schweren Fällen ist bei Erwachsenen die Deformität so hochgradig, daß die Pat. mit dem Fußrücken auftreten, mit nach hinten gerichteter Fußsohle. Gegebenenfalls operativer Eingriff. — Gelegentlich gibt es auch einen hysterischen Pes equinovarus!

Knickfuß s. Plattfuß.

Kniegelenktuberkulose. Gonitis tuberculosa. (S. auch über Allgemeines bei Tuberkulose der Knochen und Gelenke.)

Neben dem Hüftgelenke wird das Knie am häufigsten von der Tuberkulose befallen. Wie bei der Coxitis, so erkrankt auch gern das jugendliche Gelenk; den größten Teil der Fälle beobachten wir in den ersten 2 Decennien. Doch kommt die Kniegelenktuberkulose auch in späteren Jahren, ja auch im höchsten Alter — also ganz im Gegensatz zur Coxitis — gar nicht so selten vor. — Den örtlichen Beginn des tuberkulösen Prozesses haben wir scheinbar ebenso häufig im Knochen wie in der Gelenkhaut zu suchen. Bei den primär ossalen Fällen liegt der Anfangsherd in den Kondylen des Femur oder der Tibia, selten in der Patella. Bei einer primär synovialen Gonitis geht die Erkrankung meist bald auf den Knochen über, vor allem an den Kapselansatzstellen, wie wir dies häufig im R. B. deutlich an scharfrandigen ausgenagten Stellen seitlich an den Kondylen-Ecken sehen. Gewöhnlich pflegt man bei der Kniegelenktuberkulose einen Hydrops tuberculosus, einen Fungus genus und den kalten Gelenkabsceß zu unterscheiden. Es gibt aber alle Übergange in dieser mehr schulmäßigen Einteilung. Den Gliedschwamm, Fungus mit mehr oder weniger serofibrinösem oder eitrigem Gelenkinhalte sehen wir am meisten. Wir beobachten auch häufig, daß die umliegenden Weichteile in Mitleidenschaft gezogen werden. Es zeigt sich ein Oedem des paraarticulären Bindegewebes; die mit dem Gelenk in Verbindung stehenden Schleimbeutel erkranken; kalte Abscesse treten auf; Senkungen, nach hinten bis zur Wade gehend, sind häufig, ebenso Fistelbildungen.

Ein leicht erkennbares klinisches Bild ist der Fungus genus: Wir finden das Knie des Pat. unförmig, kugelartig geschwollen; die plumpe Gelenkschwellung fühlt sich mehr oder weniger polsterartig an, und wir fühlen im Gegensatz zur gesunden Seite, daß die Hauttemperatur erhöht ist. Ist Ober- und Unterschenkel abgemagert, so tritt die Spindelform des Gelenkes um so deutlicher hervor; und da die Haut meist ein bleiches, wachsartiges Aussehen hat, so war die Bezeichnung der alten Ärzte „Tumor albus" sehr treffend. — Die Beweglichkeit ist herabgesetzt, aktive wie passive Bewegungen rufen Beschwerden hervor. Wir beobachten ferner, gewöhnlich den Unterschenkel in einer pathologischen Stellung zum Oberschenkel stehen. Es handelt sich um eine Contracturstellung in Flexion (mit Subluxation) und Außenrotation. Dann tritt eine Abductionsstellung, eine Genu valgum-Stellung hinzu. Erfahren wir aus der Vorgeschichte, daß die Knieschwellung langsam innerhalb von Wochen sich entwickelt hat und entleeren wir durch Punction ein flockiges, fibrinhaltiges Exsudat und bestehen gar noch kalte Abscesse und Fisteln, so ist die Diagnose Tuberkulose sicher. Im Röntgenbilde finden wir eine auffällige Atrophie der das ganze Gelenk zusammensetzenden Knochen. In manchen Fällen können wir noch einen primären Herd in einer Epiphyse entdecken. Je nach dem Grade des Zerstörungsprozesses sehen wir, wie die Gelenkkonturen unregelmäßig sind, wie der sog. Gelenkspalt verschwunden ist usw. — Das klinische Bild ist oft recht verschieden: wir beobachten bei einem Kinde, wie ein Bein zeitweise geschont wird und das Kind mit leicht gebeugtem Knie etwas hinkt. Es wird über mäßige Schmerzen geklagt, im Kniegelenk ist ein geringer Erguß nachzuweisen, der bei Ruhe wieder verschwindet; die Bewegung im Knie ist ein wenig eingeschränkt. Bei Ruhe geht der Erguß im Gelenk wohl etwas zurück, verschwindet aber nicht vollständig, und wir können vergleichend mit der gesunden Seite Kapselverdickungen an den Umschlagstellen nachweisen. Die Schmerzhaftigkeit und Gehfähigkeit ist oft recht schwankend. Manche Kranke gehen oder hinken monatelang umher, während andere bald zur Krücke greifen oder bettlägerig werden. Der seltenere Hydrops tuberculosus (auch mit „Reiskörperchen") tritt zuweilen in chronischer, mehr gutartiger Form auf, so daß oft ein Zweifel in der Diagnose aufkommt (Meerschweinchen-Versuch!). Bei einem milden Verlaufe kann der bei der Knochentuberkulose sehr selten ursächlich in Frage kommende Typus bovinus eine Rolle spielen (s. darüber Chirurg 1950 S. 179). Solche Fälle können bei Neigung zu fibröser Gewebeumwandlung ausheilen oder scheinbar ausheilen, bis dann nach Jahr und Tag wieder plötzlich Verschlimmerungen auftreten. Beim Hydrops tuberculosus kommt zur Unterscheidung ein traumatischer Erguß, das Blutergelenk, die Schlattersche Krankheit, eine subakute Osteomyelitis usw. in Betracht. Finden wir einen Erguß in beiden Gelenken, so besteht ein hoher Verdacht auf Lues connatalis tarda.

Beim Erwachsenen kommen Folgen traumatischer Einwirkung, chronischer Gelenkrheumatismus, Arthrosis deformans und auch eine tabische Arthropathie in Frage. Letztere, obwohl durch ihre Schmerzlosigkeit leicht zu erkennen, wird häufig für Tuberkulose gehalten. — Abgesehen von der Allgemeinbehandlung (s. unter Tuberkulose der Knochen und Gelenke) muß natürlich das Gelenk ruhig gestellt und entlastet werden. Wie weit durch vorsichtige Extension eine Contractur in Flexion (mit Subluxation) und Abduction zu beseitigen ist, muß von orthopädischer Seite entschieden werden. Ebenso kann das Tragen eines entlastenden Gips- oder Schienenverbandes angebracht sein. Solange das Wachstum nicht abgeschlossen ist, wird die Behandlung nur streng konservativ sein. Beim Erwachsenen ist aber die Frage, *und zwar nicht zu spät,* zu erwägen, ob man nicht durch eine Gelenkresection das Knie versteifen soll, denn bei einer richtigen Tuberkulose versteift das Gelenk sowieso. Pat., die bald wieder an die Arbeit wollen, und die sich einen längeren Kuraufenthalt nicht leisten können, stehen sich mit einem resecierten und gut versteiften Kniegelenk besser und sind auch sicherer vor einem Recidiv geschützt.

Kniescheibenverrenkung, gewohnheitsmäßige. Habituelle Patellaluxation.

Diesem Leiden gehen traumatische Luxationen voraus, denen vielleicht nach der Einrenkung nicht die genügende Ruhezeit zur Heilung von Kapselrissen gegeben worden ist. Hinzu kommen konstitutionelle Dinge, die ein weiteres Wiederausrenken begünstigen: Abflachung des äußeren Gelenkknorrens des Oberschenkels, Kleinheit und Formveränderung der Kniescheibe, pathologische Zugrichtung des Quadriceps und vor allem ein X-Bein. Die bei weitem häufigste Form ist die Verschiebung (nicht Verdrehung) der Kniescheibe nach außen. Sie tritt meist bei Beugung des Knies ein. Die Kniescheibe kann dann manchmal bei Streckung oder durch einen besonderen Trick des Pat. wieder einschnappen.

Von der habituellen Luxation gibt es Übergänge zu der seltenen angeborenen Verrenkung. Auf diese geht K. H. BAUER in einem besonderen Falle ein. Er weist auch an dieser Stelle darauf hin, daß man sich bei einer durch einen defecten Erbfactor bedingten Mißbildung nicht einseitig mit dieser zufrieden geben soll, sondern sie nur als Stigma einer besonderen Constitution auffassen muß. So hat er denn mit GÖTTIG bei der angegebenen Patellaluxation eine auffällige allgemeine Überstreckbarkeit und übernormale Beweglichkeit aller Gelenke festgestellt. Von den vielen angegebenen Operationsmethoden wird gewöhnlich die Methode nach Ali Krogius oder eine Verlagerung der Ansatzstelle des Quadriceps gewählt. Es kommt auch ein angeborenes Fehlen der Kniescheibe vor. (Das Känguruh macht seine Sprünge ohne Kniescheibe!)

Knochenatrophie s. bei Osteoporose.

Knochenatrophie, acute s. Sudeck.

Knochenbank (keine passende und schöne Bezeichnung) s. Homoioplastische Verpflanzung usw.

Knochenbildung s. enchondrale Ossification usw.

Knochenchondromatose (überflüssig) s. Chondrome, multiple oder cartilaginäre Exostosen.

Knochenfistel-Krebse.

Wenn bei einem Erwachsenen eine alte tuberkulöse Fistel am Knie oder eine Osteomyelitis-Fistel der Tibia besteht, die vielleicht mit geringen zeitlichen Unterbrechungen aus der Jugend stammt und wenn an der Fistelöffnung Veränderungen irgend welcher Art auftreten, und meist ein ekelhafter Geruch sich dazu aufgetan hat, so muß immer an die Möglichkeit eines Plattenepithelkrebses gedacht werden.

Es muß eine Probeexcision gemacht werden und falls diese ergibt, daß die bösartige Geschwulst schon in den Knochen weiter vorgeschritten ist, so muß eine Amputation vorgenommen werden, die gewöhnlich eine weit bessere Prognose gibt, als bei einem primären osteogenen Knochensarkom. Solche alten Fälle werden bei der heutigen Behandlung wohl kaum mehr vorkommen.

Knochenmetastasen beim Krebs. Krebsableger im Knochen.

Wenn eine bösartige Erstgeschwulst die Schranken durchbricht und Geschwulstzellen oder kleinste Verbände derselben in die Lymph- oder Venenwege geraten, so kommt es zur Metastasenbildung in den nächsten Lymphknoten oder in den verschiedensten Organen und somit auch im Knochenmark, um sich hier niederzulassen und den Knochen zu zerstören. Kommen bei Fernablegern Geschwulstkeime in den Knochen, so können nur Schlagadern sie dort hingebracht haben. Der anfängliche Venenweg (zu den großen Hohlvenen) geht also auf einer Arterienstraße weiter. Dies ist natürlich nur durch Passieren des kleinen Kreislaufes möglich. Geschwulstzellen werden im feinen Sieb der Haargefäße in der Lunge aufgefangen und bilden hier Tochtergeschwülste. (Für diese sind das nächste Sieb die Bronchialdrüsen.) Je nach Zellgröße werden manche Geschwulstzellen aber auch wohl gleich durch die Lungenkapillaren hindurch weitergehen und somit den direkten arteriellen Weg zum Knochenmark finden.

Beim Magenkrebs sehen wir häufig die nächsten Lymphknoten erkranken und dann meist die mit Gelbsucht einhergehenden Lebermetastasen auftreten. Bei einer bösartigen Geschwulst im Bereich der Pfortader müssen Geschwulstzellen zuerst das Lebersieb und dann noch das Lungensieb durchlaufen, um Knochenableger zu bilden. — Abgesehen von diesen siebenden Schranken gibt es noch viele Dinge (wie Sitz des Primärtumors, sein feingeweblicher Aufbau mit den verschiedenen Differenzierungsstufen), die auf Form, Art und Anzahl beim Auftreten der Fernmetastasen von Einfluß sind. Vieles können wir noch nicht übersehen. Man kann nur sagen, bei der Absiedelung von bösartigen Tochtergeschwülsten ist alles möglich, und es sind hier auch schon die sonderlichsten Dinge beschrieben worden: Ein großer exstirpierter Mastdarmkrebs kann jahrelang vielleicht hier und da ein locales Recidiv machen, aber es kommt zu keiner Fernmetastase. In einem anderen Falle zeigt ein pathologischer Bruch des Schenkelhalses zuerst ein schweres Leiden an, aber eine Erstgeschwulst ist nicht zu entdecken. Bei der Autopsie findet sich ein ganz kleines Karzinom der Bronchialschleimhaut. Wenn ein knochendestruierender Prozeß an einer Extremität entdeckt wird und nur hier über rheumatische Beschwerden geklagt wird, so ist man geneigt, ein Knochensarkom anzunehmen.

Die Erfahrung hat nun aber gezeigt, daß dies nur in der Hälfte der Fälle stimmt. Man muß daher bei einem solchen Pat. immer an einen malignen Ableger denken und aufs Gründlichste nach einer Erstgeschwulst suchen. Die Entscheidung bringt dann die Probeexcision, die aber so entnommen werden muß, daß man ein gutes Übersichtsbild, besonders über die Grenze von krank und gesund, hat. Wenn über ein rheumatisches Reißen oder ischiasartige Beschwerden geklagt wird, so soll man bei Pat. über 40 Jahren — ohne den Kranken etwa unnötig ängstlich zu machen — immer auch an eine ernstere Knochenerkrankung denken, ganz besonders dann, wenn eine Mamma-Amputation od. dgl. voraufgegangen ist. — Beim Hypernephrom kann man oft bei der Operation das Hineinwachsen der Geschwulst in die Vene sehen. Häufig treten hier Knochenmetastasen mehr in geringerer Zahl auf; sie weisen aber oft zuerst auf das Grundleiden hin. Ähnlich ist es bei den malignen Tumoren der Schilddrüse. Krebse des Magendarmkanales, der Gebärmutter oder der Hoden bilden seltener Ableger im Knochenmark.

Beim Krebs der Vorsteherdrüse, der oft recht klein sein kann und der nicht selten erst bei der mikroskopischen Untersuchung an der exstirpierten „Prostata-Hypertrophie" überraschenderweise festgestellt wird, kommen Knochenmetastasen verhältnismäßig am häufigsten vor. Es werden hier zwar auch Fernmetastasen beobachtet, gewöhnlich finden wir aber doch die auffälligen osteoplastischen Metastasen am Becken und der Lendenwirbelsäule, während an den Lungen usw. keine Veränderungen nachzuweisen sind. In diesen Fällen müssen die Ableger doch offenbar auf den Lymphwegen entstanden sein; denn daß in den Kreislauf geratene bösartige Zellen ausgerechnet nur in der Beckengegend abgesiedelt werden, ist doch schlecht anzunehmen. Wie kommt nun der auffällige osteoplastische Anblick der Prostatakarzinom-Metastasen zustande? Hier muß man den Erklärungen von HELLNER folgen, die am meisten einleuchten. Er sagt, daß die Metastasen natürlich auch osteoklastisch, also den Knochen zerstörend, wirken, aber diese Destruction geht verhältnismäßig langsam vor sich, so daß der Knochen Zeit hat, mit einer Knochenneubildung lebhaft zu reagieren, ja, daß der osteoplastische Vorgang den osteoklastischen überflügelt. Osteosklerotische Knochenmetastasen sieht man auch gelegentlich bei Ablegern eines szirrhotischen Karzinoms der Mamma. Eine Verwechslung der Metastasen eines Prostatakrebses in der Beckengegend ist nur beim Paget möglich, der nach den Schmorlschen Untersuchungen gerade am Kreuzbein, an der Lendenwirbelsäule usw. sehr häufig vorkommt. („Ileitis condensans" oder „Beckenhörner" werden sich leicht abtrennen lassen.)

Knochennekrosen.

Abgesehen von den sog. aseptischen Nekrosen (Perthes usw.) spielen die mit einem Trauma zusammenhängenden Knochennekrosen eine Rolle, wie z. B. bei den Schenkelhalsfracturen. Nach (nicht *durch*) Schenkelhalsnagelung sind nach verschiedenen Angaben etwa 10—30% Kopfnekrosen in kürzerer oder längerer Zeit eingetreten. Das wesentliche ist, ob bei der Fractur die zuführenden Gefäßstraßen geschädigt oder ganz unterbrochen worden sind. Fehler bei der Operation, zu frühe Belastung oder sonstige besondere Umstände können wohl einmal eine zusätzliche Ernährungsschädigung für den Schenkelkopf bringen, aber das Schicksal des Kopfes ist schon von vornherein durch die direkten Folgen der Verletzung bestimmt. Es hängt davon ab, ob das Ligamentum teres und ernährungsspendende Gelenkhautpartien zerrissen sind. Ist die nötige Blutzu- und abfuhr nicht hinreichend und stellt sie sich nach dem Trauma nicht wieder ein, so kommt es zur teilweisen oder gänzlichen Kopfnekrose.

Nach verschieden langer Zeit sehen wir dann den Einbruch oder Zusammenbruch des morsch gewordenen Kopfes. Kleinere nekrotische Bezirke können langsam wieder um- und eingebaut werden. Wie eigenartig und zufällig oft die Gefäßunterbrechungen zum Knochen sein können, zeigt eine Schulterquetschung, die kürzlich im Zbl. f. Chir. 1953 S. 81 von FELIX und KÜHNE veröffentlicht worden ist: „Aseptische" nekrotische Knochenteile, nicht genügend ernährt, müssen langsam abgebaut worden sein, und der Oberarmkopf ist mit der Zeit umgeformt. Das eigenartige Röntgenbild wäre ohne Wissen der Vorgeschichte und ohne die Röntgenkontrollen gar nicht zu erklären gewesen.

Auffällig empfindlich ist Knochen und Knorpel gegen Erfrierung. Nach einem bestimmten Kältegrade können sich die Weichteile z. B. an der Hand wieder erholen, der Knochen selbst tut es aber nicht. Hier ergeben sich hochinteressante Röntgenbilder: Sehr bald sind die nekrotischen Knochenbezirke von kräftigen osteoiden Säumen umgeben usw. (s. Chirurg 1942 S. 422). Hier findet man auch ein treffendes Beispiel dafür, daß das R. B. nicht sagen kann, ob der Knochen tot oder lebend ist. Der schwarzen Hand sieht man klinisch sofort an, daß sie erfroren und nekrotisch ist. Das R. B. zeigt aber eine völlig normale Structur. Dasselbe sehen wir bekanntlich auch an autoplastisch frisch verpflanzten Knochenstücken, die, wenn sie den Anschluß am ernährenden Boden gewonnen haben, nach den Axhausenschen Gesetzen ganz langsam umgebaut und somit wieder lebend werden. — Kleinere luische Sequester, wenn sie nicht durch Eiterung abgestoßen werden, können manchmal wieder eingebaut werden. — Das R. B. kann uns aber dann eine Nekrose anzeigen, wenn diese einige oder längere Zeit besteht: Die unter Gefäßversorgung stehende Umgebung wird im R. B. schattenschwächer, da hier Kalk abgebaut werden kann. Der Calciumgehalt in der Nekrose, die von der Zirkulation ausgeschaltet ist, wird nicht angegriffen. Somit ist also gerade das kontrastreichere Knochenstück nekrotisch. Bei einer Handphlegmone erscheinen im R. B. die Handwurzelknochen ganz matt. Nur ein Knochen, z. B. das Os naviculare oder die proximale Hälfte desselben (Ernährung erfolgt von distal) gibt einen ganz starken Schatten, es ist nekrotisch.

So kann das R. B. wenn vielleicht auch nicht so kontrastreich, wertvolle Auskunft über das Verhalten des Schenkelkopfes nach einem Schenkelbruch abgeben. Wenn nach einer Schenkelhalsnagelung bei Röntgenkontrollen der Hüftkopf oder Teile desselben eine verdächtige Schattendichte zeigen, so darf das Bein nicht mehr belastet werden, und man muß abwarten, ob die Sache vielleicht bei Ruhe doch wieder zurecht kommt. — Wie die Erfrierung, so kann Hitze, der elektrische Strom, Druckluft, zu intensive Röntgenbestrahlung und viele akut entzündliche oder chronisch entzündliche Vorgänge usw. Nekrosen erzeugen.

Toxische Einwirkung. Phosphor.

Die Phosphornekrose des Unterkiefers früherer Zeit kann nur noch an älteren Bildern gezeigt werden. Eine gute Gewerbehygiene und Gewerbeaufsicht sorgt dafür, daß solche Schädlichkeiten nicht mehr auftreten, dasselbe gilt für Blei, Fluor, Kryolit usw. — Wenn Phosphor z. B. in Lebertran reichlich gegeben wird, so zeigen die Epiphysenfugen des wachsenden Knochens ein Streifenband intensiven Schattens im R. B. Wenn der Phosphor längere Zeit verabfolgt wird, so bilden sich parallel nebeneinander bzw. übereinander gelagert, gleich den sog. Wachstumsringen, an allen Knochen starke Schattenlinien. — Schäden können auch auftreten, wenn Kindern unvernünftig viel Vigantol gegeben wird. Kiefernekrosen sind auch bei Radiumeinwirkung beobachtet (s. auch sekundäre osteogene Sarkome).

Knochensarkome s. osteogene Sarkome und Ewing.

Knochensyphilis s. Lues der Knochen.

Knochenzysten s. auch solitäre Knochenzysten bei Jugendlichen.

Knorpelverknöcherungsstörung s. enchondrale Verknöcherungsstörung.

Köhlersche Knochenerkrankung I. Kahnbeinnekrose.

Die Ossification (Verknöcherung) des Kahnbeines des Fußes erfolgt unter den Fußwurzelknochen am spätesten. Morbus Köhler I betrifft meistens das 5.—10. Lebensjahr und ist bei Knaben etwas häufiger. Auch doppelseitiges Auftreten ist beobachtet. Wenn auch eine schmerzhafte Schwellung in der Kahnbeingegend manchmal angetroffen wird, so ist die Diagnose doch nur durch das R. B. (und zwar durch einen sehr auffälligen Befund) möglich: Die Verkrüppelung des Navicular-Knochens zeigt sich als schmaler, oft mehrteiliger (gleichsam zusammengepreßter) Knochenschatten von hoher Dichte, der auf einen starken Kalkgehalt hinweist. Der knorpelige (also nicht schattengebende) Anteil des späteren Skelet-Stückes ist aber nicht verschmälert; und nach etwa 2 Jahren finden wir durchweg ein völlig normales Kahnbein im R. B.

Offenbar handelt es sich um eine Ossificationsstörung bzw. um einen zeitweiligen Stillstand derselben. Man rechnet die Krankheit mit zu den sog. aseptischen Knochennekrosen. — Ein heftiger Sprung auf die Fußspitzen kann einen Bruch bzw. Quetschung des keilförmig in die Fußwurzel eingefügten Kahnbeines zur Folge haben. — Das überzählige Os tibiale externum liegt medial und hinten am Os naviculare, durch einen knorpelerfüllten Spalt getrennt. (Immer Röntgenaufnahme von der anderen Seite zum Vergleich!)

Köhlersche Krankheit II. Mittelfußköpfchennekrose.

Erscheinungen treten besonders bei 9—12 jährigen Mädchen auf: Schmerzen und Druckempfindlichkeit im Bereich der Köpfchen des 2., auch des 3. und sehr selten des 4. Mittelfußknochens. Im Röntgenbilde fehlt die schöne Rundung des Köpfchens, das flach und eingedrückt erscheint. In der Epiphyse liegen starke Verschattungen, durchzogen von unregelmäßigen Aufhellungen. Der sog. Gelenkspalt ist eher etwas verbreitert. KÖHLER hat noch besonders darauf hingewiesen, daß die distale Hälfte des ganzen Mittelfußknochens dicker und plumper ist. — Man nimmt im allgemeinen an, daß eine zu starke Belastung des Mittelfußköpfchens als Ursache des Leidens anzusprechen ist (bei vielleicht wenig zweckmäßigem Schuhzeuge mit sehr hohen Absätzen usw.). Auch andere Dinge können wohl eine Schädigung der zuführenden Gefäße bedingen, und es kommt deshalb in der Epiphyse zu einer aseptischen subchondralen Knochennekrose. Dem Abbau dieser Trümmerfeldchen folgt im Vergleich ein zu geringer Aufbau, so daß auch später noch immer — wenn auch bei geglätteter Kontur — das sehr charakteristische Bild des breiten, abgeflachten Köpfchens im R. B. zu sehen ist. Anschließend kann durch Randwülste eine Arthrosis deformans auch mit kleinen freien Körperchen entstehen, besonders bei Platt- und Spreizfüßen.

Ruhe und orthopädische Maßnahmen mit Entlastung vornehmlich des queren Fußgewölbes sind zur Linderung der Beschwerden nötig. Konjetzny hat bei einer seltenen Localisation der Köhlerschen Erkrankung am I Metatarsus bei einem 11 jährigen Jungen folgende Operation gemacht: Durch einen Kapsellappen wird das Gelenk eröffnet. Medial wird in axialer Richtung eine 5 mm dicke Knochenscheibe vom Metatarsus abgeschlagen. Die nicht blutende Epiphysenwunde wird mit dem Kapsellappen gedeckt, Aus dem guten weiteren Verlauf war zu schließen, daß weiterhin die subchondrale Epiphysennekrose offenbar schneller als üblich durch die „Backenoperation" knöchern ersetzt worden war.

Kontrakturen s. Contracturen.

Kraniotabes s. Rachitis.

Krebsableger s. Knochenmetastasen beim Krebs.

Kretinismus. Hypothyreose (Thyreoaplasie). Schilddrüsenentartung.

Der in bestimmten Alpengegenden endemisch auftretende Kretinismus betrifft einen, jedermann auffallenden, zwerghaften Menschentyp, der neben den Skeletveränderungen krankhafte Erscheinungen des Nervensystems mit Verkümmerung geistiger Fähigkeiten aufweist. Die ursächliche, früh einwirkende Schädlichkeit ist offenbar exogen, der sich aber endogene Dinge mancher Art hinzugesellen. Das Incret der Schilddrüse (das wichtigste Hormon ist das jodhaltige Thyroxin) wird in ganz ungenügender Weise ausgeschüttet. Der Kretine (franz. Cretin), der einen Kropf hat, besitzt in seiner entarteten Schilddrüse nur einen geringen Rest eines hormonbildenden Gewebes. Bei dem kretinen Zwerg, der keinen Kropf hat, liegt eine Verödung, eine Aplasie der Schilddrüse vor. Bei der letzten Gruppe sind die Veränderungen auf körperlichem (angeborenes Myxoedem, Makroglossie usw.) wie geistigem Gebiete stärker ausgeprägt, als beim kropftragenden Kretin.

Beim Kretinen ist der Schädel verkürzt durch frühe Verschmelzung (bzw. langsames Wachstum) der Keilbeine und des Hinterhauptbeines (os tribasilare nach VIRCHOW). Hierdurch ist die Wurzel der knotenartigen Nase stark eingezogen. Bei dicker Zunge und wulstigen Lippen ist der Gesichtsausdruck meistens blöde. Das Wachstum geht sehr verlangsamt vor sich. Die Epiphysen der großen Röhrenknochen sind plump bei verhältnismäßig schlanken Diaphysen der kurzen Gliedmaßen. Coxa vara, humerus varus. Der Grundumsatz ist herabgesetzt. Manche trophische Störungen an der trocknen Haut. Vor allem Verdickungen der Haut als Myxoedem. Hypogenitalismus. Taubstummheit. Idiotie. — Am Skelet ist am auffälligsten das *unregelmäßige und verspätete Auftreten der Knochenkerne*. Die Kerne treten normalerweise an der Handwurzel über Jahre hinaus recht verschieden, aber zu bestimmten Zeiten auf. Röntgenaufnahmen von der Hand und Handwurzel, die Wachstumsstörungen im Vergleich zur Norm beim Pat. anzeigen, sind zugleich zweckmäßig, um Wirkungen einer Substitionstherapie verfolgen zu können. — Es bestehen starke Störungen des enchondralen Wachstums, die eben den Minder- oder Zwergwuchs hervorbringen. Die wenig leistungsfähigen Epiphysenplatten sind unregelmäßig, manchmal etwas verbreitert, und sie bleiben nach Abschluß des Wachstums auch oft bis zum 40. und 50. Lebensjahr erhalten. Bei dem Kretinismus finden sich alle Abstufungen und verschiedene Grade in körperlicher und geistiger Hinsicht (s. auch Zwergwuchs).

Bei dem *sporadisch auftretenden Kretinismus* fehlt manchmal die Schilddrüse. Bei dieser Athyreose ist die Prognose äußerst schlecht. Sonst findet sich eine Schilddrüsenatrophie verschiedenen Grades nach Entzündungen und anderen Ursachen. Setzt das Leiden in der Kindheit ein, so kann sich ein ähnliches Bild entwickeln, wie beim endemischen Kretinismus mit Knochenveränderung. Befällt die Krankheit einen Erwachsenen — vornehmlich handelt es sich um Frauen —, so fehlen natürlich die Skeletveränderungen, während Erscheinungen des Zentralnervensystems (mit Amenorrhoe usw.) das Bild beherrschen, nicht selten unter den Zeichen des Myxoedems. — Beim Hyperthyreoidismus finden sich manchmal Zeichen einer allgemeinen Osteoporose. Bei den seltenen, im Kindesalter auftretenden Fällen hat man Andeutungen eines etwas beschleunigten Wachstums gesehen.

Krukenberg-Arm.

Nach KRUKENBERG (früher Chirurg in Elberfeld) wird nach Verlust der Hand der Unterarmstumpf zwischen den Knochen gespalten und eine schnabelartige Greifzange gebildet. KREUZ, der mit der Operation besondere Erfahrungen gesammelt hat, rät, die Zange nicht zu lang (etwas kürzer als 10 cm) zu gestalten. Der Arm kann auch mit einer Prothese versehen werden, aber jeder Amputierte entbehrt gerne jede Vorrichtung, wenn er mit dem Tastgefühl irgendwie seinen Stumpf unmittelbar gebrauchen kann und nach einiger Übung wird mit dem „Krukenberg" oft Erstaunliches geleistet. Geradezu erlösend und segensreich ist die Operation für Ohnhänder, die, sonst ganz auf fremde Hilfe angewiesen, wieder selbständig und lebensfroh werden können.

Kümmellsche Kyphose.

Es handelt sich um ein metatraumatisches Geschehen besonderer Art an der Wirbelsäule: jemand erleidet eine direkte oder indirekte Einwirkung auf das Rückgrat. — Meist ist die Verletzung leichterer Art. Die anfänglichen Beschwerden klingen sehr bald ab. Monatelang fühlt der Betroffene sich völlig gesund und durchaus leistungsfähig. Dann treten aber wieder Rückenbeschwerden auf, und es bildet sich langsam eine Kyphose — meist im unteren Teil der Brust- oder der oberen Lendenwirbelsäule — aus. Im R. B., das man vorher bei dem voraufgegangenen, leichten Trauma gar nicht für nötig gehalten hatte, findet man jetzt überraschenderweise das keilartige Zusammensinken eines oder zweier Wirbel usw. Bei diesem Verlaufe mit dem charakteristischen freien Intervall nimmt man an, daß bei der früheren Verletzung eine Schädigung der Spongiosa stattgefunden hat und daß es bei fehlender Heilungstendenz zu aseptischen Knochennekrosen und weiterhin zu einem Zusammensinken des Wirbels gekommen ist.

Der Streit, ob es sich hier um ein selbständiges Krankheitsbild handelt, ist noch nicht verstummt. Manche lehnen es ab: Sie sagen, wenn man von vorneherein ein Röntgenbild, und zwar ein technisch wirklich gutes Röntgenbild angefertigt hätte, so hätte man wohl schon Veränderungen festgestellt und bei einer richtigen Therapie wären weitere Folgen nicht eingetreten. Bei einzelnen Fällen hat es sich auch um eine Verwechslung mit Tuberkulose gehandelt. Von anderer Seite und zwar von einer Autorität wie SCHMORL sind bei der Section solche Spongiosa-Nekrosen und Erweichungen festgestellt worden. Ferner hat man bei geheilten Tetanuskranken, bei denen wegen heftiger Krämpfe in dem bekannten Bereiche vom 3. bzw. 4.—9. Brustwirbel Infractionen vermutete, im Röntgenbilde bei der Entlassung keine Veränderungen gefunden. Aber bei späteren Nachuntersuchungen wurden doch z. T. ein Einsinken von Wirbelkörpern festgestellt (ZUKSCHWERDT). — In Frankreich, wo man von einer Kümmell-Verneuilschen Krankheit spricht, hat auch eine längere Discussion über dieses Thema zu keiner endgültigen Entscheidung geführt.

Küntscher s. Marknagel.

Kyphose, osteoporotische s. Osteoporose der Wirbelsäule (s. auch Adolescenten-Kyphose und Skoliose).

L.

Landkartenschädel s. Schüller-Christian.

Leontiasis ossea s. bei Ostitis deformans.

Leukaemie und Knochenveränderungen.

Das R. B. zeigt bei Kindern im Markbereiche usw. manchmal punktförmige Aufhellungen und strähnige Zeichnungen, gelegentlich eine quere Usur querab der Epiphysenplatte. Die Veränderungen sind gewöhnlich wenig in die Augen springend und deutlich. Anders die schmalen dünnen periostalen Säume, die *den Schaftteil* der langen Röhrenknochen begleiten. Die Knochenveränderungen könnten auch dafür sprechen, daß es sich bei der Leukämie wahrscheinlich um eine Geschwulstbildung mit Metastasen handelt, wenn auch der eigentliche Primärtumor nicht festgestellt werden kann.

Hier sind noch die Chlorome zu nennen. Diese, wie der Name besagt, grünen leukämischen Geschwulstbildungen finden sich in den Lymphknoten (grüner Zungengrund und grüne Mandeln) und an vielen anderen Stellen. So hat man auch ein Chlorom als solitären (?) Tumor in der Brustdrüse gefunden. Das Blutbild entspricht der Leukämie entweder mehr nach der myeloischen oder nach der lymphozytären Seite. Man sieht kindliche, rasch tödlich verlaufende Fälle, bei denen auffälligerweise der Schädel befallen ist; und zwar bilden sich periostale knotenförmige Infiltrate z. B. am Schläfenbein oder in der Orbita mit zunehmender Vortreibung des Augapfels, Verlust des Seh- und Hörvermögens. Machtlos steht man diesen traurigen, schnell verlaufenden Fällen gegenüber.

Sind die roten Blutkörperchen in irgend einer Form pathologisch verändert und ist die Erythropoese gestört, so können sich bei diesen erblichen Anaemien manchmal Knochenveränderungen zeigen. Neben der erblichen, sehr bald letal ausgehenden perniciosa-artigen Anaemie (FANCONI) ist der *familiäre haemolytische Ikterus* zu nennen. Der hierbei vorkommende mehr oder weniger ausgeprägte Turmschädel hat häufig Knochenveränderungen in porotischer und sklerotischer Art. Die Prognose ist gut (Milzexstirpation).

Lipoidgranulomatose s. Schüller-Christian.

Loosersche Umbauzonen s. Umbauzonen nach Looser.

Lorenz s. bei Luxatio coxae congenita.

Lues der Knochen und Gelenke.

Als wichtiges Anzeichen einer congenitalen (connatalen) Syphilis hat WEGNER 1870 die symmetrisch auftretende *Osteochondritis syphilitica* beschrieben. An verstorbenen Säuglingen kann schon der Pathologe makroskopisch meistens die Diagnose stellen, wenn er mit dem Messer durch das untere Ende des Femur einen Längsschnitt macht. Eine viel sichere Auskunft gibt aber das Röntgenbild, wie es EUGEN FRAENKEL zuerst gezeigt hat: Im Gesamtbereich des Längenwachstums ist die praeparatorische Verkalkungsschicht breit und unregelmäßig zu sehen, während sie sonst nur strichförmig dünn ist. Wenn sich noch Granulationsschichten dazwischen schieben, so wird das Schattenband noch regelwidriger. Es kann dann auch zu Spontanfracturen kommen (Parrotsche Scheinlähmung!). Neben diesem wichtigen Merkmale der Osteochondritis finden sich auch Zeichen spezifischer, ossificierender Periostitis. Eine Osteomyelitis luica ist seltener. (Zum Beispiel in den kurzen Röhrenknochen als Daktylitis oder Phalangitis syphilitica an den Grundgliedern der Finger usw.) — Bei der Behandlung der connatalen Syphilis hat die Penicillinbehandlung einen großen Fortschritt gebracht, die mindestens ebenso wirksam ist, wie die frühere antiluische Therapie und die vor allem die kleinen Patienten nicht so angreift. Die Heilaussichten bei einer sehr früh einsetzenden Penicillin-Behandlung sind ganz besonders günstig. Wird bei der Mutter während der Schwangerschaft eine Lues festgestellt, so soll sie möglichst vom 4. Schwangerschaftsmonat an zweimal eine Penicillinkur erhalten. — Das Krankheitsbild bei der *Lues congenita tarda* etwa vom 5.—20. Lebensjahr ist ganz anders; es werden — was das Skelet angeht — nur einige Knochenbezirke befallen. Alles gleicht mehr dem tertiären Stadium der erworbenen Lues.

Bei der acquirierten Syphilis treten die Knochenveränderungen nach dem Primäraffect gewöhnlich erst einige Jahre (4—10 Jahre) oder noch viel später auf. (Etwaige flüchtige Erscheinungen an Knochen und Gelenken im Sekundärstadium bekommt der Hautspezialist mehr zu sehen, als der Chirurg, der aber immerhin diese Dinge kennen muß.) Bei den tertiären Knochenveränderungen handelt es sich um gummöse Prozesse in verschiedener Art oder um mannigfach ausgebreitete Infiltrate. Das syphilitische Granulom zeigt zwar Eigenheiten, wie besondere Beziehungen zu kleinen Gefäßen usw., aber die Entscheidung gegenüber dem tuberkulösen Granulationsgewebe ist oft sehr schwer zu treffen. (Neben dem „Wassermann' usw. muß in wichtigen Fällen der Meerschweinchen-Versuch herangezogen werden.)

Die Spirochaeta pallida von SCHAUDINN wird (im Gegensatz zur congenitalen Lues) im tertiären Stadium nicht gefunden. Wenn man gewöhnlich eine Unterscheidung macht zwischen einer gummösen Periostitis, gummösen Ostitis und Osteomyelitis, so muß man nicht etwa glauben, daß nach dieser Einteilung eine genaue Trennung am kranken Knochen möglich wäre. Die gummösen Prozesse, von welcher Stelle sie auch ausgegangen sein mögen, durchsetzen recht vielseitig das Skelet und machen nie an einer anatomischen Grenze halt (vielleicht etwas am Gelenkknorpel ?). Eine Bezeichnung nach jener Einteilung soll ja auch nur besagen, daß die Erkrankung an einem Teile ganz besonders stark hervortritt. So spricht man z. B. von einem Gumma der Beinhaut, das hier vielleicht seinen Anfang genommen haben mag, aber man diagnosticiert die gummöse Periostitis meistens aus einer schon angenagten und zerstörten Rindenpartie der Compacta aus dem Röntgenbilde. (Übrigens beruhige man sich nicht mit einer schnell gestellten Diagnose: Periostitis simplex!) — Wo auch immer der Knochen durch eine gummöse Wucherung zerstört ist, so finden wir gewöhnlich doch überall, wenn es sich nicht um ganz frische und ganz schwere Prozesse handelt, rings herum auch wieder einen Knochenaufbau, der als ein Reparationsvorgang aufzufassen ist. Vornehmlich beteiligt sich hierbei die Beinhaut: so sehen wir eine mächtige Verdickung der Corticalis, die in frischeren Fällen eine Schichtenbildung zeigt, in älteren Fällen aber eine elfenbeinharte Schale bildet, die im Röntgenbilde sehr eindrucksvoll ist.

Differentialdiagnostisch kommt hier eher eine chronische Staphylokokken-Osteomyelitis mit sklerotischem Beiwerk in Frage, als eine von Knochenatrophie begleitete Knochentuberkulose. Etwaige Sequester brauchen sich nicht immer nach außen abstoßen, sondern sie können auch nach den Axhausenschen Gesetzen wieder zu lebenden Knochen umgebaut werden. Manchmal gehen auch von innen, vom Mark her, Bildungen aus, die einen bimssteinartigen, brüchigen Knochen liefern können. Bei der Knochenreparation spielt natürlich eine gute energische Therapie eine große Rolle. — Das Allgemeinbefinden ist recht verschieden. Charakteristisch sind die nächtlichen, klopfenden Schmerzen, die von Knochenherden ausgehen. (Dolores osteocopi nocturni.) Oft ist man aber doch erstaunt über das gute Befinden, die Leistungsfähigkeit der Pat., über die geringe Druckempfindlichkeit und gute Gelenkfunktion bei einem oft recht erheblichen Röntgenbefund.

Alle Knochen können erkranken. Von den Röhrenknochen wird am meisten die Tibia betroffen. Erweichte Gummiknoten können manchmal nach außen durchbrechen und Hautgeschwüre veranlassen. Die nach vorne ausladenden Schienbeine in Säbelscheidenform, die auch doppelseitig vorkommt, veranlaßt das Volk zu der Bemerkung: „Er trägt die Waden vorne". — Dann folgt der Häufigkeit nach der Humerus usw. Am Schädel ist die Stirn- und Scheitelbeingegend der bevorzugte Sitz der Knochenlues. Große schmutzige Geschwürsflächen mit käsigem und nekrotischem Zerfall bilden sich hier oft. Bekannt ist die Sattelnase und die Gaumenperforation. (Hier handelt es sich meistens primär um Schleimhautgummen.) Kommt es in der medialen Schlüsselbeingegend zur Fistelbildung eines gummösen Herdes, so ist hier leicht eine Verwechslung mit einem tuberkulösen Prozeß möglich. Die Wirbelsäule erkrankt selten und zwar dann gewöhnlich im Halsteile, während tabische Veränderungen in der Lumbalgegend angetroffen werden. *Leider werden oft tertiäre Knochenveränderungen und tabische Erscheinungen durcheinander geworfen*, obwohl die Dinge grundsätzlich ganz scharf zu trennen sind. Siehe hierüber und auch in gutachtlicher Hinsicht Zbl. f. Chir. 1941 S. 970.

Wenn auch die *Lues congenita tarda* soeben mit besprochen worden ist, so weist sie doch einige Sonderheiten auf. Als solche Stigmata gelten Gaumendefekte, strahlige Narben um den Mund, Sattelnase usw. Bei der Hutchinsonschen Trias finden sich Hornhauttrübungen bei Keratitis parenchymatosa, Gehörstörungen und Veränderungen der beiden oberen Schneidezähne. Hier kommt es aber nicht so sehr auf die Veränderung der Schneidefläche an, die wir auch bei der Rachitis wahrnehmen, sondern daß die beiden Zähne eine Tonnenform haben, bei der die Schneidefläche weniger breit ist als der Zahn. (Das mittlere der 3 Tubercula, aus denen der Zahn hervorgeht, ist verkümmert.) Zu den Stigmata gehören auch die Säbelscheiden-Tibien. Verdächtig sind Gelenkergüsse im Knie; wenn diese ohne besondere Schmerzen auf beiden Seiten auftreten, so ist die Diagnose Lues congenita tarda beinahe sicher. (Wassermann auch vom Kniepunktat machen!) Bei einseitiger Erkrankung kann natürlich auch eine Tuberkulose in Frage kommen.

Syphilitische Gelenkerkrankungen kommen bei der erworbenen Lues der Erwachsenen in allen Formen mit und ohne Knochenveränderungen vor, als alleiniger Sitz auch gern am Kniegelenk. Hier ergeben sich oft Schwierigkeiten der Diagnose. Es muß daran gedacht werden, daß ausnahmsweise die Wassermannsche Reaktion usw. einmal negativ sein kann. Bei der Behandlung der Knochen im Tertiärstadium ist neben anderem das Jodkalium nicht zu vergessen! Heutzutage kommen, gegen früher, syphilitische Knochen- und Gelenkaffectionen nur sehr selten infolge der guten Behandlung zur Beobachtung. Das hat aber auch zur Folge, daß oft differential-diagnostisch eine luische Erkrankung nicht erwogen wird! Scheinbar wird dies bei Erkrankungen am Knie und in der Ellbogengegend am meisten übersehen. Immer bei besonderen Fällen auch an Lues denken, das ist das Wichtigste! — Ein Hörer hatte einst in das Holz seiner Kollegbank mit dem Messer den Spruch gegraben: Es wird gesaicht, es wird gelacht, an Syphilis wird nicht gedacht!

Lumbaler Grenzstrang (Injection) s. Osteomyelitis der Wirbelsäule nach Injection in den usw.

Lumbalisation s. Lumbosacraler Übergangswirbel.

Lumbosacraler Übergangswirbel.

An der Wirbelsäule kommen Variationen an den Grenzen der einzelnen Abschnitte vor, und zwar mit Verschiebung cranial- oder caudalwärts. So kommt z. B. gelegentlich am 7. Halswirbel als Cranialtyp eine mehr oder weniger ausgebildete Halsrippe vor. Um den 20. praesacralen Wirbel finden sich ein- oder zweiseitig sog. Lendenrippen von ganz verschiedener Länge und Form, die gelegentlich mit Querfortsatzbrüchen verwechselt werden. — Am meisten treffen wir Verschiedenheiten der Wirbelsäule beim Übergang vom Lendenteil zum Kreuzbein an: Ein breiter flügelartiger Querfortsatz des Lendenwirbels, in dem ein Restkern einer Rippenanlage erhalten ist, schiebt sich an das Kreuz- und Darmbein heran. Entweder bildet sich an der Berührungsfläche ein Gelenkspalt oder es kommt zu einer völligen Verknöcherung mit Bildung eines Zwischenwirbelloches. Die Variation kann ein- und doppelseitig sein. Nach SCHMORL und JUNG-HANNS spricht man jetzt von einem lumbosacralen Übergangswirbel. Dazu setzt man *die* Zahl des Wirbels, die nach ROSENBERG durch Zählen vom Atlas abwärts ermittelt ist.

Ist der letzte praesacrale Wirbel der 24., so handelt es sich nach der früheren Bezeichnung um eine Sacralisation des letzten praesacralen 5. Lendenwirbels. (Angeblich soll nach Ansicht der Anatomen in dieser Richtung eine Fortentwicklung anzunehmen sein!) Ist der 25. Wirbel abgezählt, so würde es eine Lumbalisation bedeuten. Wie gesagt, man spricht nur von einem lumbosacralen Übergangswirbel, der klinisch zu bewerten ist und der als Röntgenbefund leicht eine Überschätzung erfährt. Eine Arthrosis deformans des Assimilationsgelenkes kann einmal Schmerzen machen. Viele Übergangswirbel sind lediglich Zufallsbefunde (in einer Arbeit 550 Fälle) ohne Schmerzen, und es gibt auch Kreuzschmerzen ohne Übergangswirbel, die aber zu klären der Kliniker sich bemühen muß. Bei Discusschäden kann einmal ein Übergangswirbel Schmerzen teilweise mitbedingen. (Eine Verkalkung oder Verknöcherung des ligamentum ileolumbale, das von 5. Lendenwirbel zum Darmbeine hinüberzieht, ist differentialdiagnostisch zu trennen.)

Luxatio coxae congenita. Sog. angeborene Hüftverrenkung.

Die sog. angeborene Hüftverrenkung trägt nach neueren Anschauungen in den meisten Fällen ihren Namen zu unrecht. Zur Zeit der Geburt haben — abgesehen von einigen Fällen — gewöhnlich Schenkelkopf und Pfanne noch Fühlung miteinander, nur die Vorbedingungen zu einer Luxation sind gegeben, d. h. die Entwicklung der Hüftgegend hat sich verschleppt vollzogen, und es ist zu keiner vollen normalen Ausbildung des Hüftgelenkes gekommen. Der Schenkelkopf ist hypoplastisch, und vor allem ist die Hüftpfanne sehr flach und ihr Dach ist ungeeignet, den Druck eines andrängenden Kopfes sicher aufzufangen und festzuhalten. Es liegt also nur eine Gelenkdysplasie vor. Wenn nun also die Kinder zu stehen und zu gehen anfangen, und sich bei der Belastung der Hüftkopf immer mehr und mehr nach oben schiebt, so gleitet dieser an der Flachpfanne nach oben vorbei, und somit ist erst die „congenitale Hüftverrenkung" eingetreten. Begünstigt wird dies Ereignis noch durch eine mehr oder weniger ausgeprägte Anterotation, bzw. Antetorsion des Schenkelhalses.

Die Mädchen sind sechsmal so oft befallen wie die Knaben. Bei der Hälfte der Fälle liegt Doppelseitigkeit vor. Der sorgsam pflegenden und beobachtenden Mutter fällt gewöhnlich schon bei ihrem Kinde auf, daß mit einem seiner Beine irgend etwas los ist: Das Kind strampelt mit dem einen Bein nicht so fleißig und so kräftig wie mit dem anderen, und die Hautfalten am Gesäß und in der Adductorengegend erscheinen im Vergleich mit der anderen Seite verschieden gestaltet. Wenn die Kinder etwas älter geworden sind, so kann dann festgestellt werden, daß die Abduction auf der verdächtigen Seite eingeschränkt ist, besonders wenn man das Beinchen rechtwinklig beugt und dann seitlich abspreizt. Bald läßt sich auch eine Verkürzung des betreffenden Beines nachweisen. Der deutlich vorspringende große Rollhügel steht oberhalb der Roser-Nélatonschen Linie (der Verbindungslinie zwischen dem vorderen oberen Darmbeinstachel und dem Sitzbeine). Wenn die Kinder schon längere Zeit das Bein belastet haben, und dieses durch Ausziehung des Gelenkschlauches höher getreten ist, so ist dann auch das Trendelenburgsche Symptom positiv. (Wenn eine kleine Pat. auf der befallenen Seite, auf die sie sich mit dem Körper hinüberlegt, als Standbein steht, so sinkt die Gesäßbacke auf der gesunden Seite herab, weil die insufficiente pelveo-trochantäre Muskulatur der kranken Seite das Becken nicht sicher feststellen kann.)

Der Gang des Kindes ist hinkend. Handelt es sich um eine doppelseitige Luxation, so zeigen die Kinder bei stark hohlem Kreuze das bekannte Entenwatscheln. — Die sicherste Entscheidung bringt natürlich die Röntgenuntersuchung. Man muß wissen, daß der Knochenkern in der Epiphyse erst im 3. bis 6. Lebensmonat auftritt. Wenn er sich erst später zeigt, so deutet dieses schon auf eine verschleppte Entwicklung hin. Der Kern steht normalerweise etwas unterhalb des queren Spaltes der ypsilonförmigen Beckenfuge. Im Röntgenbilde wird man auch erkennen, daß die Pfanne und ihr Dach nicht richtig ausgebildet sind. Häufig ist die Sitz-Schambeinfuge auf der kranken Seite auffällig breiter und sie bleibt gewöhnlich auch länger offen. (Über Coxa valga luxans s. unter Coxa valga!) — Für die kleinen Pat. ist es natürlich von größter Wichtigkeit, daß das Leiden möglichst früh erkannt wird und daß dann die Einrenkung und Fixation im Gipsverband (nach LORENZ in rechtwinkliger Flexion und Abduktion) erfolgt. Eine sorgfältige Weiterbehandlung und Kontrolle ist weiterhin von orthopädischer Seite unbedingt nötig, damit es zu keiner Reluxation kommt. Bei einer hartnäckigen Neigung zur Sub- oder Reluxation kommt wohl manchmal eine Pfannendachplastik in Frage. Bei einer starken Anterotation des Schenkelhalses usw. — auf Einzelheiten ist hier nicht näher einzugehen — ist vielleicht manchmal eine Drehosteotomie angebracht. Die Ansichten der Orthopäden gehen hier allerdings noch auseinander.

Bis etwa zum 5. Lebensjahre kann eine unblutige Einrenkung noch mit gutem Erfolge vorgenommen werden. Über das 5. bis 6. Lebensjahr hinaus muß man die Sache zunächst dem Schicksal überlassen, da blutige Einrenkungen sich nicht bewährt haben. Bei diesen Kranken bildet sich allmählich eine Art unregelmäßige Pfanne am Darmbeine. Es ist oft erstaunlich, was solche Pat. immerhin leisten können, ohne wesentliche Beschwerden zu haben. Treten im Erwachsenenalter später doch Schmerzen auf, so können diese durch die subtrochantäre Osteotomie mit Gabelung nach LORENZ, bei der der Schaftteil in der alten Pfannengegend sich anstemmt, beseitigt oder wenigstens gemildert werden. — Bei eingerenkten Hüften treten in späterer Zeit, wie auch nach einem Perthes, nicht selten Erscheinungen einer Arthrosis deformans auf.

Lymphogranulomatose und Knochenveränderungen.

Der Engländer HODGKIN hat 1832 auf gewisse generalisierte Lymphdrüsenerkrankungen hingewiesen. Hiervon hat VIRCHOW 1845 die leukämische Form abgetrennt, und 1898 hat STERNBERG von den aleukämischen Erkrankungen eine besondere, entzündliche Granulationsform des Reticulo-Endothels, die Lymphogranulomatose, abgesondert. Diese Krankheit kann manchmal bald unter dem Bilde einer Sepsis zu Ende gehen. Gewöhnlich macht aber die L. zuerst mehr den Eindruck eines örtlichen Leidens: Es treten am Halse, vornehmlich im hinteren Halsdreiecke, knollige nicht verbackene (oft für tuberkulös gehaltene) Lymphknoten auf; gleichzeitig wird vielleicht auch eine verdächtige Mediastinalgeschwulst durch das R. B. festgestellt. Wenn nun die (immer notwendige) Probeexcision im Granulationsgewebe neben vielen eosinophilen Zellen reichlich Sternbergsche Riesenzellen, die in der Mitte die Kerne tragen, gefunden werden, so ist die Diagnose gesichert. Die feingewebliche Entscheidung ist aber durchaus nicht immer leicht und neue Probeausschneidungen aus anderen Stellen werden notwendig.

Ist die Krankheit histologisch sichergestellt, so setzt die Röntgenbestrahlung ein. Die Lymphknotenschwellungen und andere Herde verschwinden zunächst, der Pat. fühlt sich wieder gesund. Aber es kommt nach einem verschiedenen Intervall zu Rückfällen. Es tritt eine Milzvergrößerung (Porphyrmilz) auf. In gewissen Abständen zeigt sich ziemlich hohes Fieber, und es kommt zu neuen Lymphdrüsenerkrankungen an anderen Stellen und zu Granulationsbildungen an den verschiedensten Organen. Somit entstehen auch Knochenveränderungen. Von kranken Mediastinallymphknoten usw. greift das Granulom häufig auf die Wirbelsäule über. Während die Wirbelscheiben im wesentlichen erhalten bleiben, erleiden die Wirbelkörper Zerstörungen verschiedener Art. Sie sacken oft in schiefer oder platter Form zusammen usw. Verwechselungen mit einer Wirbeltuberkulose ist möglich. (Zu bedenken ist immer, daß bei der L. manchmal eine Phase einer lebhaften Zellproduktion mit einer Zeitspanne einer fibrösen, also mehr schrumpfenden Umwandlung abwechseln kann.) Auch das Becken und viele andere Knochen können in kleineren und größeren Bezirken zerstört werden. Eine Ausbreitung von Kolonien in das Skelet kann auch auf dem Blutwege erfolgen. — Eine eigenartige subperiostale Wucherung wird manchmal im Röntgenbilde beobachtet. Die Beinhaut emporhebend bildet sich eine Art unregelmäßig kammerigen Gebildes, das z. B. wie eine ansehnliche Spindel das Femur mantelartig umgibt (s. UEHLINGER).

Bei Recidiven können wieder (unter Bestrahlung) weitgehende Besserungen, auch an den Knochen eintreten, so daß manche Pat. bis zu 10 Jahren erhalten werden konnten. Das chronisch langsam hinziehende Leiden führt aber immer trotz aller prächtigen Röntgenerfolge zum Tode. — Gewöhnlich wird bei der Lymphogranulomatose ein Erreger angenommen. Eintrittspforten sind der Waldeyersche Rachenring (GRÄFF), die Bronchialverzweigung, auch wohl die Magenschleimhaut usw. (Einige als Magenkarzinome entfernte L. sollen endgültig geheilt sein!) Mit Tuberkulose hat die L. nichts zu tun. Es kann aber auch einmal beides zusammen vorkommen, wie es auch bei den ersten Fällen von STERNBERG der Fall war, so daß dieser zunächst an eine besondere Art von Tuberkulose gedacht hat.

M.

Madelungsche Deformität. Radius curvus.

MADELUNG hielt (vor der Röntgenzeit!) die Fehlform für eine spontane Subluxation der Hand. Man hat auch durchaus den Eindruck, als ob die Hand nach volarwärts luxiert wäre, während das Ulna-Ende, in gerader Richtung distal ziehend, dorsalwärts stark vorspringt. Es handelt sich aber um keine Subluxation der Hand, sondern das distale Ende der Speiche ist nach volarwärts abgebogen, die Hand nach volarwärts mitnehmend. MADELUNG soll später am Praeparat festgestellt haben, daß es sich um keine Luxation gehandelt hat. Es liegt eine Ossificationsstörung der Radiusepiphysenfuge vor. Die Fehlform, z. T. angeboren, bzw. die Neigung dazu, tritt vornehmlich bei jungen Mädchen oder jungen Frauen auf, zumal wenn eine besondere berufliche Beanspruchung der Hand hinzukommt. (Bei Wäscherinnen, Plätterinnen usw.) Die Hand ist nur in der Dorsalflexion behindert. Im seitlichen R. B. sieht man das gerade verlaufende Ellenende, dorsal von der Radiusepiphyse liegend. Die Gelenkfläche an der Speiche hat häufig einen muldenförmigen Defect, so daß die proximale Handwurzelreihe nicht schön bogenförmig verläuft, sondern mehr keilartig, und so in die unregelmäßige Lücke der Radiusepiphyse proximalwärts hineinrückt; voran geht gewöhnlich das Mondbein. — Verletzungsfolgen, wie schlecht geheilte Radiusfracturen usw. gehören nicht zur Madelungschen Deformität.

Malassezsche Zellreste s. Zahn- und Kieferentzündungen.

Malignom, dieser üble Ausdruck ist auszurotten.

Marknagelung nach Küntscher.

Das vielseitige Gebiet der Knochenchirurgie hat dem Prof. KÜNTSCHER sowohl in praktischer wie wissenschaftlicher Hinsicht manches zu verdanken. Ein ganz besonderes Verdienst und großes Ansehen hat KÜNTSCHER sich aber durch die Idee und praktische Einführung des Marknagels erworben, der überall anerkannt ist und für manche Dinge, wie z. B. für die Oberschenkelfracturen, als die beste Methode gilt. Ein Operateur, der den Nagel in den Markraum schlägt, hat nicht nur die richtige Länge und Stärke des Nagels zu wählen, er hat auch auf die Qualität des Nagels zu sehen. Der rinnenartige Nagel wird gewöhnlich aus dem rostfreien V4 A-Stahl hergestellt, den die salzhaltigen Körpersäfte chemisch nicht angreifen und verändern können. Der Nagel muß vor allem auch fest sein, er darf sich nicht verbiegen, das gilt besonders für die untere Extremität, wo er oft gewaltigen mechanischen Ansprüchen genügen soll. KÜNTSCHER hat in Kiel mit Dr. h. c. POHL seine Nägel ausgearbeitet und nach Erfahrungen verbessert; leider haben sonst manchmal Fabrikanten die gelieferten Nägel nicht genügend geprüft, so daß deren Versagen dann leicht der Methode zur Last gelegt wird. Der V-förmige Querschnitt des Nagels läßt sich auch seitlich zusammendrücken, federt aber sofort elastisch an dieser Stelle wieder in die alte Form zurück, so daß er im Markraume sich fester verklemmen kann und nicht so leicht locker wird.

Der Markraumnagel hat außer anderen Vorzügen den Vorteil, daß die Gelenke und Muskeln gleich nach der Operation bewegt werden und die Pat. bald aufstehen können, ohne daß gegen das Hauptgesetz der Bruchheilung verstoßen wird: Völlige Ruhigstellung der aufeinanderstehenden Bruchenden ohne schädigende Störung des jungen sich bildenden und umbildenden Callus. — KÜNTSCHER hat auch für die Schenkelhalsnagelung eine neue Methode ausgearbeitet. Bei der vollautomatischen (ohne Zielgerät vorgenommenen) Schenkelhalsnagelung wird ein längerer Nagel nicht horizontal, sondern ganz steil eingeschlagen, so daß der Hüftkopf mehr im Sinne einer Abductionsfractur steht und somit die von PAUWELS errechneten und angegebenen Forderungen besser erfüllt werden.

Zum Verständnis ist nur Einiges vom Marknagel angeführt worden, denn es soll hier nicht über Fracturenbehandlung gesprochen werden. Für andere Knochen- und Gelenkveränderungen hat sich nämlich auch der Markraumnagel bewährt, so z. B. für gewisse Formen der Pseudarthrose, auch für Arthrodesen; hier wird z. B. durch das Kniegelenk ein großer Nagel geschlagen und dann als kleine Nachoperation eine Aufsplitterung der Gelenkspaltgegend ausgeführt, damit es zu einer richtigen knöchernen Ankylose kommt. Knochenverbiegungen, z. B. eine Femurkrümmung bei einer fibrösen Knochendysplasie, sind mit dem Markraumnagel mit Erfolg versorgt worden, der aber auch sonst — ganz abgesehen von seiner Hauptaufgabe der Fracturenbehandlung — für manch anderes sehr wertvoll ist.

Marmorknochen-Erkrankung nach Albers-Schönberg (1904).
Im Röntgenbilde findet sich eine starke, intensive Verschattung des Skeletes, von dem oft nur geringe spongiöse Anteile von (endostaler) Sklerose freibleiben. Der marmorartige Knochen ist aber brüchig, so daß es nicht selten zu pathologischen Fracturen kommt. Ist das Foramen opticum durch den Knochenprozeß eingeengt, so kommt es zur Sehnervenatrophie. — Bei Einengung der Blutbereitungsstätten kommt es manchmal, nicht immer zur Anaemie. — Zahnerkrankungen, Kiefereiterungen usw. können, besonders bei Kindern, eine schlechte Wendung herbeiführen.

Man nimmt an, daß es sich um einen gestörten Knochenabbau (Fehlen von Osteoklasten) bei vielleicht etwas betontem Knochenanbau handelt. — Neben der diffusen (endostalen) Sklerose zeigt eine Gruppe von Fällen ein auffälliges Verhalten der Metaphysen, die bei einer starken Verschattung plump und kolbig verdickt sind; von der Metaphyse schieben sich, in Abständen übereinander geschichtet, weit in den Schaft hinein sklerotische Ringe (ähnliche Querlinien sieht man bekanntlich, wenn beim wachsenden Röhrenknochen überreichlich Phosphorlebertran gegeben worden ist, auch bei Fluorarbeitern usw.).

Da die Vererbung recessiv oder dominant sein kann, da die Skeletteile einmal jenen eigenartigen Metaphysenbefund mit Störung der enchondralen Ossification zeigen, während auf der anderen Seite eine allgemeine Verschattung im Vordergrund steht, da eine Anaemie (genaue Blut- und Knochenmarksuntersuchung!) bestehen kann, oder nicht, und da es schließlich mit der Prognose einerseits sehr schlecht steht und zwar besonders bei Kindern, während die Voraussage auf der anderen Seite recht gut ist (das Leiden wird zufällig beim Röntgen erst entdeckt!), so hat man nach solchen verschiedenen Gesichtspunkten eine Gruppeneinteilung versucht. Jedenfalls besteht keine völlige Einheitlichkeit des Leidens. Andere sklerotische Veränderungen kommen zur Unterscheidung kaum in Frage, da beim Marmorskelet ganz auffällige Verschattungen zu finden sind, sowohl eine Sklerose der Spongiosa wie jene eigenartigen enchondralen Verknöcherungsstörungen. — Sonst gibt es auch neben bezirksweiser Verschattung eine mehr diffuse Sklerose, z. B. bei einer Unterfunction der Nebenschilddrüsen, bei hypocalcaemischer chronischer Tetanie usw. Alles dies wird sich wohl sicher von den eigenartigen Marmorknochen abtrennen lassen. — Es ist auch eine Mischform beschrieben mit sog. renaler Rachitis und Amino-acidurie. Hieraus hat man geschlossen, daß bei den Marmorknochen vielleicht primär eine genbedingte (Eiweiß)-Stoffwechselkrankheit vorliegen könnte (s. Boehnke und Krauspe, Zeitschr. f. Kinderheilk. 75, 365.

Melorheostose nach Léri (gr. mélos = Glied, rhéo = ich fließe), Compactaverdichtung als isolierter Streifen.
Léri hat einen Vergleich mit einer brennenden Kerze gemacht, bei der flüssiges Stearin, über den Rand fließend, außen am Lichtstock hinunterläuft und hier als Streifen erstarrt. Ebenso sitzt ein sklerotischer Streifen auf den Knochen eines Armes oder Beines. Der Befund wird meist nur an einer Extremität angetroffen. Der Prozeß greift nie um einen Röhrenknochen ringsherum, sondern die Sklerose tritt nur in einer Streifenform auf, wie z. B. ein Generalstreifen an der Hose. Am Bein kann eine solche Knochenleiste vom Becken zum Oberschenkelknochen übergehen, dann das Kniegelenk überbrückend auf das Wadenbein gehen und schließlich am Fußskelet ausstrahlen. Daß es hierbei zu Bewegungseinschränkungen und auch Wachstumsstörungen kommen kann, ist leicht einzusehen. Der sklerotische Streifen ist manchmal auch kürzer, er geht z. B. von der Handwurzel zur Speiche über. Die streifenförmige sklerotische Verdickung der Compacta wird teils von innen (endostal), teils periostal angebildet. Es ist beobachtet, daß bis

zur Wachstumsgrenze sich wohl einiges ändern kann, die Knochenbildung greift aber nicht weiter auf gesunde Teile über. Man sieht manchmal auch streifenförmige Verdickungen, wie z. B. am Daumen, die den einzelnen Knochenteilen anliegen, aber die die Gelenkgegenden freilassen. Auch an einem Knochen, z. B. an der Tibia, findet sich gelegentlich ein Stück bandartiger Osteosklerose. Man spricht auch von einer Osteosis condensans.

Die eigenartige Fehlbildung ist wohl in einer Entwicklungsstörung im früh-embryonalen Leben zu suchen. Histologisch ist in dem sklerotischen Gewebe nichts Besonderes gefunden worden (etwas Überwiegen der Osteoblasten?). — Manche Veröffentlichungen haben gezeigt, daß das Leiden nicht nur einen Quadranten, sondern zwei usw. befallen kann und daß gelegentlich auch Rippen und Schädel sklerotische Streifen tragen. Trotz alledem soll man die Benennung von Léri beibehalten. — Wenn manche Forscher bei der Melorheostose Beziehungen oder Übergänge zur Osteopoikilie (in Streifenform) annehmen, so dürfte diese Ansicht sich wohl kaum durchsetzen.

Meningeom und Knochenveränderungen. Meningeom-Hyperostose.

Geschwülste des Gehirnes und der Hypophyse haben nicht selten wichtige Beziehungen zu den Schädelknochen. Besonders gilt dieses von den Meningeomen, die, von CUSHING so benannt, in einem Viertel der Fälle an den anliegenden Knochen Veränderungen hervorbringen. Der an das Meningeom grenzende Knochen kann hinsichtlich Art und Ausdehnung recht verschieden verändert werden. OLIVECRONA geht in seinem bekannten Werke über die parasagittalen Meningeome hierauf näher ein. Gegenüber dem neurologischen Befunde haben die Knochenveränderungen gewöhnlich keine allzu große Bedeutung. Immerhin können sie manchmal einen wertvollen Beitrag geben (z. B. die Knochenverdickung beim Meningeom des kleinen Keilbeinflügels!).

Der Knochen braucht gar nicht verändert zu sein. Andererseits können z. B. im Röntgenbilde ausgeprägte Gefäßfurchen am Schädel sich zeigen, wenn nämlich ein Meningeom in Dura-Venen oder in den Längssinus eingebrochen ist und sie verlegt; es setzt dann ein starker collateraler Kreislauf ein. — Der Knochen kann auch durch Druck eine Eindellung oder eine Arrosion erleiden, die sich im Röntgenbilde als Aufhellung darstellt. Nun kann aber auch gerade das Gegenteil eintreten, es findet sich eine Hyperostose. Es ist noch nicht sicher festgestellt, ob durch Tumorreiz eine reine Exostose entstehen kann ohne Einwachsen von Geschwulstgewebe in den Knochen. Die allermeisten Hyperostosen kommen aber offenbar dadurch zustande, daß Meningeomgewebe in die Haversschen Kanäle des Knochens eindringt und daß dadurch oft eine mächtige Knochenwucherung einsetzt. Dies kommt besonders dann vor, wenn das Meningeom dem Stirnbein und Scheitelbein anliegt. Hinter einem mächtigen, als „Osteom" imponierenden Tumor kann oft nur ein kleines Meningeom stecken. Dieses verdrängt das Gehirn nur passiv beiseite, aber andererseits dringt es durch die Dura und dann in den Knochen hinein, wo es zur Ausbildung faustgroßer knöcherner Tumoren kommen kann.

Dieses Verhalten des Meningeom nach der Knochenseite zu, also das Einwachsen in Dura und den Knochen, möchte etwas für Malignität sprechen, es handelt sich aber um einen durchaus gutartigen Prozeß. Ein Durchbruch der Kuppe der Geschwülste in die Schädelweichteile (einschließlich des äußeren Schädelperiostes?) erfolgt nie. Wenn bei einem großen Tumor des Stirnbeines usw. eindeutige Gehirnerscheinungen vorliegen, so ist die Diagnose Meningeom-Osteom oder -Hyperostose klar. (S. einen solchen Fall bei HELLNER, die Knochengeschwülste.) Anders liegen die Dinge, wenn keine auffälligen neurologischen Symptome vorhanden sind. Im Zentralblatt für Chirurgie 1952 S. 1433 wird über eine mächtige Geschwulst der Stirngegend berichtet, die keine Gehirnerscheinungen gezeigt und die überhaupt keine Beschwerden gemacht hat. Die Geschwulst, die somit mehr den Eindruck eines Osteom machte, wurde abgetragen. Die mikroskopische Untersuchung (Prof. KRAUSPE) ergab aber, daß es sich doch um eine Meningeom-Hyperostose gehandelt hat. Auch 2 Jahre nach der Operation, die also mehr als ein kosmetischer Eingriff zu betrachten ist, hat sich an dem guten Befunde nichts geändert. Zum R. B. solcher Tumoren ist noch zu sagen, daß außer der starken Verschattung die außen vorwuchernde Schicht bei seitlichem Strahlengang eine borstenpinselartige Zeichnung aufweist. Das praktisch Wichtige für den Chirurgen, der sich nicht näher mit Gehirnoperationen beschäftigt, ist das, daß hinter verhältnismäßig großen Tumoren des Stirnbeines usw., die ganz den Eindruck von Osteomen machen, doch ein Meningeom-Osteom stecken kann. Bei einem Meningeom handelt es sich um einen Tumor der weichen Hirnhäute. Unter den „weichen Hirnhäuten" faßt man gewöhnlich die die Gehirnoberfläche innig bekleidende Pia mater (weiche Hirnhaut im engeren Sinne) und die Arachnoidea (Spinnwebhaut) zusammen. Diese Arachnoidea bildet kleine, kolbige Auswüchse und zwar nur nach außen, nach der Dura zu. Diese Arachnoideal-Zotten, Pacchionische Granulationen genannt, drängen gegen die harte Hirnhaut vor, können diese durchwachsen und gelegentlich sogar einmal bis in die Diploë des Schädelknochens vordringen.

ROSE (Charkow)vertritt nun auf Grund eingehender Studien an 6 großen Knochengeschwülsten die Meinung, daß die eigentümlichen, complicierten Geschwülste mit ihrem verschiedenen Wachstum in 2 Richtungen mit Pacchionischen Granulationen zusammenhängen. Er gibt daher diesen Geschwülsten den Namen Pacchionoblastome. Hierher gehört auch ein Orbitaldach-Meningeom bei einem 12jährigen Mädchen, das aus dem Holthusenschen Institut veröffentlicht ist. Es wird angenommen, daß das „Meningeom" primär extradural entstanden ist.

Meniscusverletzungen im Kniegelenk.

Wenn bei gebeugtem Knie im Gelenk eine starke Drehbewegung erfolgt, so kann es leicht zur Verletzung eines Meniscus kommen. Meist ist es so, daß der Unterschenkel feststeht und dann der Körper plötzlich eine heftige Drehbewegung ausführt (z. B. bei der Skiverletzung oder einer anderen Sportart). Der Pat. empfindet sofort einen heftigen Schmerz und vermag das Knie nicht zu bewegen. Der Unterschenkel kann nicht gestreckt werden, das Knie wird in leichter Beugestellung gehalten. Wenn man nun vorsichtig das Knie passiv niederdrücken will, so gelingt dieses nur wenig. Der Pat. empfindet Schmerzen und das Knie federt wieder in die leichte Beugestellung zurück. Es ist dies nun ein deutliches Zeichen, daß ein Meniscus zerrissen ist, daß ein Teil desselben sich weiter nach der Gelenkmitte verschoben hat und jetzt im Gelenk eingeklemmt ist. Gewöhnlich tritt bald ein Reizerguß im Gelenk hinzu. Wenn eine baldige Operation nicht angebracht ist, so kommt bei einer Ruhigstellung auf einer Schiene die Angelegenheit wieder langsam zurecht, indem das verschobene Meniscusstück bei irgend einer kleinen Bewegung oder Verschiebung sich an seine alte Stelle legt. Wenn der Pat. nach etwa 3—4 Wochen wieder gehen kann, so kann dieses zunächst ohne Störung geschehen. Was das Röntgenbild betrifft, so gehört zur reinen Meniscusverletzung ein normaler Befund (selten wird ein verkalkter Meniscus angetroffen).

Es kann aber auch nach mehr oder weniger langer Zeit manchmal wieder zu einer Einklemmung kommen. Bei mehr chronischen Fällen ist dann für die Diagnose wertvoll, wenn ein bestimmter Druckpunkt in der Gegend des inneren Gelenkspaltes angegeben wird und wenn bei rechtwinklig gebeugtem Unterschenkel eine Drehung nach außen Schmerzen hervorruft. Bei diesen Angaben handelt es sich um eine Verletzung des inneren Meniscus, die bei weitem die häufigste Form ist. Daß gerade diese Form mehr beobachtet wird, hat darin seinen Grund, daß der kleinere, mehr kreisrunde äußere Meniscus bei einer Drehbewegung locker nachgeben kann, während der innere, der bei einem mehr geraden Verlaufe eine straffere Befestigung hat, nicht so ausweichen kann und daher bei einer pressenden Drehbewegung leichter einreißt. In sehr anschaulichen Bildern sind diese Verhältnisse von Lanz und Wachsmuth in ihrem schönen Atlas dargestellt. Die Risse im Meniscus sind häufig längsgerichtet, aber die verschiedensten queren oder schrägen Einrisse mehr vorne oder hinten werden beobachtet. (Bei der Verletzung des fibularen Meniscus ist klinisch natürlich manches gegensätzlich.)

Bei Operationen, die bald nach der Verletzung oder nach Recidiven ausgeführt werden, wird oft nur der abgerissene, lockere Teil entfernt. Das abgerissene Stück muß an der Übergangsstelle wenigstens so abgetragen werden, daß keine Stummel und Zipfel zurückbleiben, sonst gibt es Recidive. Wenn (bei nicht mehr jungen Pat.) degenerative Veränderungen anzunehmen sind, muß der ganze Meniscus entfernt werden. Bürkle de la Camp, der oft Nachoperationen bei andernorts Operierten ausführen mußte, rät, den ganzen Meniscus zu entfernen, wenigstens am „Bergmannsknie". Die Ansichten gehen noch etwas auseinander. Manchmal bilden sich nach der Operation teilweise Regencrate bindegewebiger Art.

Ein wichtiger Punkt also sind degenerative Veränderungen, die nicht nur im Alter zunehmen, sondern die sich auch früher ausbilden, wenn in bestimmten Berufen, die besonders im Knien verrichtet werden, die Menisci stärker strapaziert werden. Die Bandscheiben sind oft so mürbe, daß z. B. schon beim gewöhnlichen Aufrichten aus einer Hockstellung ein Einriß erfolgen kann (Meniscopathie). Der Begutachter eines Unfalles ist daher oft vor schwierige Entscheidungen gestellt. Bei einem Bergmann, der 3 Jahre unter Tag gearbeitet hat, wird ein Meniscusschaden als Berufskrankheit anerkannt.

Meßfächer.
Dr. Johannes Schlaaf (Lippstadt i. W.) hat einen praktischen Meßfächer konstruiert, der zwangsläufig einen jeden Untersucher dazu anhält das Bewegungsausmaß eines Gelenkes immer in der gleichen Art und Richtung festzustellen. Dieses Zwangsmaß für eine einheitliche Gelenkmessung ist besonders wichtig und wertvoll in der Unfallbegutachtung.

Metatarsus varus congenitus s. Pes adductus.

Micromelia chondromalacia (überflüssig) s. Chondrodystrophie.

Milkmansches Syndrom.
Es handelt sich um symmetrisch auftretende Umbauzonen bei Erwachsenen, die oft auch zu spontanen Fracturen führen. Da eigentlich keine Unterschiede zu den Looserschen Umbauzonen bei Osteomalacie bestehen, so ist von mancher Seite schon geäußert worden, daß man das „Milkmansche Syndrom" als überflüssig fallen lassen soll. In der Standard Nomenklatur der USA steht: Osteomalacia due to unknown cause (Milkman's syndrome).

Minderwuchs s. Zwergwuchs.

Mißbildungen.
Früher wurden Mißbildungen, insbesondere die an den Gliedmaßen, auf mechanische intrauterine Einwirkungen (Umschnürungen von Amnionsträngen od. dgl.) zurückgeführt. Derartige Fälle mit ausgeprägten Schnürfurchen gibt es auch heute noch, doch nur in ganz geringer Zahl. Denn die Mendelschen Vererbungsgesetze, die auch durch die Chromosomenforschung vollauf bestätigt worden sind, sind mit Sippen- und Zwillingsuntersuchungen usw. zu ganz anderen Ergebnissen gekommen.

K. H. Bauer hat in seiner chirurgischen Vererbungs- und Constitutionslehre (in Kirschner-Nordmann) vieles beigetragen, aufgebaut und besonders für chirurgische Belange durchforscht. Aus vielem sei nur eine eigene Beobachtung von K. H. Bauer angeführt, wo bei eineiigen Zwillingen ganz gleiche Syndaktylien an den 4. und 5. Fingerstrahlen bestanden. Bei diesen Zwillingen wurde zum ersten Mal gezeigt, daß, wenn alles gleich ist, auch eine homoioplastische Hautübertragung gelingt, was sonst unmöglich ist. K. H. Bauer weist noch ganz besonders darauf hin, daß es bei vielen erblichen Mißbildungen nicht allein um diese geht, sondern daß diese Mißbildungen oft nur Stigmata für eine bestimmte Constitution sind, die von einem pathologischen Erbfaktor, also von einem einzigen Gen seine Richtung bekommt. Dies wird an vielen Beispielen ausgeführt; so wird z. B. die „universelle Constitutionsanomalie" an der Osteogenesis imperfecta mit ihrer Störung der Grundsubstanzbildung, ferner an der Chondrodystrophie u. dgl. gezeigt.

Die erblichen Mißbildungen sind interessanterweise noch von einer anderen Seite, von der experimentellen Entwicklungsphysiologie in Angriff genommen worden. Wenn man z. B. bei einigen Amphibien in einem bestimmten frühen Entwicklungsstadium die Extremitätenanlagen, winzige Stümmelchen an eine andere Stelle desselben Amphibium oder eines anderen verpflanzt, so wachsen sie an, wachsen weiter, und es entstehen gesetzmäßig eigenartige Formen, die vielen beim Menschen vorkommenden Mißbildungen gleichen und somit wertvolle Aufklärungen bringen.

Was die Mißbildungen der menschlichen Hand betrifft, so hat Walther Müller seine vielen Beobachtungen und die Unsumme von anderen morphologisch beschriebenen Handfehlbildungen zuerst in erbbiologischer Hinsicht mühevoll geordnet. (Walther Müller, Die angeborenen Fehlbildungen der menschlichen Hand. Verlag von Georg Thieme.) Nach Walther Müller handelte es sich bei einer Mißbildung um eine Varibilitätserscheinung, um „oszillatorische Schwankungen" um einen Normalwert sowohl nach der Minusseite, was häufiger ist, als auch nach der Plusseite. Zum Beweis wird ein Pat. gezeigt, der auf der einen Seite einen Radiusdefekt mit Fehlen des Daumens und an der anderen Hand einen Doppeldaumen besitzt. Die verschiedensten Übergänge von den ersten Abweichungen von der Norm bis zu den schwersten Fehlformen nach der einen wie anderen Seite werden fast lückenlos aneinandergereiht. Manche Fehlformen, die exogener Natur zu sein schienen, werden als endogen entstanden nachgewiesen.

In der Extremitätenknospe findet sich ein äußeres, mehr lockeres Blastem und ein inneres, das Skleroblastem. (Das Ganze ist vom Ektoderm überzogen.) Das innere, feste Keimgewebe spaltet sich distal, bildet dann aber mit dem äußeren Blastem eine gemeinsame Handplatte, in der die Phalangen differenciert werden. Später erst kommt es zur Weichteilabspaltung der einzelnen Finger. Hieraus ist also die Entstehung einer Syndaktylie leicht verständlich. Das äußere wie das innere Blastem ist je von einem besonderen Gen abhängig und sie beeinflussen sich gegenseitig. Oft muß sich der skeletogene Teil nach der Enge oder Weite des äußeren Blastemmantels richten. Polydaktylie, dominant vererblich, und Oligodaktylie sind der Ausdruck genau derselben Schwankung, nur auf der einen Seite steht der positive Typ und auf der anderen der negative Typ. Walther Müller stellt auch so den erblichen umschriebenen Riesenwuchs der Spalthand (Ektrodaktylie) gegenüber. Dies hat allerdings noch keine allgemeine Zustimmung gefunden.

Bei der Brachydaktylie wurde zum ersten Male beim Menschen das Mendelsche Vererbungsgesetz, und zwar ein dominanter Erbgang, festgestellt. — Der zweigliedrige Daumen wird dadurch erklärt, daß die Mittelphalanx allmählich verschwunden ist. — Die Klumphand entsteht als angeborener Radiusdefect, der fast immer mit einem Fehlen des Daumens verbunden ist. Die Hand liegt ganz abgebogen nach radialwärts, die Ulna ist gewöhnlich verkürzt und gebogen. — Die unendlich vielen erblichen Mißbildungen einschl. der schweren Defecte von Fibula, Femur usw., die klinisch leicht zu erkennen sind und meistens orthopädische Maßnahmen erfordern, findet man in der mühevoll gesammelten, prächtigen Zusammenstellung und kritischen Bearbeitung von A. WERTHEMANN (Die Entwicklungsstörungen der Extremitäten in Henkel und Lubarsch 9. Band 6. Teil).

Aus neuerer Zeit ist noch folgendes Interessante hinsichtlich der Ursachen zu Mißbildungen anzuführen: Wenn Frauen an Röteln, deren Erreger ein filtrierbares Virus ist, in den ersten 3 Schwangerschaftsmonaten erkranken, so kommen die Kinder mit Mißbildungen zur Welt. Bei der Embryopathia rubeolosa zeigen sich angeborene Herzfehler, Star, Gaumenspalte, Klumpfüße usw. — Ein Fetus kann auch von der Mutter infiziert werden durch das Protozoon Toxoplasma Gondii, das den Tierärzten schon lange bekannt ist. Der Nachweis erfolgt durch die serologische Methode von SABIN und FELDMANN. Bei den Kindern zeigen sich schwere Augenstörungen, Chorio-retinitis, Opticusatrophie, Verkalkungen im Gehirn und Schädelmißbildungen: ein Hydrocephalus oder Mikrocephalus.

Mittelfußköpfchen-Nekrose s. KÖHLER II.

Möller-Barlowsche Krankheit. Skorbut.

Man spricht von Skorbut, wenn es Erwachsene oder ältere Kinder betrifft. Der Möller-Barlow, die Erkrankung der Säuglinge, wird auch z. T. als infantiler Skorbut bezeichnet. Es handelt sich um eine C-Avitaminose (bzw. C-Hypovitaminose). Das Gefäßrohr wird stellenweise undicht, an der Innenwand des Rohres lockert sich der Zellverband, die kittartige Verbindung von Zellen geht verloren, und so kommt es durch solche Lücken und Spalten zu Blutaustritten. Im Vordergrunde stehen besonders Zahnfleischblutungen mit Nekrosen und Eiterungen. Es kommt ferner zu den verschiedensten Schleimhautblutungen und zu Hämorrhagien in tieferen Schichten. Vornehmlich werden Kinder im Alter von ½ bis 1½ Jahren befallen. Nachdem die kleinen Patienten allerlei Störungen des Allgemeinbefindens gezeigt haben, wird vor allem eine große Schmerzhaftigkeit beim Betasten der Rippen, der geschwollenen Oberschenkel usw. bemerkt. Die sehr druckempfindlichen Gliedmaßen, die vor jeder Bewegung ängstlich bewahrt werden, erscheinen manchmal wie gelähmt.

Ursachen sind meistens Blutungen unter der Beinhaut der großen Röhrenknochen, die oft in weiter Ausdehnung abgehoben ist. Die subperiostalen Haematome zeigen im Röntgenbilde zunächst einen sehr schwachen Schatten, bis sich später Verkalkungen usw. hinzugesellt haben. Im R. B. sieht man ferner eine schwere Störung der endochondralen Ossifikation (s. d.). Es kommt zu einer fibrösen, sehr verletzlichen Umwandlung und zur sog. Trümmerfeldzone (EUGEN FRAENKEL). Wenn das Mark eine fibröse Umwandlung erfährt, so hört das Längenwachstum auf. Das fibröse Gerüst mit Kalk und Knochenbröckel und frische wie ältere Blutungen machen die sog. Trümmerfeldzone aus, die dann das breite unregelmäßige Querband von großer Schattendichte hervorruft.

Die Knochenkerne der Epiphysen zeigen eine schattendichte Umrahmung mit Ausnahme derjenigen Seite, die der Epiphysenplatte und Trümmerzone gegenüberliegt. Dieser ringförmige Schatten deutet noch in späterer Zeit an, daß ein Skorbut vorher durchgemacht ist. Ferner findet sich eine Osteoporose der Spongiosa und Compacta.

Die Möller-Barlowsche Erkrankung befällt Kinder, die künstlich und unzweckmäßig ernährt sind. (Mit zu lange gekochter Milch, beim Mangel frischen Gemüses usw.) — Bei C-vitaminreicher Kost mit Fruchtsäften (Muttermilch), Cebion

(Askorbinsäure) usw. ist die Krankheit in 1—3 Monaten beherrscht und beseitigt. Der Möller-Barlow hat sich in der sehr kargen Zeit um das Ende der Weltkriege in manchen Gegenden gezeigt, wird aber — abgesehen von seltenen sporadischen Fällen — kaum mehr beobachtet. — Bei Erwachsenen liegen die Dinge ähnlich. Bekannt sind ja die schweren Skorbutendemien in früherer Zeit in Gefängnissen und auf Segelschiffen. Die Seeleute hatten aber auch schon den Vorteil und günstigen Einfluß von frischen Kräutern erfahren. Sie gebrauchten „Scharbockskräuter“, die ja auf das Wort Skorbut hinweisen.

Mondbeinmalacie (überflüssig) s. Mondbeinnekrose.

Mondbeinnekrose (gr. nekrós = tot), **aseptische — Kienböcksche Erkrankung.**

Bei den Verletzungen der Handwurzelknochen handelt es sich vornehmlich um einen Bruch des Schiffbeines oder um eine volare Luxation des Mondbeins (bzw. perilunäre Luxation der Hand). Auch in diesen beiden Knochen finden sich manchmal kleine zystenartige Aufhellungen im R. B., die vielleicht auf eine frühere leichte Verletzung oder eine Entwicklungsstörung zurückzuführen sind. Sie werden meistens zufällig beim Röntgen entdeckt und haben kaum eine klinische Bedeutung. Es tritt nun aber, gewöhnlich bei Männern zwischen dem 20. und 30. Lebensjahr, eine eigenartige Veränderung des Mondbeines: eine aseptische Nekrose auf, die manchmal (weniger treffend) auch Lunatum-Malacie (gr. malakós = weich) benannt wird. Im R. B. finden wir ein ganz eigenartiges charakteristisches Bild. Die Kontur des Knochens ist verschmälert, besonders ist der der Speiche benachbarte Teil unregelmäßig und etwas eingedrückt. Der Knochen erscheint in der Längsrichtung gewissermaßen etwas zusammengepreßt. Bei Fehlen der Bälkchenstruktur zeigt sich ein starker kalkhaltiger Schatten.

Das zu den aseptischen Knochennekrosen gerechnete Krankheitsbild wird — so nimmt amn meistens an — wohl nicht oder nur sehr selten durch ein einmaliges starkes Trauma, sondern durch ständig einwirkende kleinere (Arbeits-)Traumen verursacht, wie z. B. beim Arbeiten mit dem Preßlufthammer. Bei schweren Distorsionen der Hand kommt es wohl auch zur Schädigung von Bändern mit den zum Knochen führenden Gefäßen. Auch nach schlecht verheilten Speichenbrüchen mit Stellungsänderung der Gelenkfläche sind später Lunatumnekrosen beobachtet worden. In ähnlicher Weise sollen eine kürzere Elle oder eine Anomalie des Discus triangularis eine Rolle spielen.

Strecken und Beugen der Hand sind behindert; bei Überanstrengung der Hand tritt meist eine schmerzhafte Schwellung auf, die Schonung und Ruhigstellung erfordert. Die Erkrankung wird als Berufskrankheit anerkannt, wenn Preßlufthammerschäden anzunehmen sind. Einen ähnlichen Schaden hat Bürkle de la Camp auch am Os naviculare beobachtet.

Morquio s. bei Pfaundler-Hurler.

Morton disease (überflüssig) s. Spreizfuß.

Multiple Chondrome s. Chondrome, multiple.

Multiple Chondromatose (überflüssig) s. Chondrome, multiple.

Multiple hereditäre Exostosen s. cartilaginäre Exostosen.

Multiple Knochenchondromatose (überflüssig) s. Chondrome, multiple.

Multiple Osteomatose (überflüssig) s. cartilaginäre Exostosen.

Myelodysplasie (Rückenmark betreffend) s. Spina bifida occulta.

Myelome, multiple. Plasmozytome. Vielfache Knochenmarkgeschwülste.

Die multiplen Myelome sind Geschwülste, die dem roten Knochenmark entstammen und die in anderen Bezirken des Knochenmarks sich in großer Zahl als knollige Tumoren ausbreiten. Es ist viel über die nähere Einordnung der Geschwulstzellen gestritten worden. Man hat auf der einen Seite gesagt, man soll der Einfachheit halber von Myelozyten sprechen, während die andere Partei für Plasmozyten eingetreten ist. Die Ansicht der letzteren hat sich jetzt wohl so ziemlich durchgesetzt, so daß man die Tumoren neuerdings als Plasmozytome bezeichnet.

Man hat früher schon festgestellt, daß selten einmal einige Myelome wohl als solitäre Bildungen aufzufassen waren, die nach chirurgischen Eingriffen auch geheilt wurden. Immerhin waren dies sehr seltene Ausnahmen bei der sonst immer tödlich verlaufenden Krankheit. — Neuere Erfahrungen haben nun zu der Auffassung geführt, daß es sich wahrscheinlich um keine ursprüngliche Systemerkrankung handelt, sondern daß ein primäres Plasmozytom im Oberschenkelknochen, im Wirbel usw. symptomlos entsteht und daß dann erst nach ganz verschieden langer Zeit es zur Metastasierung kommt. — Leider erleben wir dies „Primäre" nur sehr selten, und wir haben es fast immer nur mit Pat. zu tun, bei denen das Plasmozytom schon seine Kolonien überall im blutbildenden Knochenmark (und später manchmal auch in der Leber und Milz) angelegt und ausgebaut hat. Besteht eine *primäre* Geschwulst und ein sog. „Plasmazytom" auch nun tatsächlich in 100% der Fälle? HERZOG sagt: „Jedenfalls ist die primäre Multiplicität der Myelome nicht einfach abzulehnen." —

Praktisch stehen wir fast immer einer Lage gegenüber, die als multiple Myelome zu bezeichnen, wohl nicht ganz falsch ist. Es handelt sich meist um ältere Männer (von 40—70 Jahren) mit einer gewissen Hinfälligkeit und einer Anaemie, die keine richtige Erklärung gefunden hat. Die Senkungsgeschwindigkeit der roten Blutkörperchen ist gewöhnlich sehr stark erhöht. Eine Sternalpunktion kann oft klärend wirken. Zeitweilig besteht Fieber. Rheumaartige Schmerzen im Rücken und Kreuz mit auffällig häufigen Spontanbrüchen an den Rippen usw. stellen sich ein. Neben Zunahme der Brustkyphose und Formveränderungen des Brustkorbes tritt ein Insichzusammensinken der Wirbelsäule auf. Wie aus Röntgenaufnahmen zu ersehen ist, haben die multiplen Geschwülste in den Knochen des Rumpfes, im Schädel (und seltener in den Röhrenknochen) viele rundliche, gleichsam ausgestanzte Zerstörungsherde angerichtet. Durch ein Ineinander-Übergehen der kleineren Lochbildungen kommt auch eine vielgestaltige größere Destruction zustande. — Bei einem (selten angetroffenen) primären Plasmozytom findet sich z. B. in einem Oberschenkelknochen eine größere, kugelige oder eiförmige Zystenbildung, die die Compacta stark verdünnt hat und an der Beinhaut keine Reaktionen zeigt. Oder eine primäre Geschwulst kann durch den Zusammenbruch eines Wirbels sich dartun. — Der Bence-Jonessche Eiweißkörper ist gewöhnlich bei den multiplen Myelomen nachzuweisen (über 60%). Der Calciumwert im Blut ist häufig erhöht. Das Bluteiweiß zeigt starke Veränderungen, auch mit Nierenschädigung.

Der Ausfall der Papier-Elektrophorese hat heutzutage eine besondere Bedeutung bekommen. Bei mehr langsamem Wachsen, also bei mehr ausgereiften Formen soll das γ-Globulin vermehrt sein; bei unreifen Formen ist angeblich der Wert α-Globulin erhöht. (β-Globulin steht in der Mitte.) — Abgesehen von der sicheren und fehlerfreien Beherrschung der Methode, gehört auch eine kritische Beurteilung dazu. Wenn z. B. bei einem primären Plasmozytom eines Wirbels angegeben wird, daß das γ-Globulin etwas erhöht ist, aber der Albumingehalt nicht abgenommen hat, so kann auch eine leichte entzündliche Lungenkomplikation, die bei Plasmozytomen häufig ist, diesen etwas erhöhten γ-Globulin-Gehalt bewirkt haben. — BENNHOLD sagt mit Recht: Man muß wissen, daß die Papier-Elektrophorese auch normale Werte ergeben hat, obwohl ein Myelom histologisch sicher nachgewiesen war. „Die meisten Serum-Eiweißveränderungen sind völlig unspezifisch, höchstens beim Myelom kann die steile, alles überhöhende γ-, oder α-Globulinzacke bei deutlich erniedrigter Albuminzacke schlaglichtartig ein unklares rheumatisches Leiden als Myelom klären." Bei etwa 10% der Fälle soll auch ein Amyloid feszustellen sein. Dieses Para-Amyloid kann allgemein verbreitet sein oder ein großes Plasmozytom bzw. eine Metastase kann von Para-Amyloid durchsetzt sein. (Beherrschen unreife rote Blutscheiben das Feld, so spricht man auch von einem Erythroblastom.)

Myelosarkom (falsch und überflüssig) s. Riesenzellgeschwulst.

Myelosarkom (überflüssig) s. Myelome, multiple.

Myositis ossificans circumscripta. Umschriebene Muskelverknöcherung.

Nach einer Verrenkung der beiden Unterarmknochen nach hinten und nach ihrer Einrenkung entstehen manchmal in der Folgezeit in der Beugemuskulatur (M. brachialis internus usw.) Knochenbildungen in der Nähe des Knochens oder etwas weiter entfernt. Ähnliche Knochenbildungen können sich einstellen, wenn ein Muskel eine heftige Quetschung oder wiederholte Contusionen erfährt (Reiter- oder Exerzierknochen). Über die Bildung des Knochens im Muskel stehen sich zwei Meinungen hart gegenüber: SUDECK, der sich jahrelang mit dieser Frage beschäftigt und viel klinisches Material gesammelt hat, war der Ansicht, daß die Knochenbildung durch Abriß von Beinhaut entsteht, durch Muskelretraction (auch bei incoordinierten Bewegungen) werden Periostfetzen dislociert. So bildet sich Luxationsabrißcallus, Contusionsabrißcallus und auch Callus, wenn z. B. durch Streifschuß Knochenhaut verschleppt wird. SUDECK spricht nur von parostaler Callusbildung und Callus luxurians.

Andere Forscher sind entgegengesetzter Meinung. Sie nehmen an, daß der Knochen unmittelbar aus dem Bindegewebe (vom omnipotenten Mesenchym) des zerrissenen oder gequetschten Muskels hervorgeht; also ein metaplastischer Vorgang. Wie dem nun sei, wichtig ist für die Praxis, daß bei solchen Fällen wie Unterarmluxationen usw. absolute Ruhe eingehalten wird, daß nicht massiert wird usw. BÖHLER drückt sich sehr scharf aus. Er sagt, daß eine solche Knochenbildung im Muskel keine Folge des Unfalles, sondern Folge der Behandlung ist. — Etwas anderes sind die parostalen Knochenbildungen bei neuropathischen Gelenkleiden und Querschnittslähmungen. Auch ist die Myositis ossificans progressiva etwas ganz anderes.

Myositis ossificans progressiva.

Das sehr seltene Leiden beginnt in früher Jugend in den Nacken- und Schultermuskeln, um dann langsam über den Körper nach unten zu ziehen. Schubweise treten Haut-Muskelschwellungen auf. Vielleicht liegt eine Mutation im Mesenchym-Bereich vor? Fascien und Muskelbindegewebe wuchern, um dann metaplastisch in Knochen umgebaut zu werden. Nach einiger Zeit verknöchert hier dann strangartig das interstitielle Gewebe, wobei der Muskel passiv zu Grunde geht. Es bilden sich unregelmäßige, leistenartige Brückenknochen z. B. im Bicepsbereiche, so daß das Ellbogengelenk ausgeschaltet ist. Nebenbei sollen die kleinen Wirbelgelenke auch versteifen, und schon bei der Geburt sollen einige Fingerdeformitäten auffallen. Der Masseter kann betroffen werden; die Gesichtsmuskeln, auch das Zwerchfell bleiben frei. Gegen das 25. Lebensjahr steht das Leiden still, wo der Mensch gleichsam versteinert ist. Intercurrente Krankheiten erlösen die bedauernswerten Patienten.

N.

Nagelung des Knochens s. 1. Steinmann, 2. Marknagel nach Küntscher.

Nanosomia s. Zwergwuchs.

Nekrosen des Knochens s. Knochennekrosen.

Neurofibromatose (Neurinomatose). v. RECKLINGHAUSEN.

Bei diesem, wohl zum großen Teile erblichen Leiden finden sich an der Haut zahlreiche Fibrome, Pigmentmäler, Lappenelephantiasis, die nach von RECKLINGHAUSEN vom Nervenstützgewebe ausgehen. Aber auch an tiefer liegenden Nerven entstehen Neurinome; so z. B. die sog. Sanduhrgeschwülste (GULEKE). Von den hinteren Wurzeln ausgehende Tumoren liegen teils innerhalb, teils außerhalb des Wirbelkanals; im Zwischenwirbelloch erfahren sie eine Einschnürung. Der innere Teil der „Sanduhr" macht Rückenmarkserscheinungen, der äußere Teil, oft zu großen Geschwülsten angewachsen, kann Lungengewächse usw. vortäuschen. Diese wie sonstige Neurinome, die auch z. T. vom Sympathicus ausgehen, rufen an anderen Stellen des Skeletes, wo sie dem Knochen innig anliegen, Druckusuren hervor. Im übrigen finden sich am Skelet stellenweise Zeichen der Atrophie, zum Teil auch der Hypertrophie.

Wir treffen bei 5—10% der Fälle Knochenveränderungen der allerverschiedensten Art an, so z. B. eine Kyphose oder Kyphoskoliose infolge einer starken Wirbel-Osteoporose; Ungleichheit der Schädelhälften bei Lappenelephantiasis und vieles andere mehr. Differentialdiagnostisch ist manchmal hier die fibröse Knochendysplasie diskutiert worden. Manche, oft recht verschiedene Knochenveränderungen können nur nach der „äußeren" Diagnose vermutet werden, die dem Pat. tatsächlich auf den Leib geschrieben ist. Gelegentlich kommt eine sarkomatöse Umwandlung vor.

Neuropathische Gelenkerkrankungen s. unter tabischen Arthropathien und unter Syringomyelie.

Niemann-Pick.
Speicherung von Phosphatid-(Sphingomyelin) in allen Organen. Große Leber, Milz usw., auch im Nervensysteme (amaurotische Idiotie, geringe Knochenveränderung). Kinder sterben in den nächsten Monaten nach der Geburt.

Niereninsufficiens und Knochen s. „renale Rachitis".

O.

Os, ossis, ossa = Knochen, ossal, ossär. gr. ostéon, osteitis = ostitis, osteal = ostal, periostal, osteogen usw.

Os acetabuli persistens (bilateralis).
Ein kleiner Schaltknochen tritt mit dem 17. bis 18. Lebensjahre im R. B. am oberen äußeren Rande des Acetabulum (der Hüftpfanne) auf und verschmilzt bald durch Synostose. Unterbleibt diese ausnahmsweise, so kann das persistierende (meist doppelseitige) Knochenstückchen, das scharfe, glatte Konturen zeigt, manchmal mit einem Knochenabriß verwechselt werden. (Der Anatom versteht allerdings unter Os acetabuli etwas anderes.)

O-Bein s. Genu varum.

Ochronose s. bei Alkaptonurie.

Odontom s. Kiefergeschwülste, gutartige.

Olliersche Wachstumsstörung s. Chondrome, multiple.

Ossale aseptische Epiphyseonekrosen (wohl überflüssig) s. aseptische Knochennekrosen.

Ossificationsstörung s. enchondrale Verknöcherungsstörung.

Osteoarthropathie hyperthrophiante pneumique (wohl überflüssig) s. Bamberger-Marie.

Osteoarthrosis deformans s. Arthrosis deformans.

Osteoarthrosis dolorosa an den Dornfortsätzen (überflüssig) s. Baastrup.

Osteoarthrosis juvenilis (überflüssig) s. Perthes.

Osteoarthrosis tabica oder syringomyelica (überflüssig) s. unter tabischer Arthropathie und unter Syringomyelie.

Osteoblastische Krankheit (überflüssig) s. Osteoid-Osteom.

Osteochondritis dissecans (FRANZ KÖNIG). **Osteochondrosis dissecans.**
Wenn ein Jüngling oder ein junger Mann einige Beschwerden im Knie angibt,
das vielleicht gelegentlich auch einmal eine geringe Schwellung gezeigt hat, so wird
ein Röntgenbild gemacht. Wenn man nun am inneren Knorren des Oberschenkel-
knochens am freien Gelenkende einen kleinen elliptischen Bezirk findet, der durch
eine dünne, linienartige Aufhellung vom übrigen Knorrenteil deutlich getrennt ist,
so handelt es sich sicher um eine O. d. Hier liegt die Gelenkmaus noch in ihrem
Bette. Die Maus stellt eine subchondrale Knochennekrose dar, die nicht wieder
einheilt. (Gewöhnlich sitzt an dem Knorpelstück auch ein Stückchen Knochen.
Sehr selten ist die Maus nur knorpelig.) Wenn man nun hier (in einem Frühfalle)
das Gelenkende operativ freilegt, so ist man manchmal erstaunt, am Knorpel-
überzug nichts Besonderes zu sehen (höchstens ist die betreffende Knorpelstelle
etwas gelblich gefärbt). Aber mit dem Gefühl kann man die kranke Stelle ausmachen. Wenn eine Gelenkmaus älter ist, so findet man vielleicht das tote Knochenstück fast ringsherum, auch im Knorpelgebiet, gelöst und hängt nur noch an einer
kleinen Brücke. (Die Gelenkmaus wird natürlich entfernt und der zurückbleibende
Knorpelrand wird nur geglättet.)
Eine O. d. braucht auch keinerlei Beschwerden zu machen, bis eines Tages ein
blitzartiger Schmerz auftritt und der Unterschenkel in völliger Hemmung nicht
bewegt werden kann: Eine gelöste Maus hat sich zwischen den Gelenkflächen oder
zwischen Knochen und Gelenkkapsel eingeklemmt. Manche Pat. können durch
einen besonderen Trick und eine besondere Bewegung die Einklemmung gleich
wieder lösen und gelegentlich die Maus im oberen Recessus usw. durch Tasten
feststellen. Die freien Gelenkmäuse bringen meist immer wieder Reizerscheinungen,
neue Einklemmungen usw.; sie müssen natürlich entfernt werden. Sind die Gelenkmäuse älter, so zeigt sich bei der feingeweblichen Untersuchung, daß der Knochen
auf der einen Seite von hyalinem Gelenkknorpel bedeckt ist, während die „Bruch-
fläche" mit Bindegewebe und Faserknorpel überzogen ist. Die Gelenkmäuse, die
ganz anders gebildet sind, wie die freien Körper bei der Arthrosis deformans,
können in der Gelenkflüssigkeit noch an Größe zunehmen.
Neben dem Kniegelenk kommt die Mauskrankheit auch am Capitulum humeri,
das dem Radiusköpfchen gegenüber liegt, vor, und zwar besonders bei kräftigen
jungen Männern und vornehmlich rechts (KAPPIS). Selten ist der Hüftkopf, der
Schulterkopf oder der mediale Teil der Talusrolle befallen. An eine O. d. kann
natürlich auch eine Arthrosis deformans (mit freien Körpern) sich anschließen,
besonders am Ellbogengelenk. Über die eigentlichen Ursachen der O. d. ist man
sich noch nicht einig. Wenn man sieht, wie im Kniegelenk so gut wie immer nur
der Condylus internus des Oberschenkels die Gelenkmaus trägt, wo die Schwere-
oder Tragachse (besonders bei geringer O-Beinneigung) hindurchgeht, so muß man
HANS BURCKHARDT, der sich mit dieser Frage besonders eingehend befaßt hat,
zustimmen, daß wohl (neben einer etwaigen Disposition) vor allem traumatisch-
mechanische Dinge die Hauptrolle spielen. Es ist nicht an ein einmaliges heftiges
Trauma gedacht, sondern an die vielen inneren Traumen beim Fehlgehen des Gelenk-
mechanismus. Auch kommen wohl Ernährungsunterbrechungen an gewissen Ge-
bieten, die die Epiphyse mit Endarterien versorgen, vor. Man ist aber BURCK-
HARDT nicht darin gefolgt, wenn er die Mauskrankheit als Osteochondritis traumatica bezeichnet hat. Denn der Name O. d. hat sich fest eingebürgert (vielleicht
kann man Osteochondrosis statt Osteochondritis sagen) und weiterhin kommt ein
„dissecare" sekundär doch auch hinzu. Der Zusatz traumatica kann (unter einer
anderen Auffassung als ihr Autor) besonders bei der Begutachtung von Fällen doch
recht hinderlich sein. Übrigens hat FRITZ KÖNIG schon geraten, lieber von einer
epiphysären Teilnekrose zu sprechen.

Osteochondritis pubis (überflüssig) s. Ostitis pubis.

Osteochondrome s. cartilaginäre Exostosen.

Osteochondrose der Zwischenwirbelscheibe.

Im Gegensatz zur Spondylosis deformans versteht man hierunter eine *schwere* Degeneration der Bandscheibe mit dem Lieblingssitz im unteren Halsteile und besonders an den untersten Lendenbandscheiben bei Leuten, die gewöhnlich über 40 bis 50 Jahre alt sind. — Klinisch bestehen Kreuzschmerzen, Steifigkeit und Bewegungseinschränkungen der Wirbelsäule, so z. B. beim Rumpfbeugen und Wiederaufrichten. Im R. B. findet sich eine Höhenabnahme der Bandscheibe mit einer Sklerosierung der anliegenden Flächen der in Form nicht veränderten Wirbel. (Dies braucht nicht immer der Fall zu sein.) Wirbelwucherungen sind gewöhnlich geringer (nur Randspitzen), als bei der Spondylosis deformans, wenn eine solche nicht schon vorher stärkere Randwülste gebildet hat. Im unteren Halsteile ist überhaupt oft schwer eine Grenze zwischen diesen Degenerationsformen zu ziehen. Als Ursache des Niedrigerwerdens des Zwischenraumes muß natürlich eine Spondylitis infectiosa, eine Tuberkulose, eine Tabes usw. ausgeschlossen sein. Eine Osteochondrose der Bandscheibe, die eine starke Gefügelockerung bedeutet, ist auch eine Vorbedingung für das Zustandekommen von Drehgleiten, Wirbelverschieben nach hinten (Schmorl und Junghanns) usw.

Osteochondrosis, akute (unberechtigt) s. Osteomyelitis der Wirbelsäule nach paravertebraler usw.

Osteo-chondrodystrophie (Morquio) s. bei Pfaundler-Hurler.

Osteochondropathia ischiopubica.

Diese seltene Krankheit, auch z. T. als Osteochondritis ischiopubica bezeichnet, kann durch Überbelastung hervorgerufen werden, macht rein örtliche Beschwerden und wird somit nur klinisch erkannt. Denn im R. B. an der Knorpelplatte etwa gefundene knotige Verdickungen usw. zeigen sich genau so während der Wachstumszeit (mit Knochenverschmelzung im 5.—16. Lebensjahr) bei völlig normalen Fällen. Bei Schonung und Ruhe bald Heilung. (Klinik Wanke — s. auch Überbeanspruchungsschäden beim Erwachsenen.)

Osteochondrosis deformans coxae juvenilis s. Perthes

Osteodysplasia exostotica s. cartilaginäre Exostosen.

Osteodystrophia juvenilis cystica (überflüssig) s. solitäre Knochenzysten Jugendlicher.

Osteodystrophia (Ostitis) fibrosa unilateralis (überflüssig) s. fibröse Knochendysplasie.

Osteofibrosis deformans juvenilis (überflüssig) s. Fibröse Knochendysplasie.

Osteogene Sarkome. Vom Knochengewebe ausgehende Sarkome.

Nach den grundlegenden amerikanischen Untersuchungen (dem Knochensarkomregister, angefangen von Bloodgood, Ewing und Codman — bis zur Zusammenstellung von Geschickter und Copeland) teilen wir diese bösartigen Geschwülste in osteogene und nicht-osteogene Sarkome ein. Die osteogenen S. stammen vom embryonalen Knochen-Bindegewebe, das verschieden differenciert, d. h. also unreif oder ausgereift, mit verschiedener Zwischenzellsubstanz uns in den Geschwülsten entgegentritt. Dem osteogenen S. steht das Ewing-Sarkom (s. d.) gegenüber, das nicht von der embryonalen Knochensubstanz sich herleitet, sondern vom Reticulum des Knochenmarkes. Es steht also dem Myelom (Plasmozytom) näher.

Die osteogenen S., die vornehmlich das jugendliche Alter befallen, haben ihren Sitz häufig in den Metaphysen des Kniebezirkes oder des Oberarmes. Sie können aber sonst in allen anderen Skelet-Teilen auftreten. Eigenartig ist, daß beim Sitz in den Röhrenknochen die S. meistens am Gelenkknorpel halt machen; ebenso bedeutet die knorpelige Epiphysenplatte, soweit sie noch erhalten ist, eine gewisse Grenze beim Fortschreiten der Tumoren. Die osteogenen S. treten mit mehr oder weniger Schmerzen und umschriebenen Schwellungen auf. Wenn die darüber liegende Hautpartie eine auffällige Venenerweiterung zeigt, so ist dies auch auf eine bösartige Geschwulst verdächtig. Wenn ein Knochen von der bösartigen Neubildung unter starker Verdünnung der Compacta aufgetrieben ist, so kann das sog. Pergamentknittern wahrgenommen werden. Ist die Geschwulst in die Weichteile vorgedrungen, so ist gelegentlich bei gefäßreichen Tumoren eine Pulsation zu fühlen. — Zur sicheren Diagnose sind besonders bei Frühfällen Probeexcisionen, die recht übersichtlich ausfallen sollen, nötig. Abzutrennen ist ein gutartiger Riesenzelltumor, der die dünne Corticalis durchbrochen hat und vieles andere mehr. Die klinische Untersuchung, das Röntgenbild und der pathologisch-anatomische Befund gehören zusammen. Die Entscheidung und die Verantwortung ist oft schwer. —

Ist die Diagnose sicher, so kommt nur schnelles und energisches Handeln (mit Nachbestrahlung der Leistengegend usw.) in Frage. Vor jedem Eingriff müssen Lungenaufnahmen gemacht werden, ob Metastasen vorhanden sind. Bei negativem Befunde können allerdings leider doch schon mikroskopische Ableger vorhanden sein.

Nach amerikanischem Vorbild unterscheidet man:

1. *Die knochenzerstörenden osteogenen Sarkome;* sie kommen auch bei etwas älteren Leuten vor; sie verlaufen bei Kindern sehr schnell tödlich. Die sehr unreifen Neubildungen bestehen aus Spindelzellen usw. und enthalten oft auch einige Riesenzellen. Im Röntgenbilde findet man im Anfang meistens einen zentral gelegenen Bezirk mit unruhiger fleckiger Zeichnung und ganz geringer Periostreaction. Hier ist die Beurteilung besonders schwierig. Im weiter vorgeschrittenen Stadium sieht man eine kugelige oder längliche herdförmige Aufhellung, oder der Knochen ist gar samt Compacta wie ausgewischt (Spontanfracturen!). Wenn der Prozeß mehr peripher beginnt, so zeigt der Knochen seitlich einen ausgefressenen Defect. Der Prozeß ist im allgemeinen sehr bösartig und schnell verlaufend. —

2. *Das primäre Myxochondrosarkom.* Diese osteogene Geschwulst wird vornehmlich bei Jugendlichen angetroffen. Die knorpelig-schleimige Geschwulst beginnt meistens unter der Beinhaut. Diese abhebend, umgreift der Tumor den Knochen manchmal in Art einer Spindel. Im Röntgenbilde kann der Weichteilschatten, den eine solche Geschwulst macht, einmal übersehen werden. Später wirkt dann die Geschwulst zerstörend auf die Compacta. —

3. *Das chondroblastische osteogene Sarkom.* Diese mehr seltene Geschwulst tritt meist zur Zeit der Pubertät auf. Die Chondroblasten führende Geschwulst wird vornehmlich in dem Epiphysenbereich der langen Röhrenknochen gefunden. Die Zwischenzellen-Substanz kann z. T. verkalkt sein. —

4. *Das osteoblastische („sklerosierende") osteogene Sarkom* finden wir gewöhnlich am Ende des Wachstums und auch etwas später, und zwar tritt es gewöhnlich in den Metaphysen auf. Wie der Name sagt, ist die Geschwulst stärker ausgereift. Im R. B. sehen wir neben der Zerstörung auch auffällige Knochenneubildungen, darunter auch die bekannten seitlich ausstrahlenden Spicae (die aber auch bei chronischer Osteomyelitis usw. vorkommen können). Die Prognose ist hier höchstens ein klein wenig besser als bei den anderen sehr bösartigen osteogenen Sarkomen.

HELLNER gibt auch dem Praktiker folgende vereinfachte Einteilung: Nach Abtrennung des Ewing (des Reticulo-Sarkom) werden die osteogenen Sarkome in primäre und sekundäre (z. B. beim Paget usw.) eingeteilt. Primäre: a) mit osteoblastischer Potenz, die oben unter 2—4 angeführten Sarkome, und b) die rein zerstörenden Sarkome ohne osteoblastische Potenz, oben unter 1 aufgeführt. Die vier Unterteilungen der osteogenen Sarkome, wie sie in Amerika herausgearbeitet worden sind, sind überall anerkannt und übernommen.

Darum braucht man aber nicht die amerikanische Gesamt-Einteilung aller Knochengeschwülste gutheißen. Zunächst werden dort die Tumoren ossären Ursprungs von denen nicht ossärer Herkunft abgetrennt. Die erste Gruppe wird dann folgendermaßen noch einmal geteilt: das histologische Bild einer Geschwulst wird mit den Stadien der embryonalen Knochenentwicklung verglichen. Man trennt nun Tumorgewebe, das vermutlich von Zellen stammt, die noch Knorpel-Knochengewebe bilden können, von solchem Gewebe, das von Zellen herkommt, die jene Fähigkeit nicht mehr besitzen (praecartilaginäres bzw. cartilaginäres Gewebe). HELLNER sagt mit Recht, daß diese Einteilung doch sehr willkürlich ist. Es mutet auch eigentümlich an, daß bei jenem histogenetischen Gesichtspunkte ausgerechnet der gutartige Riesenzelltumor neben dem bösartigen knochenzerstörenden Sarkom zu stehen kommt! Eine Einteilung in gutartige und bösartige Knochengeschwülste, wie sie bei uns üblich ist (HERZOG, HELLNER), dürfte wohl einfacher sein und den praktischen Bedürfnissen eher entsprechen (s. auch secundäre osteogene Sarkome).

Osteogenesis imperfecta congenita. Osteogenesis imperfecta tarda (tardos = langsam oder zögernd, später einsetzend).

Bei der angeborenen Knochenbrüchigkeit sind die Knochenbildner, die Osteoblasten, nicht fähig, genügend gesunden Knochen anzusetzen. Die Epiphysenfuge ist normal. Aber beim weiteren enchondralen Wachstumsprozeß wird kein oder nur dürftig Knochen angebaut. Ebenso sind die Vorgänge an der Beinhaut. Der Knochenabbau ist nicht gestört. Deshalb ist der Knochen sehr dünn und zerbrechlich. Schon im Mutterleibe kommt es zu Fracturen. Bei Totgeburten, um die es sich in vielen schweren Fällen handelt, sind die Gliedmaßen oder auch der Schädel oft nur noch Hautbeutel mit Knochenstücken und Knochenplatten, die frische oder deform geheilte Fracturen zeigen. Manche lebend Geborenen gehen nach Wochen oder Monaten zugrunde. ALBAN KÖHLER hat neben den Knochenveränderungen bei kaum einjährigen Kindern im R. B. auffällige Verkalkungen der Schlagadern festgestellt. (Kalk- und Phosphorwerte sind im Blute gewöhnlich erhöht.)

Nur ein Teil der Fälle, wo der Knochenprozeß etwas günstiger abläuft, erreichen die Pubertät mit Gliedmaßenverbildungen, nachdem sie inzwischen pathologische Knochenbrüche erlitten haben, die meist mit reichlicher Callusbildung geheilt sind. Nach dem 25. Lebensjahre steht der krankhafte Knochenprozeß gewöhnlich still. (Ein Patient von BLANCHARD hatte, als er mit 27 Jahren gehen lernte, schon 100 Fracturen erlitten.) Die erwachsenen Kranken fallen durch ihre blauen Skleren auf. (Durchschimmern der Pigmentschicht durch die sehr dünnen Augapfelhäute.) Die Pat. sind oft auch schwerhörig. — Früher hat man geglaubt, daß bei den Kranken, die sich (durch die sonst deletär verlaufende Krankheit) hindurchgerettet haben, ein anderer Typ (LOBSTEIN) oder gar ein besonderer Knochenprozeß vorliegt, der als (idiopathische) Osteopsathyrosis (gr. psathyrós = zerbrechlich) bezeichnet worden ist. LOOSER hat nun aber durch seine genauen Untersuchungen nachgewiesen, daß es sich um genau dieselben pathologischen Veränderungen handelt. HELLNER hat daher recht, wenn er sagt, daß der für die günstig verlaufenden Fälle geschaffene Ausdruck: Osteopsathyrosis überflüssig ist und daß man von einer Osteogenesis imperfecta tarda sprechen soll. (Wenn gelegentlich auffällige Veränderungen an den Epiphysen selbst gefunden werden, so fallen deren Anfänge wohl in eine frühere Zeit, die noch nicht zur „tarda" gehört.)

Osteoid-Osteom (Corticales Osteoid).

Männer, seltener Frauen, die meistens im 2.—3. Lebensjahrzehnt stehen (manchmal auch etwas früher), klagen z. B. am Unterschenkel oder Oberschenkel usw. über ziehende Schmerzen, zunächst bei längerem Gehen oder Stehen. Manchmal findet sich eine geringe Temperatursteigerung, ohne wesentliche Steigerung der Blutkörperchensenkungsgeschwindigkeit. Allmählich treten die bohrenden Schmerzen auch in der Ruhe auf und können besonders nachts durch ihr Klopfen unerträglich werden, also ähnlich wie bei einer Knochenlues. Am Schaft des Schienbeines z. B. fällt an einem umschriebenen länglichen Bezirke eine spindelartige Auftreibung auf und darüber eine leicht druckempfindliche Weichteilschwellung.

Im R. B. zeigt sich an einer Schaftstelle (nicht zirkulär um den Knochen) eine längliche spindelförmige Verdickung der Compacta an Diaphysen. In der Mitte, an der stärksten Stelle sieht man meistens eine runde Aufhellung (überflüssigerweise oft auch als „Nidus" = Nest bezeichnet). Mikroskopisch hat man ein osteoides Flechtwerk festgestellt. Ein gefäßreiches Bindegewebe sorgt für Calcium bzw. Knochenansatz. Der starke Schatten im R. B. deutet an, daß das Osteoid auch genügend Kalk erhält. Man will auch gelegentlich unspezifische Entzündungsveränderungen gefunden haben. Die meisten Forscher nehmen auch an, daß es sich um einen chronisch entzündlichen Prozeß handelt. Andere glauben allerdings, daß eine Geschwulstbildung vorliegen könnte. Der Prozeß findet sich fast immer in der Corticalis des Schaftteiles, daher auch der Ausdruck corticales Osteoid. Manchmal soll ein ähnlicher Prozeß in der Spongiosa festgestellt sein. Dies ist offenbar sehr selten und im R. B. ist es oft auch sehr schwierig, genau festzustellen, ob der Prozeß in der Rinde oder in der Spongiosa liegt. Differentialdiagnostisch kommen manche Dinge in Frage, wie Lues, gutartiger Riesenzelltumor in der corticalen Form (KNY), in Heilung begriffene schleichende Fractur; und es ist auch zugegeben worden, daß eine Unterscheidung von einem chronischen corticalen Knochenabsceß (das Schlagwort Brodieabsceß ist überflüssig) gar nicht möglich ist.

Einige Forscher stehen daher auf dem Standpunkt, daß es sich gar nicht um ein besonderes, selbständiges Krankheitsbild handelt. Sie nehmen an, daß vor mehr oder weniger langer Zeit eine (leichte) fieberhafte Erkrankung irgend welcher Art vorher durchgemacht ist, daß abgeschwächte Erreger ursächlich eine Rolle gespielt haben, die dann allmählich ganz ihre Lebensfähigkeit eingebüßt haben. Vielleicht kann in manchen Fällen auch die moderne Penicillinbehandlung, die manches Krankheitsbild geändert hat, eine Rolle mitspielen. Besonders wenn Verdacht auf ein Sarkom besteht, muß eine Probe-Ausmeißelung gemacht werden.

Osteoidsarkom (irreleitend) s. Osteoid-Osteom.

Osteoklastom (völlig überflüssig) s. Riesenzellgeschwülste, gutartige.

Osteolyse (für Destruction nicht richtig und hier durchaus zu entbehren).

Dieser Ausdruck wird bevorzugt gebraucht. Ein guter Teil Chirurgen hat sich aber von ihm noch fern gehalten. — SCHMORL und JUNGHANNS sprechen wohl von einer Knochenzerstörung, von osteoklastischen und osteoblastischen Metastasen usw., aber den Ausdruck Osteolyse meiden sie ganz. Lysis heißt Lösen. Wir sprechen von einer Spondylo-lysis, dem Wegbereiter der Spondylolisthesis, wir sprechen von der Epiphysenlösung bei connataler Lues, von traumatischen Epiphysenlösungen, von einer Chondrolysis bei der Gelenkmaus, von der Epiphysiolysis capitis femoris (Coxa vara) usw. Dieser Ausdruck der Lockerung und Lösung wird nun mit dem Begriff: Destruction, destruierender Prozeß und Knochenzerstörung vermengt und zusammengetan. Welch großer Unterschied besteht z. B. zwischen einer Lösung und Verschiebung des Schenkelhalses bei der Coxa vara und der schweren Knochenzerstörung eines osteogenen Sarkomes! Beides soll unter der Dachorganisation: Lysis stehen!? Da Lysis, wie oben schon angegeben, für manche Dinge schon in richtiger Bedeutung festgelegt worden ist, so soll man die Dinge wieder trennen.

Das Schlagwort Osteolyse (also Knochenlösung!) und die bequeme Gegenüberstellung: osteolytische und osteoplastische Metastasen werden leider gerne gebraucht; der Ausdruck trifft aber keineswegs das Richtige, denn die längst an rechter Stelle vergebene Lysis kann niemals eine Destruction (das bisher immer für Zerstörung gebraucht wurde) bedeuten. Der Ausdruck ist auch durchaus überflüssig und zu entbehren. Kann man z. B. für osteolytische und osteoplastische Metastasen des Prostata-Karzinoms nicht ebenso gut sagen: knochenzerstörende (oder osteoklastische) und knochenbildende Tochtergeschwülste bei einem Vorsteherdrüsenkrebs? Löse man sich also — wenn auch mancher schweren Herzens — von dieser Osteolysis!

Osteomalacie. — Knochenerweichung.

Die selten gewordene Erkrankung befällt das Skelet nach seinem vollendeten, Wachstume. Sie hat zwar nahe Beziehungen zur D-Avitaminose, Rachitis (tarda), ist aber in der echten Form doch nicht der englischen Krankheit ganz gleich zu setzen. Es betrifft vor allem Frauen nicht nur in der puerperalen, sondern auch in der nichtpuerperalen Form. Die Krankheit kommt manchmal in beschränkten Endemien vor, wo offenbar die gleiche, wenn auch oft ungeklärte Ernährungsschädigung oder irgend ein Vitaminmangel vorzuliegen scheint. (Außer anderem wird vom Darm nicht genügend Kalk aufgenommen, der ungenutzt mit dem Stuhl abgeht.) Mit der Rachitis hat die O. gemein, daß der Knochenabbau wohl etwas überwiegen kann und daß *vor allem der neugebildete Knochen als osteoides Gewebe bleibt* und nicht verkalkt. Das Skelet wird somit weich und nachgiebig. Die Vorgänge der enchondralen Ossification spielen natürlich im Gegensatz zur Rachitis keine besondere Rolle, da bei den Erwachsenen die Epiphysenfuge schon geschlossen ist. Die Störung liegt im Bereich des physiologischen Knochenumbaus.

Die Krankheit beginnt mit unbestimmten „rheumatischen" Schmerzen im Rücken, in der Brust usw., bei allgemeiner Mattigkeit und Unsicherheit des Ganges. Ganz besonders auffällig und charakteristisch ist die Schmerzhaftigkeit bei Druck auf Knochen, besonders auf die Rippen, Brustbein usw. Bei vorgeschrittener Weichheit der Knochen kommt es zu Verbiegungen und Einknikkungen an den Beinen. Zunahme der Brustkyphose und von Brustkorbdeformitäten. Im R. B. zeigt sich eine hochgradige „Knochenatrophie" (bzw. Osteoporose) mit dünner Compacta und verwaschener Spongiosa. Was die Wirbelsäule angeht, so läßt sich oft keine sichere Grenze zwischen einer ausgesprochenen allgemeinen Osteoporose, die vielerlei Ursachen haben kann, und einer Osteomalacie ziehen: im Lendenteil beobachten wir das Auftreten von sog. Fischwirbeln. Der Ausdehnungsdruck des Gallertkernes in den Bandscheiben ruft in den Schlußplatten der angrenzenden, weich-mürben Wirbelkörper bogenförmige Eindellungen hervor. SCHMORL und JUNGHANNS heben besonders hervor, daß diese Eindrücke in die Wirbelkörper nur dann möglich sind, wenn die betreffenden Zwischenwirbelscheiben nicht degeneriert sind und der Gallertkern in normaler Weise einen kräftigen Druck ausüben kann.

Anders liegen die Verhältnisse an der stärker werdenden Brustkyphose. Hier wirkt der Belastungsdruck nicht axial wie im Lendenteil, sondern er liegt mehr vorne, so daß die Wirbel keilförmig zusammensinken, besonders am Scheitel der

Biegung (6. und 7. Brustwirbel). Wenn Zwischenwirbelscheiben Degenerationserscheinungen haben, so können diese die angrenzenden Wirbel nicht durch Druck
eindellen. Die weichen Wirbel sinken dann gleichmäßig oder in Keilform zusammen.
Dies kann an jedem Teil der Wirbelsäule vorkommen. Wie gesagt, röntgenologisch
läßt sich nicht entscheiden, ob eine Osteoporose oder eine Osteomalacie der Wirbelsäule vorliegt. Das hat hier die Klinik zu entscheiden. Gegenüber der Osteoporose
ist meistens die alkalische Phosphatase im Serum erhöht. (Abgesehen vom Gallen-
gangverschluß ist sie auch bei Krebsablegern im Skelet usw. manchmal erhöht.)
Und daß die Diagnose möglichst früh gestellt wird, ist für die Patientinnen, um die
es sich meistens handelt, von großer Wichtigkeit, denn durch eine energische
Behandlung mit Vigantol, Phosphorgaben, Höhensonnenbestrahlung usw. läßt
sich viel Gutes erreichen. Bei der puerperalen Form der Osteomalacie muß das
Stillen ausgesetzt werden, müssen weitere Schwangerschaften verhütet werden.
Denn der Kalkverlust durch Stillen, nicht ein hormonaler Einfluß des Eierstockes,
soll das Wesentliche sein. Die kartenherzförmige Verbiegung des Beckens wird
meist erst bei längerem Bestehen der Krankheit beobachtet (s. auch Osteoporose
und „Osteolyse").

Nach den Mineralstoffwechsel-Forschungen muß die Osteoporose (besonders
von ALBRIGHT u. a.) möglichst scharf von der Osteomalacie getrennt werden. Bei
der ersteren handelt es sich um etwas Quantitatives: normaler Knochen wird
angebaut, nur nicht in genügender Menge. Der Knochen wird brüchig. Bei der
Osteomalacie wird die Knochengrundsubstanz, also das Osteoid genügend oder
reichlich gebildet, aber die Imprägnierung des weichen Osteoid mit Kalk bleibt
aus. Der Knochen bleibt weich. Es liegt also etwas Qualitatives vor: Störung des
Mineralstoffwechsels. (Das diesen regulierende Vitamin D fehlt.) Die reine Osteomalacie hat verschiedene Ursachen. Einiges ist oben angedeutet. Nur muß noch
eine besondere Form angeführt werden: die sog. „renale" Osteomalacie (s. „renale
Rachitis").

Osteome. Gutartige (periostale) Knochengeschwülste.

Die teils spongiösen oder teils elfenbeinharten Knochengeschwülste werden
manchmal auch als periostale oder fibröse Osteome bezeichnet, im Gegensatz zu
den mit einer Knorpelkappe versehenen (cartilaginären) Exostosen. Sie kommen
als Geschwülste festeren Gefüges in Knopf-, Pilz- oder Hügelform am Schädeldach oder auch am Jochbein, Oberkiefer usw. vor. Wenn sie als gestielte Geschwülste vom Periost der Keilbeine, Augenhöhle usw. ausgehen, so kann es allmählich zu
ernsten Verdrängungserscheinungen kommen. Haben sie eine Höhle ausgefüllt,
und der Fuß der Geschwulst ist bei Eitereinwirkung nekrotisch geworden, so
bleiben die Osteome manchmal als tote kugelige Gebilde in den Höhlen liegen.

Bei allen geschwulstartigen Veränderungen am Schädeldach muß auch an eine
Mitwirkung eines Meningeom gedacht werden. Die sog. Meningeomhyperostosen oder
-osteome können z. B. am Stirn- oder Scheitelbein zu mächtigen Tumoren heranwachsen, die leicht für Osteome gehalten werden können, besonders wenn keinerlei
Hirnsymptome usw. bestehen. Ein eindrucksvoller Fall findet sich im Zbl. f.
Chir. 77, 1433, 1952. Solche Geschwülste sollen nach ROSE (Charkow) wahrscheinlich aus Pacchionischen Granulationen hervorgehen. ROSE bezeichnet sie als
Pacchionoblastome. Die verschiedenen Knochenveränderungen bei Meningeomen
hat OLIVECRONA in seinem Werke „Die parasagittalen Meningeome" bearbeitet.

Am Unterkiefer, der so reich an verschiedenartigen Geschwülsten ist, kommen
auch Osteome vor: Ein eigenartiges Krankheitsbild entsteht, wenn ein auf-
steigender Ast als Osteom oder als Hyperostose sich vergrößert. In der Pubertätszeit beginnend, schiebt sich das Kinn langsam nach vorn und nach der anderen

Seite (Progenie). Auffällig ist das schiefe Gesicht und der gekreuzte, offene Biß. Durch Resection des Gelenkfortsatzes kann die entstellende Asymmetrie des Gesichts beseitigt und ein Biß mit guter Kaufähigkeit geschaffen werden (s. Bruns Beitr. z. kl. Chir. **163**, 177, 1936).

Häufig kann durch Hufschlag oder Sportverletzung an der Vorderseite des Oberschenkels osteomartiges Gebilde entstehen. Es handelt sich um keine echte Tumorbildung, sondern um eine umschriebene Verknöcherung eines großen subperiostalen Blutergusses usw. Besonders, wenn längere Zeit nach dem Unfall vergeht, so sieht das knöcherne Gebilde im Röntgenbilde wie ein Osteom aus. — Die subunguale Exostose, die an der großen Zehe den Nagel schmerzhaft hochhebt, hat meist kein knorpeliges Häubchen. Enostosen im Knochen können mit alten, verkalkten, ausgeheilten Prozessen oder Enchondromen verwechselt werden. — Enostosen sind selten, wenn man nicht die Compactainseln usw. damit hinzurechnen will. — Sogenannte Beckenhörner s. unter Turnersches Syndrom. — Knochenbildung im Muskel s. Myositis ossificans. Ferner s. auch Hyperostosis cranii interna, und auch multiple cartilaginäre Exostosen.

Osteomyelitis, akute und chronische.

Wohl auf keinem anderen chirurgischen Gebiete hat die moderne Behandlung mit Penicillin und Sulfonamiden solche erfreulichen Fortschritte gemacht, wie bei der akuten Osteomyelitis. Der Schrecken ist der Krankheit genommen, das Antlitz des Leidens ist ein anderes geworden, das sich früher Jahre und Jahrzehnte, unterbrochen mit vielen, jetzt überflüssig gewordenen Eingriffen, traurig dahinzog. Immerhin sind wir noch etwas davon entfernt, daß jeder Fall in kurzer Zeit sequesterlos und endgültig geheilt ist. Es macht auch durchaus den Eindruck, daß mancher Kranke nach langer Injectionsfreudigkeit mit stark verspätetem subperiostalem Abszeß zum Chirurgen geschickt wird. Es ist ja auch ein offenes Geheimnis, daß manche Ärzte — schon bei anderen kleinen Entzündungen — schnell und großzügig zur Spritze greifen und daß gelegentlich eine große Menge der verschiedensten Mittel injiziert werden, bis unangenehme Nebenerscheinungen bis zur bedrohlichen Leukopenie zum Absetzen der Medikamente zwingen. Manchmal wird der Feind — bei bedrohlichen Erscheinungen durchaus verständlich — mit der Penicillinspritze angegriffen und bekämpft, ohne ihn diagnostisch näher kennengelernt zu haben. Nun, manche Schönheitsfehler und Schatten werden wohl mit der Zeit verschwinden, freuen wir uns über die fortschrittliche neue Therapie der Osteomyelitis. —

In diagnostischer Hinsicht sind allerdings kaum Fortschritte erzielt worden. Gewöhnlich heißt es: Erreger der Osteomyelitis sind Staphylokokken und Streptokokken. Das stimmt nicht. Der Erreger ist nur der Staphylokokkus aureus haemolyticus. (Von einer Erkrankung des Knochenmarks durch Typhusbazillen usw., die mehr chronisch auftritt, sehen wir ab.) Wer Jahrzehnte gewohnt ist, auf akute Osteomyelitis verdächtige, ja überhaupt alle akuten, fiebernden Fälle bakteriologisch genau zu untersuchen, der weiß, daß die Osteomyelitis nur durch haemolysierende Traubenkokken verursacht wird. Unter bakteriologischer Untersuchung versteht man aber, daß bei dem fiebernden Pat. streng nach den Schottmüllerschen Vorschriften sofort am Krankenbett Blutagarplatten usw. gegossen werden, die gleich in den Brutschrank kommen. Sind nach 12—24 Stunden haemolytische Staphylokokken gewachsen, so liegt sicher — soweit natürlich eine Skeleterkrankung in Frage kommt — eine akute Osteomyelitis vor. Wenn auf der Blutplatte die zarteren, haemolytischen Streptokokken-Kolonien aufkommen, so sitzt der Sepsisherd — in Hinsicht auf das Skelet — im Gelenk oder in Sehnenscheiden usw., aber nicht iß Knochenmark. Wenn ein Patient an einer Streptokokkensepsis stirbt, wo alle Gefäße von Erregern überschwemmt sind, so wird man auch einmal aus dem Knochenmark Kettenkokken züchten können. Auch kann bei einer Osteomyelitis z. B. am Knie ein gelenknaher Herd ins Gelenk durchbrechen usw. Dies spricht aber in keiner Weise gegen das Gesagte, d. h. gegen die Feststellung des Sepsisherdes im Skeletbereiche: *Haemolytische Staphylokokken — Knochenmark* und auf der anderen Seite *haemolytische Streptokokken-Gelenk* usw.

Dies hat eine wichtige praktische Bedeutung. Nehmen wir z. B. folgenden Fall, der ziemlich häufig vorkommt: Ein kleines Kind ist akut fieberhaft erkrankt und in der Hüftgegend scheint etwas nicht in Ordnung zu sein. Die Blutkultur sagt uns am nächsten Morgen, ob es sich um einen Knochenherd um das Gelenk herum handelt oder ob eine Streptokokken- bzw. Pneumokokken-Infection des Gelenkes, die ja auch einmal zur Distensions-Luxation führt, vorliegt. Ebenso gibt uns ein Punctat bzw. die Kultur eines Punctates Auskunft, ob ein Knochenoder ein Gelenkprozeß primär besteht. Dieser wichtige Punkt scheint wenig oder kaum mehr beachtet zu werden, wie auch die klinische Bakteriologie leider etwas nach dem Auftreten der neuen Medikamente aus der Mode gekommen zu sein scheint, die aber auch sonst — von den vorliegenden Fällen abgesehen — über unklare Dinge Fingerzeige geben kann und wo auch die Möglichkeit zur Resistenzbestimmung besteht. Natürlich muß eine Blutentnahme sofort beim Eintreffen in eine Klinik gemacht werden, bevor Penicillin usw. gegeben wird, und es muß in Rechnung gestellt werden, wenn der Pat. draußen vorher schon Mittel eingespritzt bekommen hat.

Der Erregernachweis, der meist in 12—24 Stunden zu erbringen ist, ist für die Krankheitserkennung bei den schwer darniederliegenden und hochfiebernden Pat. am wichtigsten. Die Blutsenkungsgeschwindigkeit der roten Blutscheiben und die Leukozytenwerte sind (vor Einsetzen einer Therapie) erhöht. Falls der Sespisherd nicht zu versteckt liegt, finden wir eine schmerzhafte Schwellung des Skeletteiles. Die Sepsisherde liegen meistens in der Metaphysengegend der langen Röhrenknochen (entsprechend den Lexerschen Untersuchungen über die Arterienverteilung im Knochen), die sich als Markphlegmonen im Schaftteile ausbreiten. Die Metaphysen um die Kniegegend herum und am Oberarm sind bei der Staphylokokkeninfection bevorzugt. Der im Innern unter starkem Druck stehende Eiter dringt durch das verzweigte System der Haversschen Kanäle der Corticalis hindurch, greift auf die Beinhaut über, die dann vom Knochen abgehoben wird. Und es kommt dann zu den bekannten, entlastungsfordernden, subperiostalen Abscessen.

Im Vergleich zur Tuberkulose bietet die Sequesterbildung bei der Osteomyelitis etwas besonderes. Während bei der Tub. die im Innern entstehenden und porösen Sequester kaum von Bedeutung sind, spielen die harten, dicken, sich von den Schaftteilen abtrennenden Sequester bei der Osteomyelitis eine große Rolle für den weiteren Krankheitsverlauf. Für den Defect, den der Sequester am Schaft macht, liefert die Natur durch starke Wucherung der entzündlich gereizten Beinhaut (durch die Periostitis ossificans) einen oft mächtigen und breiten Ersatz. Die (lebende) Totenlade umgibt den toten Sequester. Die meisten erheblichen periostalen Knochenneubildungen zeigen gewöhnlich später auch starke, für die Diagnose wichtige Sklerosierungen. Ein ganz anderes Bild finden wir bei der Tub.; auch bei der Penicillinbehandlung ist offenbar bei Wegfall des entzündlichen Reizes die periostale Knochenneubildung nicht mehr so reichlich. Die Lösung der Sequester erfolgt oft sehr langsam. Wie weit die locale Penicillinbehandlung neben der parenteralen Wandel geschaffen hat, das läßt sich endgültig wohl erst in etwas späterer Zeit entscheiden. Bei der örtlichen Behandlung wird, wenn die Punctionen der subperiostalen Abscesse nicht ausreichen, meist in der Metaphysengegend des schwer erkrankten Röhrenknochens, ein Bohrloch gemacht, in das, sich festklemmend, ein Gummirohr in den Markraum eingeführt wird. Die Wunde um das Drainrohr wird geschlossen. Dann längere Zeit Penicillinspülung.

Jedenfalls sind schon eine Reihe von Fällen mitgeteilt worden, wo sich nach der Niederringung des eigentlichen Sepsisherdes doch noch an anderen Stellen des Skeletes chronische Knochenabscesse gebildet haben usw. — An kurzen und platten Knochen verläuft die Osteomyelitis meistens etwas milder und parenterale Penicillin-Gaben genügen; gelegentlich können hier kleine chirurgische Eingriffe unterstützend wirken. Über den weiteren Verlauf der ins chronische Stadium übergegangenen Osteomyelitis, die früher, besonders an den langen Röhrenknochen, die verschiedensten Complicationen bei jahrelangem Verlaufe gebracht hat, ist nicht näher einzugehen, da bei der neuen Behandlungsart kaum solche Nacherscheinungen erfreulicherweise mehr zu erwarten sind. Sequesterentfernungen durch Aufmeißelung der Totenlade, dann später Füllen von Höhlen mit Knochenspänen, Gipsplomben und Deckung mit Muskelstiellappen und Schluß der Wunde usw. unter Penicillinschutz werden selten nötig sein. Nur sei noch kurz über den ganz *chronischen Knochenabsceß*, der wohl nicht ganz verschwinden wird, berichtet. Dieser kann überall im Röhrenknochen sitzen, findet sich aber besonders in Gelenknähe z. B. am Knie: Es tritt ein steriler Gelenkerguß auf, dessen Ursache nicht klar ist. Bei der Röntgenuntersuchung wird dann eine runde Aufhellung festgestellt, die mit einem gutartigen Riesenzelltumor, einer Zyste usw. eine große Ähnlichkeit hat. Es hat sich also im Kniegelenk um einen sog. sympathischen Gelenkerguß gehandelt. Der Herd muß natürlich eröffnet werden. Meistens lassen sich in ihnen noch Staphylokokken nachweisen, die aber nicht mehr haemolysieren oder Degenerationserscheinungen aufweisen.

Der von Vielen stark betonte Ausdruck Brodie-Absceß für den chronischen Knochenabsceß dürfte zu entbehren sein. Er ist übrigens eigenartig aufgekommen. Der englische Chirurg BRODIE lebte von 1783—1862, er hat sich offenbar durch Abtrennung hysterischer Krankheitsbilder besondere Verdienste erworben. — Bei uns gab es früher nur einen chronischen Knochenabsceß (LEXER, PAYR). 1924 taucht plötzlich der „Brodie-Absceß" auf. Vorher hatte jemand in USA den Ausdruck gebraucht, indem er darauf hinwies, daß BRODIE (beinahe 100 Jahre früher) auf chronische Knochenabscesse hingewiesen hätte. Offenbar hat es sich vor allem um Fälle gehandelt, wo ein Typhus voraufgegangen war. Ohne die Verdienste von BRODIE schmälern zu wollen, so zeigt doch der Fall, daß es oft rein von Zufälligkeiten abhängt, daß ein sehr altes Ereignis, durch Referate importiert, bei uns zu einem mächtigen und beliebten Schlagwort wird, während es früher mit einem „chronischen Knochenabsceß" ebenso gut ging.

Kommen gelegentlich Bakterien in den Kreislauf, so werden sie glücklicherweise oft im Knochenmark usw. unschädlich gemacht, während es unter anderen Bedingungen zu den schwersten Krankheitsbildern kommen kann. Ist die Infection milde, so bildet sich vielleicht ein primär chronischer Absceß, der aber auch als Ableger einer anfänglichen akuten Osteomyelitis entstehen kann. Der eitrige Inhalt einer chronischen Knochenhöhle wird nach längerem Bestande bei sinkender Virulenz der Traubenkokken schleimig-serös. Dasselbe zeigt sich manchmal bei einem subperiostalen Absceß, aber ein besonderer Ausdruck hierfür: „Periostitis serosa oder albuminosa" ist wohl überflüssig. Die Wandung der Absceßhöhlen, die im R. B. runde Aufhellungen geben, ist gewöhnlich sklerotisch. Auch sonst sehen wir bei der chronischen O. die verschiedensten Verdickungen des Knochens (bei Sequestern, bei kleiner Granulationshöhle in der Cortex — gleich oder ähnlich einem Osteoid-Osteom ?), die zu einer mächtigen Stärke und Ausdehnung führen können. Das Besondere kann im einzelnen Falle kurz beschrieben werden; aber eine eigene Bezeichnung Osteomyelitis skleroticans ist wohl für dies recht vielseitige Gebiet nicht zweckmäßig. Wo ist die Grenze zu ziehen? Wenn jemand jene spindelförmigen Auftreibungen der langen Knochen mit den tiefsten Schatten im R. B., wo von keiner Seite ein Kernabsceß sich mehr nachweisen läßt und, wenn Lues usw. nicht in Frage kommt, den Ausdruck sklerosierende Osteomyelitis oder ähnliches gebraucht, so ist natürlich nichts dagegen einzuwenden. —

Schwierig ist die Diagnose der akuten Osteomyelitis der Wirbelsäule, wo eine Einwirkung verschiedener Art auf das Rückenmark bestehen kann. Mancher Fall ist als Typhus, Meningitis usw. zu Ende gegangen. Wichtig daher die sofortige Blutaussaat bei unklaren Fällen! — Ist der Sepsisherd im Bogenteil eines Wirbels (was vergleichsweise gegenüber der Tuberkulose häufiger vorkommt) gelegen, so wird die Erkrankung leichter zu erkennen sein. Anders, was häufiger ist, wenn der Wirbelkörper erkrankt ist. Im Röntgenbilde ist natürlich in den ersten Wochen nichts Besonderes zu sehen. Fälle, die das akute Stadium überstanden haben und chronisch geworden sind, nehmen beinahe einen tuberkulösen Charakter an. Senkungsabscesse, die kalten Abscessen ähneln, streben der Oberfläche zu, sie unterscheiden sich von tuberkulösen Senkungen dadurch, daß sie in Darm und Blase durchbrechen können. Wenn es später — Jahre seit dem acuten Stadium liegen oft dazwischen — zu Recidiven, zum Durchbruch von Abscessen und zur Fistelbildung kommt, so werden sie sehr häufig für Tuberkulose gehalten. Röntgenbilder mit Blockwirbelbildung zeigen aber im Gegensatz zur Tuberkulose starke Sklerosierungen der früher erkrankten Wirbel. (Siehe auch Abb. im ,,Chirurg`` 1932, S. 473.) Ein negativer Ausfall des Meerschweinchen-Versuches mit Fistelleiter spricht dann ebenfalls für eine chronisch gewordene Osteomyelitis der Wirbelsäule. Siehe ferner Osteomyelitis der Wirbelsäule nach paravertebraler, lumbaler Injection.

Osteomyelitis der Wirbelsäule nach paravertebraler Injection in den lumbalen Grenzstrang.

ERB hat (1948/49) eine eigenartige Wirbelsäulenerkrankung beschrieben: Ein 32jähriger Mann, der im Kriege eine Granatsplitterverletzung des linken Oberschenkels erlitten hatte, erkrankte akut mit Kreuzschmerzen und Fieber (38⁰), das wochenlang anhielt und den Patienten bettlägerig machte. Zunächst war an der Wirbelsäule im R. B. keine Veränderung nachzuweisen. Etwa nach einem halben Jahr, als der Zustand des Pat. sich gebessert hatte, aber noch eine schwere Steifheit der Wirbelsäule bestand, wurde folgender R. B. erhoben: Vom 9. Brust- bis 4. Lendenwirbel war die Säule in gleicher Form verändert. Die Zwischenwirbelräume waren stark verschmälert, und die anliegenden Wirbelteile, besonders also die Deckplatten usw., waren stark verunstaltet und zum Teil angenagt. (Pat. hatte von 1,74 m auf 1,68 m an Größe abgenommen.) Auffällig war noch im R. B. die starke Sklerosierung der Wirbel, besonders an den oberen und unteren Partien jedes Wirbels (also erst nach halbjährigem Bestehen der Erkrankung). Nach eingehender Betrachtung der Dinge kommt ERB zu dem Schlusse, daß es sich offenbar um eine subakute, blande verlaufende Osteomyelitis gehandelt hat und daß — was sehr wichtig ist — es sich wohl um die Folge einer (nicht ganz einwandfreien) lumbalen Sympathicusblockade gehandelt hat. Denn der Pat. war 4 Stunden nach einer Injection, die vorher in einem anderen Krankenhaus gemacht war, akut erkrankt.

Von anderer Seite wurde eine andere Erklärung gegeben, da es sich um einen Pat. mit einer Endangiitis gehandelt hat. (Übrigens steht in der ersten Mitteilung, daß das Krankheitsbild ohne das Hinzutreten einer weiteren Schädigung akut aufgetreten sei. — Erst in einer späteren Mitteilung, wo der Fall noch einmal wieder angeführt wird, ist angegeben, daß der Pat. nach einer zweiten lumbalen Injection akut erkrankte.) Es wird nun angenommen, daß die Endangiitis obliterans, wie bekannt, nicht nur an den Beinen auftritt, sondern daß auch sonst überall, auch im Bereich der Wirbelsäule die Gefäße schwer verändert sein können. Die lumbale Injection soll dann die auslösende Ursache dafür gewesen sein, daß die Endangiitis obliterans eine Degeneration und Nekrose der Bandscheiben usw. herbeigeführt hat. Es wird von einer akuten Osteochondrose gesprochen. Nun paßt „akut" schlecht zu Degenerationserscheinungen!

Inzwischen sind auch andere Fälle bekannt geworden, bei denen nach der Grenzstrangblockade akut Kreuzschmerzen, zum Teil hohes Fieber und Bauchauftreibungen mit Ileussymptomen aufgetreten sind und bei denen keine Endangiitis obliterans vorlag. Gewöhnlich zeigte das Krankheitsbild in den ersten 2 Monaten im R. B. nichts Auffälliges an der Wirbelsäule. Später fand man die schon von ERB geschilderten Wirbelveränderungen, nur in verschiedener Ausdehnung (wenige Wirbel oder bis zu 13 Wirbeln). Dies hängt wohl (auch in bezug auf die Bauchsymptome) davon ab, ob die (nicht keimfreie) Flüssigkeit oberhalb oder unterhalb der Beinhaut, der Bänder usw. sich ausgebreitet hatte. — ZIEGLER, der auf dem vorliegenden Gebiete klärende Beiträge gebracht hat, teilt zum Abschlusse noch 2 amerikanische Fälle mit, bei denen aus einem Punctat Reinkulturen von Staphylokokken gezüchtet worden sind. (Leider ist nicht näher mitgeteilt, ob es sich um den Staphylokokkus aureus haemolyticus oder eine andere Wuchsform gehandelt hat.) Man hat daher auch mit Recht gesagt, daß eine „Spondylosis chondromalacia" wie auch eine „akute Osteochondrose" keine Berechtigung hat. ERB hat von vornherein das Richtige erkannt, daß es sich um die Entstehung einer subakuten Osteomyelitis gehandelt hat, hervorgerufen durch die paravertebrale Injection. Daraus ist der wichtige Schluß zu ziehen, daß, wenn wieder einmal ein solcher akuter Zwischenfall nach einer lumbalen Einspritzung eintreten sollte, sofort eine Behandlung mit Penicillin usw. einsetzen muß.

Osteonephropathie s. „Renale Rachitis".

Osteo-onycho-Dysplasie s. Turner-Syndrom.

Osteopathia fibrosa generalisata (wohl überflüssig) s. Ostitis fibrosa gen.

Osteopathia hyperostotica skleroticans (überflüssig) s. Marmorknochenkrankheit.

Osteopathia hyperostotica (skleroticans) multiplex infantilis s. Camurati-Engelmann.

Osteopathia hyperostotica (überflüssig) s. Melorheostose.

Osteopathia hypertrophicans (wohl überflüssig) s. Bamberger-Marie.

Osteopathia juvenilis necroticans (überflüssig) s. Perthes u. Köhler.

Osteopoikilie (gr. poikílos = bunt, gefleckt). Knochenfleckigkeit.

Symmetrisch finden sich etwa reiskorngroße, ovale oder rundliche Flecken im Röntgenbilde über das Skelet zerstreut. (Schädel, Wirbel, Schaftteile der Röhrenknochen sind meist weniger betroffen.) Manchmal können Flecke im Lauf des Lebens verschwinden und neue wieder auftreten. Keine Knochenbrüchigkeit oder sonstige Erscheinungen. SCHMORL hat nachgewiesen, daß die fleckartigen sog. Compacta-Inseln nicht aus compactem Knochen im engeren Sinne bestehen, sondern es handelt sich um eine Insel eng zusammengedrängter Knochenbälkchen. — Wir haben es mit einer harmlosen, erblichen Abweichung der Knochenstruktur zu tun; meist wird die Knochenfleckigkeit ganz zufällig erst beim Röntgen entdeckt. Eine sehr seltene Form ist die sog. Streifenform der Osteopoikilie. — Da

ALBERS-SCHÖNBERG die genannten Knochenveränderungen zuerst näher beschrieben hat (1915), so sprechen manche hier auch von einer Albers-Schönbergschen Krankheit. Es ist aber wohl besser, um Verwechselungen zu vermeiden, den Namen nur bei der Marmorknochen-Erkrankung mit zu gebrauchen.

Osteoporose. Knochenatrophie. Knochenschwund.

Eine allgemeine Osteoporose ist nach klinischer, röntgenologischer und pathologisch-anatomischer Auffassung durchaus nicht gleich. So stellt sich im R. B. eine Osteomalacie als eine Osteoporose dar, weil osteoides Gewebe für Röntgenstrahlen durchlässig ist. Die Ursachen einer allgemeinen Osteoporose sind recht verschieden: Ein langes Krankenlager, das alternde Skelet, einheimische Sprue, Cushingsche Krankheit (Ursache in der Hypophyse oder in der Nebennierenrinde ?), Acidose mit Raubbau am Calciumschatz der Knochen usw. Leider erfahren „Knochenatrophie" und „Osteoporose" nicht immer die gleiche Abgrenzung.

Die Knochenatrophie kann sowohl eine Osteoporose der Spongiosa und der Compacta ohne Veränderung der Knochenform, als auch eine Knochendestruction sein. Nicht selten kommen in verschiedener Stärke auch beide zugleich vor. — Der Pathologe stellt häufig der „einfachen Knochenatrophie", zu der er allerdings auch die Druckatrophie rechnet, einem „Knochenschwund unter Auflockerung (Osteoporose)" gegenüber, wo der Knochen ungleichmäßig abgebaut wird usw. Jedenfalls ist für den Praktiker der übergeordnete Ausdruck Knochenatrophie immer richtig. (S. Kritik über Osteolyse!) Der Knochenanbau kann gestört sein oder der Knochenabbau ist gesteigert durch Vermehrung und vermehrte Tätigkeit der Osteoklasten.

Nun, nach den modernen Forschungen des Mineralstoffwechsels (besonders von ALBRIGHT u. A.) wird die Anschauung vertreten, daß bei der Osteoporose, die streng von der Osteomalacie zu trennen ist, der Anbau neuen Knochens verringert ist, während der physiologische Abbau ständig weitergeht. Der Mineralstoffwechsel ist nicht gestört. Ursache soll eine Inaktivität der Osteoblasten (bei etwaigen hormonalen Störungen) oder ein Eiweißmangel sein. Bei der Osteomalacie ist der Stoffwechsel gestört: die eiweißartige Knochengrundsubstanz wird reichlich angesetzt, aber es fehlt Calcium zur Härtung des weichen Osteoids. — Tritt eine allgemeine Osteoporose mehr selbständig als Krankheitsbild hervor, so spielt die Hauptrolle die Wirbelsäule (s. Osteoporose der Wirbelsäule). Bei einer reinen Osteoporose (Anbaustörung) handelt es sich um etwas Quantitatives. Die Zahl der Knochenbälkchen ist verringert und die Bälkchen selber sind schwächer. Die Haversschen Kanälchen der Compacta sind erweitert. — Neben der allgemeinen Osteoporose steht das große Gebiet der umschriebenen, meist begleitenden Osteoporosen. Man denke nur an eine Tuberkulose des Hüftgelenkes od. dgl. Da hier destruierende Prozesse mit hineinspielen, so wird man lieber von Knochenatrophie sprechen.

Osteoporose der Wirbelsäule (osteoporotische Kyphose) — Ferner die **Alterskyphose.**

Eine Osteoporose der Wirbelsäule gehört mit zum Bilde mancher Erkrankung, Morbus Cushing usw. In der Wirbelspongiosa sind die Knochenbälkchen dünner und an Zahl geringer. Im Röntgenbild ist die Schattendichte sehr gering, oft hochgradig schwach: ein „gläserner" Wirbelschatten hat oben und unten als stärkere Kontur die knöcherne Randleiste nach SCHMORL. (Erst wenn der Kalkgehalt des Knochens um 15—30% abgenommen hat, soll dies im Röntgenbilde sich auswirken!) Im Bereich der normalen Brustkyphose, wo der Belastungsdruck mehr vorne liegt, sinken bei der Osteoporose die schwachen Wirbelkörper vorne keilförmig zusammen. Die Kyphose mit ihrem Scheitel am 6. und 7. Brustwirbel wird dadurch stark vermehrt. SCHMORL nennt dieses die „osteoporotische Kyphose".

Im Lenden- und auch unterem Brustteile, wo der Belastungsdruck mehr auf die Gegend des Nucleus pulposus ausgeübt wird, sacken die schwachen Wirbel platt oder etwas keilförmig zusammen, wenn die Zwischenwirbelscheiben, wie so häufig, degeneriert sind. Wenn aber im Lendenteil die Bandscheiben noch gesund sind und ihren vollen elastischen Innendruck noch haben, so drücken sie oben und unten in die anliegenden mürben Wirbelkörper eine bogenförmige Delle ein. Es entstehen so die sog. Fischwirbel. Die Osteoporose, bei der nach POMMER der Knochenanbau (bei normal weitergehendem Abbau) vermindert ist, kann auch schon mit 40—50 Jahren einsetzen, wenn besondere Ursachen vorliegen: verzehrendes Krankenlager, ungenügende vitamin- und kalkarme Ernährung, frühzeitiges Altern usw. — Mühsam und gebeugt am Stock gehen die Kranken mit ihren Rückenbeschwerden. Sie werden meistens arbeitslos, wenn nicht eine energische Allgemeinbehandlung einsetzt. Nach ALBRIGHT werden Sexualhormone (Testoviron usw.) gegeben, die bei Frauen sehr günstig wirken und vor allem sehr bald die Schmerzen nehmen sollen.

Dort, wo die osteoporotische Kyphose im normalen Kyphosebereich entsteht, dort entwickelt sich auch die *Alterskyphose*. Es handelt sich aber um einen ganz anderen Vorgang. Hier haben wir keine Schwäche des Knochens, sondern das Wesentliche spielt sich im vorderen Teil der Bandscheiben ab. Es finden sich hier sichelförmige Risse, und die verhältnismäßig noch kräftigen Wirbelkörper zerreiben und zermürben den vorderen Teil der Bandscheibe. Also die Bandscheiben — und nicht, wie bei der osteoporotischen Kyphose, die Wirbelkörper — sinken vorne zusammen und sind schmäler. Die an den vorderen Spalt grenzenden Knochenteile zeigen in frischen Fällen sklerotische Veränderungen: In die vordere Lücke wuchert anstelle der untergegangenen Bandscheibenteile Bindegewebe, das dann meistens verknöchert, so daß bei älteren Fällen mehrere Wirbelkörper an der konkaven Krümmung knöchern verschmolzen sind, während dahinter die hinteren Teile der Bandscheiben gut erhalten sind. Die *Alterskyphose*, die eine Zunahme der normalen Brustkyphose bedeutet, ist etwas anderes in Entstehung und Befund als die an der gleichen Stelle gelegene „osteoporotische Kyphose". Beide Prozesse können sich im Alter auch überschneiden.

Osteosis condensans (überflüssig) s. Melorheostose.

Osteosis eburnisans monomelica (überflüssig) s. Melorheostose.

Osteopetrosis (überflüssig) s. Marmorknochenerkrankung.

Osteopsathyrosis (überflüssig) s. Osteogenesis imperfecta.

Osteosklerosis fragilis generalisata (überflüssig) s. Marmorknochenerkrankung.

Osteosklerose, umschriebene, bandartige s. Melorheostose.

Ostitis condensans disseminata (überflüssig) s. Osteopoikilie.

Ostitis deformans. Paget.
Es ist noch nicht allzu lange her, daß Uneinigkeit darüber herrschte, ob der Paget von der Recklinghausenschen Knochenerkrankung zu trennen sei oder nicht. Kliniker sahen Unterschiede, während Pathologen wie CHRISTELLER entgegengesetzter Meinung waren, bis SCHMORL im feingeweblichen Bilde auf die sog. Mosaikstruktur als Sonderheit bei der Ostitis deformans hinwies. — Inzwischen sind in klinischer Hinsicht weitere Fortschritte gemacht, so daß zwischen beiden Erkrankungen eine scharfe Trennungslinie zu ziehen ist. Während bei der Osteodystrophia fibrosa gen. in Verbindung mit einer Geschwulst der Nebenschilddrüse eine erhebliche Störung des Mineralstoffwechsels besteht, so liegen bei der Ostitis deformans sowohl im Blute wie auch hinsichtlich der Nierenausscheidung normale Verhältnisse vor. Es handelt sich also um keine Systemerkrankung.

Sie betrifft mehr ältere Männer. Da der Knochenumbauprozeß der Ostitis deformans, die eine chronische, unspezifische Entzündung unbekannter Ursache darstellt, sich meist Jahrzehnte hinzieht, und da die Kliniker gewöhnlich nur voll ausgebildete Fälle zu sehen bekommen, so werden die ersten Anfänge des Leidens meistens ganz erheblich früher eingesetzt haben. Die Kranken klagen manchmal über Schmerzen rheumatischer Art. In vielen Fällen sind offenbar die Beschwerden sehr gering, sonst würden die Pat. auch wohl schon früher einen Arzt aufgesucht haben, als bis sichtbare Knochenveränderungen aufgetreten sind. Es wären sonst auch gar nicht die verschiedenen Beobachtungen zu verstehen, die von klinischer und von seiten der Pathologen gemacht sind. Dem Kliniker fällt gewöhnlich ein verbogenes Schienbein, Schädelveränderungen od. dgl. auf, während SCHMORL bei seinen systematischen Untersuchungen das Kreuzbein und die Wirbelsäule am häufigsten (56% bzw. 50% der Fälle) erkrankt findet, während die Tibia erst an 9. Stelle und der Schädel erst an 4. Stelle steht. Der eigenartige schleichende Knochenumbau beginnt mehr im Innern der langen Röhrenknochen, wo zunächst mehr Knochen abgebaut wird. Beim Wiederaufbau des Knochens wird nun nicht eine normale Spongiosa mit zarten, wohlgeordneten Knochenbälkchen gebildet, sondern ein grobes Balkenwerk mit größeren Löchern und Lücken. Dasselbe geht an der Compacta vor sich. Hier wird dann der Knochen breiter und plumper, aber nicht etwa fester. Es bildet sich ein durch unregelmäßige Poren aufgelockertes grobes Gerüst. Im R. B. sieht man an diesen Knochen eine „grobsträhnige" Zeichnung.

Im R. B. finden sich auch die Verbiegungen der breiten Knochen der unteren Extremitäten, bedingt durch statische Momente. An dem Scheitel der Krümmung usw. finden sich nicht selten frakturartige Spalten, Vorgänge, die offenbar in das Gebiet der Looserschen Umbauzonen (s. diese) gehören und wieder ausheilen können. Immerhin gibt es auch bei der Ostitis deformans spontane Fracturen des oft bimssteinartigen Knochens. Die Gelenkbeweglichkeit bleibt durchweg gut. An den Wirbeln hat auch SCHMORL eine dichte kastenartige Umrandung der Wirbelkörper festgestellt, die im R. B. gut zu sehen ist: In einem schatten-starken Rahmen stehen senkrecht die an Zahl geringeren, aber gröberen, unregelmäßigen Stützpfeiler. Manchmal zeigt auch ein Wirbel eine völlige Verschattung (ein „Elfenbeinwirbel"). — Wenn eine Ostitis deformans z. B. am Schienbein festgestellt ist, und man dann vorschriftsmäßig nicht nur den Schädel, sondern auch andere Skeletteile röntgt, so kann man zu seiner Überraschung oft eigenartige Befunde erheben. Man findet z. B. an einem Röhrenknochen keine sklerotischen Zeichnungen, sondern in dem etwas porösen Knochen liegt in der Metaphysengegend eine eiförmige, scharf umschriebene Aufhellung. Wer nur ein solches Röntgenbild beurteilen sollte, der würde kaum die Diagnose Paget stellen. Offenbar handelt es sich hier um ein frühes Stadium, wo vielleicht nach einem Abbau nur osteoides Gewebe wieder angebaut ist, das dann erst allmählich später in die grobmaschig-strähnige Sklerose umgebaut wird.

Man muß sich auch sonst nicht wundern, wenn man neben groben Knochenverdichtungen auch einmal unregelmäßig aufgehellte Bezirke vorfindet. Hierher gehören auch die von SCHÜLLER beschriebenen Fälle des Frühstadiums, wo sich oben in der Kuppel des Stirn- und Scheitelbeines umschriebene Aufhellungen im R. B. finden. Das R. B. täuscht durch die verschiedenen Aufhellungen oft eine Osteoporose vor, es handelt sich aber um einen jungen Paget. Weiß spricht daher von „kalklosen oder kalkarmen Umbaufeldern". Der Befund am Schädel ist nach dem jeweiligen Stadium der Krankheit recht verschieden. Die Dicke des Schädels nimmt langsam zu (die Pat. müssen im Laufe der Jahre sich immer weitere Hüte anschaffen), und sie kann ganz erhebliche Grade erreichen.

Die Veränderung des ganzen Schädels als *Leontiasis ossea* zu bezeichnen, ist wohl nicht richtig und auch überflüssig. Diesen Ausdruck sollte man auch nur für die von VIRCHOW beschriebene, sehr seltene Erkrankung gebrauchen: Die Leontiasis ossea faciei betrifft eine langsame sklerotische Vergrößerung des Gesichtsschädels, die in der Jugend beginnt und um das 20. Lebensjahr gewöhnlich zum Stillstand kommt. Im Vergleich zu anderen Knochenerkrankungen kommt es beim Paget ziemlich häufig zu einer Sarkombildung, auch multicentrisch. — „Ostitis fibrosa" (klinisch völlig überflüssig).

Dieser Ausdruck ist von Unklarheiten und von Irrungen umwoben. Wenn z. B. eine Staphylokokken-Osteomyelitis in das chronische Stadium übergegangen ist, so können gewisse Weichteilbezirke des Knochens fibrös umgewandelt werden. Dies stellt gewissermaßen als letzte Instanz der Pathologe fest. Ähnliches kann sich auch in den Randpartien von Knochengeschwülsten u. dgl. finden. Wo bei einer Systemerkrankung eine allgemeine fibröse Umwandlung stattfindet, wird klinisch auch das Beiwort „fibrös" gebraucht. Das aus früherer Zeit stammende Wort Ostitis fibrosa allein hat klinisch keine Bedeutung mehr. Es ist in folgende Begriffe aufgespalten: gutartige Riesenzellgeschwulst, isolierte Knochenzyste Jugendlicher, Ostitis fibrosa generalisata von Recklinghausen, Ostitis deformans Paget, fibröse Knochendysplasie, sog. renale Rachitis bzw. renale Knochenmalacie.

Der praktische Arzt, der keine Zeit hat, sich hier in feinere Unterschiede zu vertiefen, hält eine festgestellte Knochenveränderung für gutartig. Gegenüber einer bösartigen Geschwulst wählt er dann gerne den weiten und verschwommenen Ausdruck Ostitis fibrosa, der leider ziemlich fest sitzt, der irre leiten kann, der aber hoffentlich allmählich verschwinden wird. Ausgerottet sollte aber der Ausdruck Ostitis fibrosa localisata werden, zumal er den Eindruck erwecken könnte, daß ein gutartiger Riesenzelltumor in eine Ostitis fibrosa generalisata übergehen könnte. Einige Forscher spielen allerdings mit diesem Gedanken. Dieses kommt meistens vermutlich daher, daß man einen angenommenen isolierten gutartigen Riesenzelltumor operiert hat und daß dann nach Jahr und Tag eine Ostitis fibrosa generalisata festgestellt wird. Wenn man von vornherein eine genaue klinische Untersuchung mit Prüfung des Mineralstoffwechsels usw. vorgenommen hätte, so hätte man wohl schon im Anfang eine Recklinghausensche Knochenkrankheit diagnosticieren können.

Ostitis fibrosa disseminata (unzweckmäßig und überflüssig) s. fibröse Knochendysplasie.

Ostitis (Osteodystrophia) fibrosa generalisata. — v. RECKLINGHAUSEN.
Sie ist streng zu trennen von der Ostitis deformans, Paget (s. diese). Die Ostitis fibrosa gen. zeigt in ausgesprochenen Fällen folgende 3 Dinge: einen gesteigerten Knochenabbau bei fibröser Markumwandlung, oft mit Hinzutreten von gutartigen Riesenzellgeschwülsten und Knochenzysten; einen gestörten Kalk- und Phosphorstoffwechsel und drittens ein Nebenschilddrüsen-Adenom. Es besteht eine stark vermehrte Ausscheidung von Kalk und Phosphat durch den Harn. Calcium ist auch im Serum vermehrt (normalerweise 9—11 mg-%), während der anorganische Phosphor (normaler Wert 2,5—4,5 mg-%) verringert ist. Besonders die erhebliche Phosphatausscheidung führt zu einer Nierenschädigung, indem sich kleinste Steinchen (Mikrolithen) in den Sammelkanälchen des Pyramidenbereiches bilden.

Die Recklinghausensche Knochenerkrankung, die also eine Systemerkrankung ist, wird mehr bei Frauen als bei Männern beobachtet. Nach den Zusammenstellungen von REISCHAUER ist vom 5. Lebensjahrzehnt an das weibliche Geschlecht weit überwiegend befallen. Die Anfangssymptome sind meistens unklar und schwer zu deuten: Abgeschlagenheit, gelegentliches Reißen in den Knochen, Gehschwäche usw. Manchmal führt eine pathologische Infraction oder Fractur zuerst zur Diagnose hin. In solchen, mehr vorgeschrittenen Fällen, sehen wir im R.B. eine diffuse verwaschene Zeichnung mit kleinfleckigen Aufhellungen, bei sehr dünner Corticalis an den langen Röhrenknochen. Manchmal werden an den Gelenkenden verschieden große, umschriebene Bildaufhellungen gefunden, die von Zysten oder Riesenzellgeschwülsten herrühren, welche mehr als Beiwerk bei der O. zu betrachten sind. Letztere können aber auch im Kiefer, in den Wirbeln usw. vorkommen. Verdickungen des Schädeldaches zeigen feine helle Partien neben Verschattungen; aber alles ist meistens zarter als die grobe Zeichnung bei dem Paget. Immerhin bleibt die Entscheidung oft schwierig, es kommt darauf an, auf welches Stadium der Erkrankung man gerade trifft. (Vor allem Prüfung des Mineralstoffwechsels!)

Manchmal ist das Rumpfskelet ausgesprochen mehr befallen. Wenn hier aber noch keine auffälligen klinischen Erscheinungen bestehen und es wird zufällig ein sog. isolierter gutartiger Riesenzelltumor, z.B. an einem kleinen Röhrenknochen, festgestellt und operiert, so kann die Systemerkrankung übersehen werden, die dann später oft erst von einer anderen Seite entdeckt wird. (Also immer den Mineralstoffwechsel prüfen!) Wenn vornehmlich die Gliedmaßen befallen werden, so kommt es oft zu Verbiegungen, zu Infractionen und Fracturen der Knochen, so daß die Pat. gehunfähig und völlig bettlägerig werden. — Diese können aber wieder arbeitsfähig werden, wie dies MANDL schon durch seine erste Operation durch Exstirpation eines Epithelkörperchentumors, der auch an ganz atypischer Stelle liegen kann, gezeigt hat. Einige, vor längerer Zeit operierte Fälle (von GÖTZE, v. REDWITZ, HELLNER u. a.) können als Dauerheilungen angesehen werden. Sonst werden aber weitgehende Besserungen erreicht. Einige Pat. sterben aber noch an Nierencomplicationen, die zur Zeit der Operation wohl schon irreparabel waren (s. auch „Chirurg" **23**, 272, 1952).

Gleich nach der Exstirpation eines Adenoms tritt oft eine Tetanie mit Hypocalcaemie und verschiedenen Nervenerscheinungen auf, also das Gegenteil einer Ostitis fibrosa gen. (bei chronischer Tetanie auch diffuse Knochenverschattungen durch vermehrte Kalkablagerung). Es muß daher A.T. 10 je nach Änderung der Stoffwechsellage gegeben werden. Wenn auch das Epithelkörperchen-Adenom eine große Rolle spielt, so ist man sich über das eigentliche Primäre des Geschehens noch nicht einig. Vornehmlich die Amerikaner nehmen als eigentliche Ursache die Geschwulst der Nebenschilddrüse an und sprechen einfach von einem primären Hyperparathyreoidismus (Tierexperimente mit dem von COLLIP zuerst isolierten Parathyreoidhormon, kurz Parathormon, spielen hier mit hinein).

Forscher, die sich besonders mit diesen Dingen beschäftigt haben (HELLNER, REISCHAUER), sind aber in ihrem Urteile vorsichtiger. Sie meinen, es könnte auch so sein, daß eine Stoffwechselstörung (mit Acidose) das Adenom verursacht hat, das dann allerdings später sehr über das Ziel hinausschießt. Unter einem sekundären Hyperparathyreoidismus verstehen besonders die Amerikaner eine Hypertrophie der 4 Epithelkörperchen, die helfend und ausgleichend einspringen, wenn bei einem Nierenleiden die Phosphatausscheidung usw. stark gehemmt ist, die dann durch gesteigerte Hormonausscheidung der Nebenschilddrüsen (vorübergehend) gebessert werden kann. Zu dem sekundären Hyperthyreoidismus rechnet man z. T. auch die sog. „renale Rachitis" (s. diese) und auch „renale Osteomalacie" (s. hierüber auch „Chirurg" 1952 S. 272). Was die Benennung der Recklinghausenschen Knochenerkrankung betrifft, so kann die eingefahrene und geläufige „Ostitis" wohl beibehalten werden, wenn auch „Osteodystrophia" passender wäre. Wenn einfach von Recklinghausenscher Krankheit gesprochen wird, so ist es wohl besser, hier Recklinghausensche Knochenerkrankung zu sagen, da sonst

Verwechslungen mit der Neurofibromatosis (Neurinomatosis) vorkommen, die auch Recklinghausensche Krankheit benannt wird und bei der auch besondere Knochenveränderungen vorkommen (s. diese).

Ostitis fibrosa localisata (leider noch immer gebraucht, muß als irreführend ausgeschaltet werden) s. Riesenzellgeschwulst, gutartige und „Ostitis fibrosa".

Ostitis multiplex cystoides (Jüngling) s. Boecksche Krankheit.

Ostitis pubis, nach retropubischer Prostatektomie.

Als die Millinsche Operation sich mehr und mehr durchsetzte, da kam hier und dort als hinkender Bote eine nicht gleichgültige Complication, die Ostitis pubis, hinterher. Etwa 3—4 Wochen nach der Operation, manchmal auch noch viel später, klagen die Pat. unerwartet über Beschwerden in der Gegend der Schambeinfuge. Unter mäßigem Fieber und bei einer Druckempfindlichkeit jener Gegend nehmen die Beschwerden langsam zu und die Pat. empfinden besonders starke Schmerzen bei Anspannung der Bauchmuskeln und beim Bewegen der Beine, und zwar besonders beim Auswärtsspreizen der Beine. Das Röntgenbild zeigt zunächst keine Veränderungen an den Beckenknochen. Aber nach einigen Wochen findet man im R. B. starke Aufhellungen in den Schambeinen, die z. T. unregelmäßig-fleckförmig aussehen. Die Pat. sind unfähig zu gehen, manchmal zeigen sich Reizerscheinungen im Gebiet des N. obturatorius.

Nach einem längeren Krankenlager, das ja gerade meistens ältere Leute betrifft, klingt allmählich der Prozeß ab, und auch im Röntgenbilde tritt wieder eine normale Knochenstruktur auf. Die entzündlichen Vorgänge sind durch Sulfonamide und Penicillin nicht zu beeinflussen. (Offenbar kommen als Erreger die Gram-negativen-Bakterien, mit geringer Virulenz, wie Proteus usw. mit Staphylokokken in Frage.) Über die Ätiologie der chronisch verlaufenden Knochenentzündung ist man sich nicht einig. Die meisten Forscher sind allerdings der Meinung, daß bei dem retro-pubischen Vorgehen, das meistens bei inficiertem Harne geschieht, sich Quetschungen der Weichteile und Knochen, und gegebenenfalls auch kleine, bis auf den Knochen gehende Nadelstichverletzungen kaum vermeiden lassen. Je behutsamer und schonender im retro-pubischen Raume gearbeitet wird, je weniger sieht man eine Ostitis pubis auftreten. Eine Reihe Forscher geben auch an, daß sie in der ersten Zeit (also bei der Umstellung auf die neue Operationsart) wohl einige Fälle von Ostitis pubis beobachtet, später aber keine oder kaum mehr solche Complicationen gesehen haben.

P.

Pacchionoblastome s. bei Osteomen und Meningeom-Hyperostosen.

Paget s. Ostitis deformans.

Panostitis pubis (überflüssig) s. Ostitis pubis.

Paradentose s. Zahn- und Kieferentzündungen.

Parathormon s. Ostitis fibrosa generalisata.

Paravertebrale Injektion s. Osteomyelitis der Wirbelsäule nach usw.

Parostale Sarkome. Sarkome, in Knochennähe entstanden.

In den Weichteilen des Unter- und Oberschenkels finden sich spindelförmige, meist gut abzutastende Geschwülste, die, an den Knochen heranwachsend, mit diesem mehr oder weniger innige Verbindungen eingehen. Die Geschwülste nehmen ihren Ursprung von bindegewebigen Septen oder Fascien.

Wenn die Diagnose der Probeexcision Fibrosarkom lautet, so ist von Wichtigkeit, ob die Geschwulst sehr zellreich und wenig ausdifferenciert ist, oder ob das

Fibröse überwiegt. Das Sicherste ist immer die sofortige Amputation. Wenn der Tumor gut ausdifferenciert ist, der Knochen nur eine glatte seichte Druckdelle zeigt und der Pat. die Einwilligung zur Amputation noch nicht gibt, so soll man eine gründliche Radikaloperation dieser meist mit einer Kapsel versehenen Geschwulst machen. Bei den geringsten Erscheinungen eines Recidivs muß aber auf eine Amputation gedrungen werden. Wenn ein Fibrosarkom noch nicht zu sehr ausgedehnt ist und der Knochen noch nicht usuriert ist, so ist die Prognose nach einer Amputation im allgemeinen viel günstiger als bei dem primären osteogenen Sarkom. Die Aussichten sollen infaust sein, wenn eine Probeexcision ergibt, daß dem Fibrosarkom auch noch Nervenelemente beigemischt sind.

Parulis s. Zahn- und Kieferentzündungen.

Periarthritis humero-scapularis. Schmerzhafte Schulter.

Wenn der Arm im Schultergelenk gehoben wird, so gibt bei vielen Bewegungen der Schultergürtel die mitwirkende Hilfstellung ab; beim Heben des Armes über die Horizontale spielt das Schulterblatt eine Hauptrolle. Wenn alle die verwickelten Excursionen im freiesten Gelenke des Körpers reibungslos und schmerzfrei ablaufen sollen, so müssen die aneinander vorbeilaufenden Gewebeschichten und Spalten Gleitmittel erhalten. Diese sind in den reichlich vorhandenen Schleimbeuteln jener Gegend gegeben. — Der große, unter dem Deltamuskel gelegene Schleimbeutel und die Bursa subacromialis, die sich beide ganz in der Nähe des äußeren Teiles des Oberarmkopfes befinden, spielen eine große Rolle. Wenn in all den Stopf- und Schmierbüchsen Störungen auftreten, so können die verschiedensten Gänge der Schultermaschine nicht ordentlich ablaufen. Blutige oder seröse Ergüsse nach einer heftigen Schulterverrenkung, entzündliche Einflüsse verschiedener Art, Ernährungsstörungen bei Gicht, Diabetes usw. wie auch das Zusammentreffen mehrerer Ursachen, die die Schleimbeutel und deren Umgebung treffen, bringen Störungen des Bewegungsablaufes in der Schulter. So kann es auch einmal zu Verkalkungen von Schleimbeuteln kommen.

Untersuchungen haben aber gezeigt, daß jene elliptischen, leicht gebogenen strukturlosen Schatten, die im Röntgenbilde außen oben den Kopfschatten begleiten, gewöhnlich nicht die vielgenannte Bursitis calcarea ist, sondern daß hier eine andere, manchmal verkalkende Ursache vorliegt. Es hat sich nämlich herausgestellt, daß jene Kalkschatten im Bereich der Sehne des Supraspinatus liegen. Der Musculus supra- und infraspinatus, teres minor usw. haben eine sehr wichtige Funktion beim Erheben des Armes. Wenn der Deltamuskel den Arm hochheben soll, so muß dieser sich in der Gelenkpfanne sicher anstemmen. Dieses besorgen die genannten Muskeln, die mit ihren Sehnen am Tuberculum majus ansetzen und den Humeruskopf fest in die Pfanne hineinziehen. Die genannten Muskeln sind somit ständig sehr angespannt, und so kommt es nicht selten an ihren Sehnen zu degenerativen Veränderungen, ferner auch zu Entzündungen der hier liegenden kleinen Schleimbeutel. Beim Hochheben des Armes muß eine Strecke weit das Tuberculum majus am Akromion vorbeirutschen. Wenn nun die am Tuberculum ansetzenden Sehnen schwielig und durch Kalkmassen (Hydroxylapatit, ein Doppelsalz des Calcium) verdickt oder sonst verändert sind, so kann es natürlich zu Beschwerden kommen, wenn jene Enge unter dem Akromion passiert werden muß. Manche Pat. geben oft auch deutlich an, daß sie sowohl beim Heben wie beim Wiedersenken des Armes über einen „wunden Punkt" hinüber müssen. Bei der schmerzhaften Schulter spielen außer kleinen Muskelrissen, Degenerationen am Supraspinatus usw. recht verschiedene Dinge noch mit hinein.

Die Hauptbeschwerden, die die Pat. gewöhnlich angeben, gleichen oder ähneln sich sehr: Die gewöhnlichen Hantierungen des Lebens werden meist ohne Beschwerden ausgeführt. Diese stellen sich aber ein, wenn die Pat. z. B. mit dem Arm in den Ärmel des Mantels hineinfahren, wenn sie hinten herum in die Geldtasche fassen oder wenn sie beim Waschen des Nackens möglichst nach der anderen Seite herumfassen wollen, oder wenn sie mit gestrecktem Arm z. B. eine Kaffeekanne hochheben sollen, usw. — Alles dieses und die passive Beweglichkeit muß vom Arzt genau geprüft werden, ferner muß wiederholt die genaue Stelle der Druckempfindlichkeit festgelegt werden. Meist wird sie dicht unter dem Akromion angegeben, aber manchmal auch tiefer, am Ansatz des Deltamuskels oder sonstwo. — Natürlich gehört zur Untersuchung ein Röntgenbild. In vielen Fällen wird kein Kalkschatten gefunden, trotzdem können an der Supraspinatussehne usw. Veränderungen vorliegen, die die Beschwerden verursachen.

Differentialdiagnostisch kommen sehr viele Dinge in Frage: Eine Erkrankung des Gelenkes selbst, etwa eine beginnende Tuberkulose ist auszuschalten, ferner Neuralgien (Scalenus-Syndrom!). Auch an eine Überschneidung mit einem Discusprolaps im unteren Halsteil ist zu denken. (Hier ist allerdings eine Osteochondrosis, die häufig ohne Beschwerden vorkommt, nicht etwa einem Prolaps gleichzusetzen!) Es soll nicht bestritten werden, daß eine krankhafte Veränderung der unteren Halswirbelsäule (Bandscheibenschäden) das Bild einer Periarthritis verursacht. Eine etwa im R. B. festgestellte Spondylosis deformans braucht keine auffälligen Schmerzen zu machen. Ein Os acromiale ist nicht etwa als Fractur zu deuten! Etwaige Veränderungen am Schultereckgelenk müssen kritisch beurteilt werden. Alle Möglichkeiten aufzuführen, würde zu weit führen. — Was die Behandlung betrifft, so ist im akuten Stadium Ruhe und das Anlegen einer Abduktionsschiene nötig. Dann gegebenenfalls mit physikalischer Therapie und vorsichtigen Bewegungen anfangen! Ausnahmsweise sind Kalkdepots an der Supra-Spinatussehne zu entfernen. Eine Periarthritis humero-scapularis (DUPLAY) kann nicht nur Wochen, sondern auch Monate andauern. Oft hilft nur die Zeit. Allerdings nicht bei Rentensüchtigen, die zu beurteilen oft ein schwieriges Kapitel ärztlicher Tätigkeit ist.

Periodontitis s. Zahn- und Kieferentzündungen.

Periostale (= metaphysäre) enchondrale Ossificationsstörung s. enchondrale Verknöcherungsstörung.

Periostitis hyperplastica s. Bamberger-Marie.

Periostitis hyperplastica (wohl überflüssig) s. Camurati.

Periostitis pubis (überflüssig) s. Ostitis pubis.

Peroneuslähmung s. Spitzfuß.

Perthessche Krankheit. Osteochondrosis deformans coxae juvenilis (Perthes-Calvé-Legg). Hüftkopfnekrose.

Eine aseptische Nekrose tritt in dem wachsenden Schenkelkopf auf. Die Krankheit finden wir bei 5—14jährigen Kindern. Knaben werden etwas häufiger befallen. Das Leiden kommt auch doppelseitig vor. Man nimmt an, daß der im Wachstum befindliche Kopf (durch eine Summe täglicher, mehr kleinerer Traumen) zu stark belastet wird, vielleicht unter Beeinträchtigung der zuführenden Ernährungsstraßen. Jedenfalls besteht ein Mißverhältnis zwischen Belastung und Widerstandsfähigkeit des jugendlichen Schenkelkopfes, die möglicherweise durch noch andere Dinge und Ursachen herabgesetzt sein kann. (So wird auch von einigen eine angeborene Minderwertigkeit des Gelenkes angenommen.) Vielleicht spielt manchmal auch ein einmaliges, nicht sehr beachtetes oder in Vergessenheit geratenes Trauma mit Gefäßschädigung eine Rolle. (Hierfür spräche auch die in Frühfällen nicht selten beobachtete dichte Kalkverschattung des Kopfes.) SUDECK hat folgenden Fall gezeigt: Ein Junge erleidet eine traumatische Luxation der

Hüfte, der Hüftkopf war im Röntgenbild unverändert. Sofortige Einrenkung. In der Folgezeit bildete sich wider Erwarten ein echter Perthes aus.

Die kranken Kinder zeigen gewöhnlich zuerst ein leichtes Hinken, ohne sonderliche Beschwerden. Leider wird hierauf oft von den Eltern nicht genügend geachtet, und man faßt es als sog. Wachstumserscheinungen auf. Wenn dann die Beschwerden nach einiger Zeit mehr hervortreten, so läßt sich gewöhnlich vom Arzt eine auffällige Behinderung des Abspreizens (und der Innendrehung) des Beines, vielleicht mit etwas Höhertreten des großen Rollhügels und einer leichten Abmagerung des Oberschenkels feststellen. Das Trendelenburgsche Symptom ist gewöhnlich erst bei etwas schwereren Fällen positiv. Immerhin ist gegenüber einer tuberkulösen Hüftentzündung usw. das Krankheitsbild bei dem guten Allgemeinbefinden und bei der erhaltenen guten Beugefähigkeit usw. viel günstiger.

Im R. B. findet man im Anfang der Erkrankung, daß der jugendliche Schenkelkopf etwas zusammengedrückt und flacher erscheint. Manchmal wird in Frühfällen an einigen Stellen der Hüftgegend eine Knochenatrophie beobachtet. Er zeigt vielleicht auch am oberen Pfannenrande, diesen seitlich überragend, eine Eindellung. Später erscheint dann der Knochen stark zusammengepreßt, oft in Teile zerlegt als schmaler intensiver Schatten im R. B. Ganz besonders wichtig ist gegenüber einer Tub. usw., daß der sog. Gelenkspalt nicht verschmälert, sondern eher verbreitert ist, es liegt hier ja eine breite Knorpelschicht oberhalb des teilweise nekrotischen Knochens in der knorpelüberzogenen Pfanne. An der Epiphysenplatte am Schenkelhals und der Pfanne treten weitere Veränderungen dazu, und so kommt es dann zu der Ausbildung des typischen walzenförmigen Kopfes (Coxa plana). So ziehen sich dann Abbau und Wiederaufbau über 2 bis 3 Jahre hin.

Je früher eine orthopädische Entlastung der kranken Hüfte einsetzt, je besser sind die Aussichten, daß sich ein Kopf von einigermaßen normaler Form wieder aufbaut, wenn auch ganz normale Schenkelköpfe selten erzielt werden. Manche Autoren gipsen in Frühfällen, zur Formung des Kopfes, zeitweilig in Abduction und Innenrotation ein, um dann bei Entlastung zu bewegen usw. Nagelungen oder Bohrungen sollen für den Heilungsprozeß sehr förderlich sein, meint ein Teil der Forscher. Ist der kranke Prozeß völlig abgelaufen, so können die Pat. (bei leichter Einschränkung der Abduction) gewöhnlich jahrelang ohne besondere Beschwerden gehen. Aber im dritten Dezennium pflegen sich bei den schwereren Fällen eine sekundäre Arthrosis deformans einzustellen. Manche Fälle, denen es wohl in der Jugend an der richtigen Betreuung gefehlt hat, machen den Perthes gewissermaßen ambulant durch.

Im Kriege konnte man bei Nachuntersuchungen von großen Reihen von Rekruten usw., bei denen beim Exerzieren Hüftbeschwerden auftraten, finden, daß sie nach dem R. B. sicher einen Perthes durchgemacht hatten, von dem die Betreffenden gar nichts oder so gut wie gar nichts mehr wußten und angeben konnten. Wenn die aseptischen Nekrosen nicht im Kopf, sondern im Schenkelhals auftreten, so kommt es zu einer Verbiegung des Schenkelhalses: Coxa vara juxta-epiphysaria, auch Schenkelhalsmalacie genannt, die dem Perthes einerseits und der Coxa vara epiphysaria andererseits nahesteht, aber mit diesen nicht verwechselt werden darf.

Pes adductus. Metatarsus varus congenitus.
ist selten. Der Rückfuß steht nicht in Supination wie beim Klumpfuß, sondern in Pronation bei Adduction des Vorfußes. — Medial gerichtete Krümmung der Mittelfußknochen.

Pes arcuatus (überflüssig) s. Hohlfuß.

Pes cavo-varus (überflüssig) s. Hohlfuß.

Pes equino-varus s. Klumpfuß.

Pes excavatus (überflüssig) s. Hohlfuß.

Pes tranverso-planus s. Spreizfuß.

Pes valgo-planus s. Plattfuß.

Pes varus s. Klumpfuß.

Pfaundler-Hurlersche Krankheit.

Die Krankheit gehört zu den recessiv-erblichen enchondralen Verknöcherungsstörungen an Epiphysen (und Metaphysen). Es handelt sich meist um unproportionierte idiotische Zwerge mit großem Kopfe und Gargoylismus (Wasserspeiergesicht). Es besteht eine Vergrößerung der Milz und der Leber und eine durch Lipoideinlagerung bedingte hauchartige Hornhauttrübung. *Vielfache Veränderungen an den Gelenkenden mit Bewegungseinschränkung.* Auch besteht oft eine Kyphose usw. Das nähere interessiert mehr den Kinderarzt.

Wenn man sich bei diesen zwergartigen Wesen die Milz- und Leberveränderungen, die Lipoidspeicherung usw. gleichsam wegdenkt, so daß nur die Knochenveränderungen als enchondrale Verknöcherungsstörungen bestehen, so haben wir die erbliche Erkrankung vor uns, die als Morquio bezeichnet wird. Es sind durchweg schwere infantile Zwergformen mit verschiedenen Knochenveränderungen. In einem weiten Abstande von dieser enchondralen Knorpelverknöcherungsstörung nach der besseren Seite kann man eine andere Krankheit, den Ribbing, setzen. Diese Erkrankung zeigt einen sehr viel günstigeren und leichteren Befund, sie betrifft auch Erwachsene und hat eine gute Prognose (s. RIBBING).

Phemister hat durch eine neue Methode die Pseudarthrosen-Operation sehr vereinfacht: Gegenüber den anderen Methoden (Aufsplitterung nach KIRSCHNER oder Spanverpflanzung nach LEXER nach Entfernung der Pseudarthrose) wird der alte Fracturspalt nicht freigelegt. Nach Längsschnitt auf den Knochen werden Periosttaschen um die Pseudarthrosenstellen gebildet. Es werden dann 2 Knochenspäne aus der Tibia usw. gleichsam als Brücken seitlich an die Pseudarthrosenstelle gelegt. Es genügt auch, nur einen Span an eine Seite zu legen. Über den Span, der mit dem Knochen guten Contact haben muß, wird der Periostschlauch fest zugenäht. Sorgfältiger Gipsverband. Nach 3—5½ Wochen ist der Knochen fest. Bei über 100 Fällen hat PHEMISTER nur 4 Fehlschläge gehabt.

Phosphor s. Knochennekrosen.

Plasmozytom s. Myelome, multiple.

Plattfuß. Pes valgus. Pes planus. Pes plano-valgus.

Der Plattfuß ist ein weiter Begriff für die verschiedenen Arten, Formen und Entwicklungsphasen dieser häufigen Fehlform. Man pflegt zu unterscheiden zwischen einer Senkung des Längsgewölbes, die oft mit einem Flacherwerden des Quergewölbes vereint ist (Spreizfuß) und einem Knickfuß, der bei einer Pronationsstellung besonders den inneren Knöchel hervortreten läßt und der im Vorfuß eine Supinationsrückwärtsdrehung zeigt. Gewöhnlich liegt aber eine Combination in der Form des Pes valgo-planus vor, insbesondere bei schweren Fällen. Die praktisch wichtigste Art ist der statische Platt-Knickfuß. In der Adolescentenzeit häufen sich die Fälle, bei denen über einsetzende Fußbeschwerden mancher Art geklagt wird, wenn Lehrlinge in der Bäckerei, im Handelsgewerbe usw. gleich nach der Schulzeit lange Zeit dauernd ihre Füße belasten müssen.

Es liegt gewöhnlich ein Mißverhältnis zwischen einer zu starken Beanspruchung und einer konstitutionellen Fußschwäche vor. Abgesehen von einer vernünftigen Arbeitseinteilung oder gar eines Berufswechsels muß der komplizierte Bänder-Muskel-Sehnenapparat vornehmlich in aktiver Richtung (Fußgymnastik usw.) gekräftigt werden. Wie weit jetzt schon einmal eine Einlage zweckmäßig ist, muß von orthopädischer Seite bestimmt werden. In diesem Stadium ist der Knick-Plattfuß noch *locker*, d. h. der entlastete Fuß kann durch einen leichten Druck in Supination und das Fußgewölbe wieder hochgebracht werden (Fußabdrücke!). Wenn aber nun eine besonders starke Beanspruchung hinzukommt, so kann der sehr schmerzvolle *entzündlich-contracte* Plattfuß (mit Krampf der Musculi peronei und Zehenstrecker) auftreten. Ausspannung und völlige Ruhigstellung ist hier nötig. Ist der Reizzustand behoben (gegebenenfalls Umformung in Narkose), so hat der Orthopäde über Art der Einlagen, Fußbandagen usw. zu entscheiden.

Wie gegen Ende des zweiten Jahrzehnts, so treten auch in späterer Zeit bei Zunahme der Leibesfülle gehäuft Fußbeschwerden auf. Schmerzen und Beschwerden können manchmal bis hinauf ins Becken gehen oder auch nur fern vom Fuß angegeben werden. (Es darf bei derartig außergewöhnlichen „Plattfußbeschwerden" aber nicht einseitig gleich an Fußeinlagen usw. gedacht werden und dabei vielleicht etwas Wichtiges an anderer Stelle übersehen werden!)

Geht das Plattfußleiden seinen Gang weiter, so rutscht bei Neigen und Pronation des Fersenbeines das Sprungbein nach unten und vorne langsam weiter, das Schiffbein bis zur Sohlenfläche vor sich herschiebend. Dieser Zustand kann erstarren: der Fuß kann in der pathologischen Stellung zuerst *ligamentär*, *später knöchern* fixiert werden. Ist der Fuß auf diese Weise völlig „durchgetreten", so hören nach Anpassung die Beschwerden häufig auf. Aber der Patient geht mit stark auswärts gesetzten Füßen unelastisch und stampfend einher. — Beim Knickfuß des Kindes — ein reichliches Fettpolster der Fußsohlen darf nicht täuschen — ist vor allem an Rachitis und an Rachitis tarda zu denken und zunächst diese zu behandeln. Im übrigen wird man im Kindesalter fast immer mit Muskelkräftigung durch Übungen usw. auskommen.

Der Plattfuß kann auch angeboren sein. Man sieht z. B. bei einer Spina bifida (mit Myelodysplasie) auf der einen Seite einen Klumpfuß und auf der anderen Seite einen Plattfuß. Besondere Formen des erworbenen Plattfußes sind noch: schlecht verheilte Knöchelbrüche, Lähmungssenkfüße nach Schußverletzung oder häufig auch bei Kinderlähmung usw.

Platysspondylie, Plattwirbel s. bei Vertebra plana.

Podagra s. Gicht.

Poliomyelitis (gr. poliós = grau, myelós = Rückenmark). Kinderlähmung.

Die Virusinfection erfolgt durch den Mund. Im Darmkanal findet eine unheimliche Vermehrung des Virus statt, das dann auf dem Blutwege seine verheerende Wirkung auf das Zentralnervensystem ausübt. Im, dem Stuhl entnommenen und stark zentrifugierten, Material ist durch Impfung auf Affen und vor allem durch Gewebekulturen das Virus nachzuweisen, und zwar in 3 Typen: BRUNHILDE (85%), LANSING (12%) und LEON (3%).

Da das Virus durch den Stuhl ausgeschieden wird, so findet bei einer Epidemie die Ausbreitung vornehmlich als eine Schmier- und Schmutzinfection statt. Da manche Fälle ohne Lähmungen in sehr leichter Form auftreten, und da auch die Erwachsenen nicht verschont werden, so ist die weitere Verbreitung der Krankheit sehr leicht verständlich. — Nach einem Vorstadium von wenigen Tagen oder auch ohne dieses setzt das Stadium der Lähmungen ein, die in den allerverschiedensten Formen und vielstufiger Stärke sich zeigen können.

Zur Behandlung gehört zunächst vollständige Ruhe. Manchmal ist sogar eine Lagerung im Gipsbett zweckmäßig. In der ersten Zeit der Reparation muß durch sorgfältige Lagerung dafür gesorgt werden, daß möglichst keine Contracturen und keine Überdehnungen der gelähmten Muskeln entstehen, bis dann etwa in 6. bis 8. Woche die Orthopäden die Behandlung übernehmen. Physikalische Therapie mit vielen kleinen Hilfen, gymnastischen Übungen usw. setzen ein, um die Pat. möglichst bald wieder auf die Beine zu bringen. Später kommen Muskelverpflanzungen (s. G. HOHMANN u. M. LANGE, Chirurgenkongreß 1951) und Arthrodesen in Frage.

Der Orthopäde steht oft in Hinblick auf die Gelenkmechanik und die gestörten statischen Verhältnisse vor ungeheuer schwierigen und verwickelten Aufgaben, die obendrein noch mit nie ermüdender Geduld und Ausdauer zu erfüllen und zu tragen sind. — Die Muskelverpflanzungen werden gewöhnlich etwa um das 15. Lebensjahr vorgenommen, die Arthrodesen meistens erst nach Wachstumsabschluß des Knochens.

Polyarthritis chronica progressiva infantum s. unter Gelenkrheumatismus.

Polyostotische Ostitis fibrosa, Polyostotische fibröse Dysplasie (überflüssig) s. fibröse Knochendysplasie.

Polytope enchondrale Dysostosen s. enchondrale Verknöcherungsstörungen.

Progenie s. Kiefergelenk.

Progenie und schiefer Biß usw. s. Osteome.

Protrusio acetabuli. Vortreibung des Hüftpfannenbodens ins Becken.
Von diesem Krankheitsbilde ist die durch eine Gewalteinwirkung erfolgte sog. centrale Luxation des Schenkelkopfes zu trennen. Wenn der Pfannenboden durch irgend eine Ursache (Osteomalacie, Paget, Entzündungen verschiedener Art usw.) schwach, dünn und nachgiebig geworden ist, so wird der Hüftkopf weiter in das Becken hinein vorgetrieben. Es kommt dann wieder zu einer knöchernen bzw. verkalkenden Verstärkung des Bodens der Gelenkgrube. Meist werden alte Frauen befallen. Eine besondere Gruppe soll sich in der Pubertätszeit ausbilden. Die Erkrankung kann auch doppelseitig sein. Wenn also der Schenkelkopf weiter ins Becken hineinwandert, so nähert sich natürlich auch der große Rollhügel der Beckenwand usw. und somit gibt es Bewegungseinschränkungen. Die Diagnose kann selbstredend nur durch die Röntgenuntersuchung gestellt werden.

Pseudarthrose. Falsches Gelenk.
Ein falsches Gelenk kann angeboren sein (z. B. am Unterschenkel). Im übrigen handelt es sich natürlich meistens um nicht verheilte Knochenbrüche, insbesondere Schußbrüche. Ursachen örtlicher und allgemeiner Art können recht verschieden sein (auch nach Knochenerkrankungen, z. B. nach abgelaufener Ellbogentuberkulose). Die Grenze zwischen verzögerter Callusbildung und Pseudarthrose ist oft nicht leicht zu ziehen. Wenn noch nach Monaten eine Beweglichkeit an falscher Stelle besteht und wenn vor allem im R. B. an beiden Bruchenden die Markräume durch sklerotischen Knochen abgedichtet sind, dann ist weiteres Abwarten nicht angebracht. Das einfachste Verfahren ist zunächst die Becksche Bohrung (s. diese), wenn die Knochenenden nahe beieinander liegen. Sonst kommt in Frage die Knochenaufsplitterung nach KIRSCHNER, die Spanverpflanzung nach LEXER mit Resektion der Pseudarthrosenstelle, Markraumnagelung nach KÜNTSCHER usw. Neuerdings hat man mit der sehr vereinfachten Methode nach PHEMISTER (s. diesen) mit Spananlagerung sehr gute Resultate erzielt.

Pseudospondylolisthesis s. Spondylolysis.

Psoascontractur s. Hüft- oder Wirbelsäulentuberkulose.

Psoriasis und Gelenkerkrankungen (gr. psáo = ich schabe, kratze) Schuppenflechte.
Die bei Psoriasis auftretenden Gelenkveränderungen ähneln am meisten denen des primär chronischen Gelenkrheumatismus, nur werden mehr Männer als Frauen befallen. Am Gelenk treten zuerst Erscheinungen an der Synovialis auf, dann Usuren am Knorpel und weitergehende destruierende Prozesse. Vornehmlich werden die kleinen Gelenke ergriffen, aber auch die großen, ja es kann z. B. auch zu Knieankylosen kommen. Die Arthritiden können dem Auftreten der Schuppenflechte Jahre vorausgehen. Die Beziehungen zur Hautaffektion sind aber ganz regellos. Bei einem neuen Schub der Gelenkerkrankung können Hauterscheinungen zurückgehen und umgekehrt. Man hat das Nervensystem als verbindendes Glied angesehen. Man kann auch sagen, wir wissen leider nichts.

Pubertas praecox mit Knochendysplasie (überflüssig) s. fibröse Knochendysplasie.

Q.

Quadricepscontractur (Payr) s. Quengelmethode.

Quengelmethode.

Das Quengeln mit Gipsschienen nach MOMMSEN ist die schonendste Art zur langsamen Überwindung von Contracturstellungen. Jeder Gliedteil, z. B. am Knie der Oberschenkel (mit Becken) und Unterschenkel, erhält für sich je einen Gipsverband. Soll am Knie die Beugung verbessert werden, so werden kniekehlenwärts die beiden Gipshülsen durch eine Doppelschnur verbunden. Durch ein Quengelholz werden die beiden Bänder zusammengedreht. Durch tägliches, vorsichtiges Weiterdrehen des Holzes wird die Schnurspannung zur langsamen Behebung der Contractur gesteigert. Wenn die Methode manchmal auch viel Zeit und Geduld fordert, so ist sie immer noch besser, als ein zu energisches Mobilisieren in Narkose.

Immerhin ist oft ein chirurgischer Eingriff zweckmäßiger oder notwendig. Wenn, um bei der Beugehemmung im Kniegelenk zu bleiben, eine Schrumpfung, Verkürzung und Verlötung des Quadriceps besteht und wenn dies bei relativ gutem Gelenkbefund (R. B.!) allein daran schuld ist, daß der Unterschenkel nicht weiter gebeugt werden kann, so ist die bekannte Payrsche Operation angebracht, bei der der distale Teil des vierköpfigen Muskels freigelegt und gelöst wird und wo dann durch eine frontale Schnittführung die Quadricepssehne plastisch verlängert wird.

Querschnittlähmung und Knochenbildungen.

Vornehmlich bei den Rückenmarksschußverletzungen der letzten Kriege hat man an den gelähmten unteren Extremitäten die verschiedensten Knochenbildungen entstehen sehen. Sie beginnen meist wenige Monate nach der Verletzung, ohne eine Gesetzmäßigkeit zu zeigen. Die Gelenkkapseln können umschrieben oder ausgedehnt verknöchern, so daß Versteifungen verschiedenen Grades der Hüft- oder Kniegelenke eintreten; dasselbe sieht man an den Muskelansätzen am Becken. Vor allem bilden sich aber in den gelähmten Muskeln ganz unregelmäßige, oft bizarre Knochen. Hier handelt es sich wohl um eine metaplastische Umwandlung des Muskelbindegewebes: Myositis (?) ossificans circumscripta. Ein Rückgang der praktisch bedeutungslosen Knochenbildungen ist nicht beobachtet.

R.

Rachitis. Englische Krankheit.

Die R(h)achitis ist zuerst ausführlich von dem Engländer GLISSON (1650) beschrieben worden, mit Betonung der Wirbelsäulenverkrümmung (gr. rháchis = Rückgrat). Es liegt eine Allgemeinerkrankung mit einer Kalkphosphorstörung bei einem D-Vitaminmangel vor. Äußerlich treten besonders die Skeletveränderungen in den Vordergrund. Kinder im Alter von 3 Monaten bis etwa 2 Jahren (Frührachitis) werden besonders betroffen. Kinder, die ein sonnen- und lichtarmes Dasein unter schlechten hygienischen Verhältnissen vornehmlich in Industriestädten führen. — Mattigkeit, geringe Eßlust, schlaffe Muskeltätigkeit, blasse Gesichtsfarbe, auffälliges Schwitzen sind die ersten, in der dunklen Jahreszeit auftretenden, klinischen Anzeichen. Der Phosphatgehalt des Blutes ist erniedrigt. Nach einiger Zeit wird ein Weichwerden des Hinterhauptknochens (Kraniotabes), knotige knorpelige Rippenverdickung (Rosenkranz), ein sog. Quadratschädel und Verdickungen an den Epiphysengegenden wahrgenommen. Bei schwereren Fällen, besonders, wo keine genügende Behandlung eingesetzt hat, kommt es zur starken Buckelbildung des Rückgrates, zur Hühnerbrust usw. Unter Belastung nehmen die weichen Knochen der Beine die Stellung in O-, X- oder Rokoko-Form an.

Die für das Längenwachstum wirkende enchondrale Ossification (s. dieselbe) zeigt zwar eine meist oft üppige Knorpelwucherung, aber die vorläufige Verkalkung der Grundsubstanz zwischen den gewucherten Knorpelzellen bleibt aus und somit ist der weitere Fortgang des Wachstumsprozesses gestört. Wenn es irgendwo noch zu einer unregelmäßigen Bildung von osteoidem Gewebe kommt, so bleibt dieses weich, und es verkalkt nicht. Bei der periostalen Knochenbildung, die das Dickerwerden des Knochens besorgt, kommt es gleichfalls zu keiner Verkalkung der angesetzten osteoiden Substanz. Dem angeführten Mangel oder Fehlen der Verkalkungen entspricht der Röntgenbefund: Die Zeichnung der Knochenkerne ist verwaschen und verschwommen. In der Wachstumszone der Röhrenknochen wird die vorbereitende Verkalkungszone ganz unscharf und unregelmäßig. Bei mangelnder Behandlung finden sich bei breiten unregelmäßigen Epiphysenfugen an den Metaphysen die charakteristischen Röntgenbilder in der Fackel- oder Becherform. Schwere Fälle laufen auch in den rachitischen Zwergwuchs aus.

Eigenartig ist das gelegentliche Auftreten der sog. Looserschen Umbauzonen: In einem Röhrenknochen zeigt sich ein schmaler oder etwas breiterer Querstreifen, wo jegliche Knochenzeichnung fehlt. Es handelt sich aber nicht um eine Continuitätstrennung, sondern die im Knochenschaft liegende strahlendurchlässige Scheibe besteht aus geflechtartigem Knorpel. An dieser Stelle ist es durch einen starken Reiz bei mechanischer Überbeanspruchung zu einem Abbau des Knochens gekommen und zu einem Ersatz durch Faserknorpel. An dieser weichen Scheibe kann es natürlich, wenn sie etwas breiter ist, leicht ein Abknicken des Knochenstabes eintreten. Diese Looserschen Umbauzonen (s. dieselben) verschwinden, ebenso andere Knochenveränderungen, wie man es durch Röntgenkontrollen schön verfolgen kann, wenn eine sachgemäße Behandlung einsetzt.

Durch Sonneneinwirkung (durch die unsichtbare ultraviolette Strahlung) wird in der Haut ein Vitamin-Schutzstoff gebildet, der zur Regelung des Mineralstoffwechsels nötig ist. Dieser wird bei Rachitis durch das bestrahlte Ergosterin (Vitamin D, Entdecker WINDAUS-Göttingen 1927) wieder in Ordnung gebracht. Neben einer guten Allgemeinbehandlung, Bestrahlung, Phosphorlebertrangaben usw. steht in der Therapie und vor allem auch in der Prophylaxe oben an erster Stelle die Gabe von Vitamin D 2. Es wird Vigantol (Merck, Bayer) gegeben; dieses enthält Vitamin D 2 in öliger Lösung. Zweimal täglich 5—15 Tropfen. Bei der sog. Stoßprophylaxe und Therapie wird eine einzige Dosis von 10 mg D 2 (1 cm³ V. forte) gegeben. Man hüte sich vor zu hohen Dosen, die eine Hypercalcaemie (mit Verdickung von Gefäßwandungen usw.) verursachen. Auch höchst bedrohliche Zustände mit Vergiftungserscheinungen entstehen.—Diese Behandlung mit D 2 wie eine gut durchgeführte Prophylaxe haben erfreulicherweise bewirkt, daß die englische Krankheit weitgehend zurückgegangen und zum größten Teil verschwunden ist. Bei dieser Behandlung können auch manche Deformitäten überraschenderweise sich bessern oder verschwinden. Man muß nur die genügende Zeit abwarten, und es dürfen nicht zu früh stellungsverbessernde Operationen vorgenommen werden, die später zu unternehmen besonders bei X-Beinen usw. Aufgabe des Orthopäden ist.

Die Spätrachitis tritt gewöhnlich zwischen dem 13. und 18. Lebensjahre auf. Es handelt sich meist um Fälle, die im Frühstadium nicht gründlich genug behandelt worden sind oder wo der Prozeß heimlich weiter geschwelt ist. Das Auftreten der klinischen Erscheinungen usw. ähnelt dem Befunde, wie er bei der Frühform der Rachitis beschrieben worden ist. Auch die Therapie ist dieselbe.

Rachitische Skoliose s. Skoliosen.

Radiculäre Zysten s. Zahnentzündungen.

Radio-ulnare Synostose s. Synostosen.

Recklinghausen: 1) Recklinghausensche Knochenerkrankung, s. Ostitis fibrosa generalisata. — 2) Neurofibromatose, s. diese.

Renale acidotische Osteoporose s. „Renale Rachitis".

Renale Osteodystrophie s. „Renale Rachitis".

Renale Osteomalacie s. bei „renaler Rachitis".

Renale Osteopathie s. „Renale Rachitis".

Renale Ostitis fibrosa (überflüssig) s. „renale Rachitis".

„Renale Rachitis". Durch Niereninsufficiens verursachte, rachitisartige Skeletveränderung. Renale Pseudo-Rachitis.

Wenn auf dem Gebiete der sog. renalen Rachitis von Forschern, besonders in Amerika (ALBRIGHT), mancher klärende Fortschritt gebracht worden ist, so liegt doch noch vieles im Dunkeln. Ganz im Vordergrund steht bei den Kindern als das Primäre die Nierenerkrankung: angeborene Fehler des uropoetischen Systemes, Nephritis oder Nephrose (auch durch eine Zystinerkrankung bedingte Nierenveränderung) mit Niereninsufficiens, meist findet sich ein gesteigerter Blutdruck und ein erhöhter Reststickstoff. Da in den meisten Fällen die Phosphatausscheidung gehemmt ist (Hyperphosphataemie), so können hier helfend und fördernd — wenigstens für eine gewisse Zeit — die Epithelkörperchen eingreifen (sog. sekundärer Hyperparathyreoidismus). Eine Acidose durch Vermehrung organischer Säuren, oder besser gesagt, eine erniedrigte Alkalireserve (Kohlensäurebindungsvermögen im Plasma; die Alkalireserve beträgt beim Gesunden 45—65 Vol.-%) verursacht offenbar die Knochenveränderungen („renale acidotische Osteoporose"). Mögen diese nun noch so sehr den rachitischen Skeletveränderungen gleichen, so besteht doch ein erheblicher Unterschied zur D-Avitaminose, zur echten englischen Krankheit.

Die mit der Niereninsufficiens (mit erhöhtem RN) innig verbundene sog. renale Rachitis tritt meistens später und zwar im schulpflichtigen Alter auf. Statt einer Hypophosphataemie besteht gewöhnlich eine Hyperphosphataemie. Hoher Blutdruck; der Nicht-Eiweißstickstoff ist erhöht. Erfolglose Anwendung der sonst so wirksamen antirachitischen Heilmittel. Sehr schlechte Prognose, sehr häufig erfolgt der Tod an Uraemie. Abgesehen von den Nierenveränderungen sind bei der Autopsie eine diffuse Knochenfibrose und eine Hyperplasie der 4 Epithelkörperchen gefunden worden. (Wenn es einen sehr seltenen Typ ALBRIGHT mit Hypophosphataemie ohne erhöhten R. N. bei einer besseren Prognose gibt, so ändert dies nichts an dem Gesamtbild und dem Wesen der sog. renalen Rachitis.)

Der Ausdruck „renale Rachitis" ist daher nicht treffend, ja wohl irreleitend. Denn es besteht keine Wesensgleichheit, mögen auch die Knochenerscheinungen oft beinahe gleich sein. Es ist daher wohl besser, zu sagen: eine durch Niereninsufficiens verursachte, rachitisartige Skeletveränderung, oder vielleicht renale Pseudo-Rachitis; es wird auch der Ausdruck: renale Osteopathie oder renale Ostitis fibrosa gebraucht. Diese Krankheit gehört eigentlich mehr in das Gebiet der Kinderärzte und Internen. Mögen diese auch entscheiden, ob die Dinge schon so weit geklärt sind, daß man die sog. renale Rachitis einem sekundären Hyperparathyreoidismus bei- oder unterordnen soll? — Ähnlich liegen die Dinge bei der sog. renalen Osteomalacie, die aber den Erwachsenen betrifft (renale Ostitis fibrosa nach ALBRIGHT). Wie verwickelt die Dinge bei der „renalen Rachitis" liegen und welche feinen Unterschiede hier noch zu machen sind, das sieht man so recht aus den Ausführungen von FANCONI, der den Versuch gemacht hat, allein die Knochenveränderungen noch in 4 Unterteilungen einzugliedern. (Renaler Zwergwuchs, Schweizerische med. Wochenschr. 83, 186, 1953.)

Reticulo-Sarkom des Knochenmarks s. Ewing.

Rhachischisis s. Spina bifida occulta.

Rheumatische Spondylitis (überflüssig) s. Spondylarthritis ankylopoetica.

Rheumatismus nodosus s. Gelenkrheumatismus.

Ribbing. Erbliche Epiphysenstörungen. (Erbliche epiphysäre Fehler.)

Bei der Ribbingschen Krankheit handelt es sich um *Verknöcherungsstörungen zahlreicher Epiphysen und Apophysen.* Durch Sippenforschung hat RIBBING festgestellt, daß ein erbliches Leiden vorliegt. Bei etwas älteren Kindern treten die ersten Erscheinungen auf: Bewegungsbehinderung mit einer gewissen Steifigkeit sowohl in den großen Gelenken wie auch an Fingern. Im R. B. sieht man die unregelmäßigen, zum Teil destruierten Gelenkenden. Die Veränderungen treten auch symmetrisch auf. In der Hüfte besteht eine gewisse Ähnlichkeit mit einem Perthes, an der Hand mit einem Thiemann. Nicht selten findet sich an der unteren Brustwirbelsäule oder etwas tiefer eine Kyphose. Wenn die Pat., körperlich behindert, nur leichtere Arbeit verrichten können, so sind ihre geistigen Fähigkeiten doch in Ordnung.

Nun hat RIBBING eine ganz andere, auch erbliche Knochenveränderung beschrieben, die aber nicht die Gelenkenden, sondern die Schaftteile, z. B. am Ober- und Unterschenkel usw., betrifft. Es handelt sich um eine *erbliche multiple Diaphysensklerose.* Es kommt nun leider oft zu Mißverständnissen und Verwechslungen, da man diese Diaphysenerkrankungen z. T. auch als „Ribbing" bezeichnet hat. Der „zweite" Ribbing nähert sich also sehr dem Camurati. Dieser Ribbing tritt aber gewöhnlich später als Camurati, und zwar meist erst bei Erwachsenen von 20—30 Jahren in die Erscheinung. Es wird also zweckmäßig sein, nur *die* Krankheit mit dem Namen *Ribbing* zu belegen, die durch *Epiphysenstörungen* ausgezeichnet ist. Diese ist als erbliche, epiphysäre, *enchondrale Verknöcherungsstörung* (s. diese) zu bezeichnen. Wenn bei den angeborenen epiphysären Fehlbildungen immer auf Ribbing verwiesen ist, was, wie angedeutet, sogar zu Mißverständnissen führen kann, so ist dies nur ein (vorübergehender ?) Notbehelf oder Ausweg. Es gibt hier zahlreiche, mehr oder weniger voneinander abweichende Bezeichnungen. Wer fühlt sich aber berechtigt, eine davon als die beste an die erste Stelle zu setzen ? So bleibt denn zunächst „Ribbing" als nicht falsch und als neutral. Eine Änderung und Einigung wäre aber sehr zu wünschen! (S. MARQUARDT unter enchondrale Verknöcherungsstörungen.) Vielleicht ist die kurze Benennung „erbliche Epiphysenstörungen" (erbliche epiphysäre Fehler) zweckmäßig. In der Standard Nomenclature der Amerikaner ist Ribbing nicht aufgeführt, wohl aber Morquio als Eccentro-osteochondro-dysplasia.

Riesenwuchs.

Man spricht von einem Riesen gewöhnlich, wenn er über 200 cm groß ist. Der primordiale Riese, der selten ist, wird als auffallend großes Kind geboren und wächst in normalen Proportionen heran. Auch die Epiphysenfugen schließen sich zur richtigen Zeit. — Beim infantilen Gigantismus oder eunuchoiden Riesenwuchs handelt es sich um eine Hypo- oder Aplasie der Hoden; oder der Verlust des Hodens ist in früher Jugend erfolgt. Die sekundären Geschlechtsmerkmale fehlen. (Vielleicht kommt eine gewisse gesteigerte Tätigkeit der Hypophyse hinzu.) Gewöhnlich handelt es sich nicht um eigentliche Riesen, sondern mehr um hochwüchsige, die etwa 180 bis 200 cm groß sind; sie fallen durch ihre sehr langen Beine auf und bewahren etwas „Infantiles" nicht nur bezüglich der hohen Stimme sondern auch hinsichtlich der geistigen Fähigkeiten. Die Epiphysenfugen bleiben lange offen. Die Hochwüchsigen gleichen oder ähneln also den früh kastrierten Haremswächtern. — Wenn eine Akromegalie *im Wachstumsalter* einsetzt, so kommt es auch zum Riesenwuchs. (Der partielle Riesenwuchs gehört hier nicht her, s. diesen.)

Riesenwuchs, partieller. Umschriebener Riesenwuchs.

Vom allgemeinen Riesenwuchs ist der umschriebene als grundverschieden zu trennen. Was den partiellen Riesenwuchs an der Hand betrifft, so befällt er nicht die ganze Hand, sondern nur je die ulnaren oder radialen Randstrahlen oder die Mitte. Entwicklungsgeschichtlich hängt die Mißbildung der Finger von 2 Blastemen ab. Das eine bringt die lockere Weichteilumhüllung, das andere, innere, die Skeletanlage. Beim umschriebenen Riesenwuchs ist offenbar eine Hyperplasie des äußeren Teiles der primitiven Weichteilplatte das Führende; die Skeletanlage muß sekundär mitmachen.

WALTHER MÜLLER betrachtet die Mißbildung der Hand (s. dieselbe) als ein Schwanken um einen Normalzustand nach der negativen oder positiven Seite. So stellt MÜLLER als negativen Typ die Spalthand (Ektrodaktylie) dem Riesenwuchs der Finger als positiven Typ gegenüber, besonders zum Vergleich der vergrößerten 3 mittleren Strahlen. In diesem Punkte ist die Ansicht von MÜLLER noch nicht allgemein anerkannt. — Nun gibt es noch recht verschiedene Formen des partiellen Riesenwuchses, z. B. an einem Arm, einem Unterschenkel, auch gekreuzt und vieles mehr. Die näheren Einzelheiten muß man bei WERTHEMANN nachlesen (s. Mißbildungen). Besonders ist der halbseitige Riesenwuchs, oft mit segmental angeordneten Naevi, interessant, vornehmlich, wenn es sich um eine ganz reine Form einschließlich Kopf und Gehirn handelt. Dieses spricht allein schon für eine endogene (und nicht hormonale) Störung, die ganz früh beim Embryo einsetzen muß (K. H. BAUER).

Riesenzellgeschwülste, gutartige, solitäre.

Im Gegensatz zu den Knochenzysten des jugendlichen Alters werden die gutartigen Riesenzellgeschwülste zwischen dem 20. und 30. Lebensjahr beobachtet, und ihr Sitz ist mehr im Epiphysenbereich statt in den Metaphysen bei den Zysten. Außer an den langen Röhrenknochen können sie aber auch sonst überall, am Schädel (hier besonders am Kiefer), an der Wirbelsäule usw. vorkommen. Eine Kalkstoffwechselstörung besteht nicht. Die Beschwerden sind gewöhnlich gering, wenn die Geschwülste nicht gerade auf das Rückenmark usw. drücken. Im R. B. sieht man in den langen Röhrenknochen (besonders in der Kniegegend und am Oberarm) rundliche, manchmal wabenartige Aufhellungen. Wichtig ist zu wissen, daß die R. auch in der corticalen Form am Knochen vorkommen und, vornehmlich beim Vordringen durch die dünne Schalenwand in die Weichteile, zu bedauerlichen Verwechslungen Anlaß geben können.

Eine sichere Diagnose kann nur durch eine Probefreilegung bzw. Probeexcision, die nicht zu klein, sondern recht übersichtlich sein muß, gestellt werden. Die Geschwülste zeigen in einem spindelzellreichen Gewebe meist zahlreiche Riesenzellen, deren viele Kerne central gelegen sind. Die Randpartien der Geschwulst, die histologisch zu beurteilen einer großen Erfahrung bedarf, haben oft besondere Reaktionserscheinungen auch mit Knochenneubildung usw. Wird bei der Probefreilegung ein einwandfreier brauner Tumor gefunden, so kann auch gleich die Behandlung einsetzen, in der Form einer ganz energischen Ausschabung des Hohlraumes. (Die Höhle wird gegebenenfalls mit conservierten oder frischen Knochenspänen oder mit Gips gefüllt.) Einzelne Recidive, vornehmlich an der distalen Speichenepiphyse, bleiben nicht aus. Aber Bestrahlungen, nur auf eine Vermutungsdiagnose hin, wie es gelegentlich leider vorkommt, sollten endgültig unterlassen werden.

Vornehmlich nach den eingehenden Untersuchungen von ALBERTINI und PUHL haben wir es bei den R. mit einer embryonal-mesenchymalen Geschwulstbildung zu tun. HELLNER, HERZOG und andere vertreten dieselbe Meinung. — KONJETZNY aus der Anschützschen Schule haben wir es zu verdanken, daß die gutartigen Riesenzellentumoren von den früheren myelogenen oder Riesenzell-Sarkomen endgültig abgetrennt worden sind; und die Benennung: gutartige Riesenzellgeschwülste hat sich überall durchgesetzt. Es ist darum für den Lernenden und auch für einen erfahrenen Leser eine arge Zumutung, wenn in einem bekannten Lehrbuche in einer neuen Auflage ohne jedes Kommentar einfach statt des in der früheren Auflage immer gebrauchten Namens: „solitäre gutartige Riesenzellgeschwulst" kurzerhand Osteoklastom gesetzt wird.

Alles Gute und Gutbegründete, das von außen kommt, wird angenommen und übernommen. Wenn aber auf einem Gebiete bei uns etwas geleistet worden ist, und das hat doch wahrlich KONJETZNY, so soll man es energisch ablehnen, wenn uns ohne jede Erläuterung statt des überall anerkannten gutartigen Riesenzelltumors ein Osteoklastom vorgesetzt wird. Man darf hierbei auch wohl noch fragen, ob die Riesenzellgeschwülste, die an den Sehnen und Sehnenscheiden am Fuße und der Hand vorkommen, und die nach ALBERTINI usw. genau dasselbe sind wie die im Knochen sitzenden Geschwülste (etwaige xanthomatöse Beimengungen sind etwas sekundäres) etwa auch zu den „Osteoklastomen" gerechnet werden!

Letztere werden auch noch zu den „semimalignen Geschwülsten" gerechnet. Hierzu ist zu sagen, daß noch nicht endgültig ausgemacht ist, ob ein gutartiger R. einmal bösartig werden kann. Einige erfahrene Knochenchirurgen lehnen dies jedenfalls noch ab (s. sekundäre Osteosarkome). Gegen jeden neu auftauchenden Namen, wenn er nicht begründet ist und keinen Fortschritt bedeutet, soll man sich energisch wehren, sonst wird die Verwirrung in der Benennung von Krankheiten immer noch größer. Scherzeshalber ist auch beim ersten Auftauchen des „Osteoklastom" gefragt worden, ob dies ein neues Instrument für den Orthopäden sei! — Auch der Ausdruck Ostitis fibrosa localisata ist grundsätzlich abzulehnen.

Riesenzell-Myeloidtumor (überflüssig) s. Riesenzellgeschwulst, gutartige.

Riesenzellsarkom (irreführend) s. Riesenzellgeschwülste, gutartige.

Rippenknorpelanschwellung s. Tietze-Syndrom.

Rippenknorpel s. 1) Verkalkungsvorgänge an .., 2) auch Tietze-Syndrom.

Rippen- und Brustbeintuberkulose (Schlüsselbein und Schulterblatt).

Eine tuberkulöse Erkrankung der Rippen oder des Brustbeines findet sich meistens bei Pat. mittleren Alters. Sie tritt oft am Brustkorb multipel auf, und nicht selten besteht gleichzeitig eine Lungentuberkulose. Nicht ganz so häufig sehen wir eine Caries costarum bei Kindern, die dann oft noch an anderen Stellen des Skeletes tub. Herde haben. Das Gewöhnliche ist, daß in der Spongiosa der Prozeß beginnt und daß dann Corticalis (und Beinhaut) ergriffen werden. Das R. B. zeigt, wie um den Rippenherd eine zarte Periostitis ossificans entsteht. Häufig ist die Beinhaut stellenweise durch Granulationen fistulös durchbrochen oder auch vom angefressenen Knochen abgehoben. Geht der Prozeß auf den Knorpel über, so fällt er der Nekrose anheim. Die benachbarten Weichteile sind bei der Rippencaries fast immer in Mitleidenschaft gezogen; das Auftreten kalter Abscesse und Fisteln ist häufig. Die Fistelöffnung liegt zuweilen weit entfernt vom Rippenherd. Von den unteren Rippen gehen manchmal Senkungsabscesse aus. Eigenartig, aber äußerst günstig ist, daß kalte Abscesse immer nach außen und nicht nach dem Thoraxinnern wandern; ein Durchbruch in die Pleura ist eine Rarität.

Eine Tub. des Sternum und der Rippen ist im allgemeinen leicht zu erkennen, ausgenommen dann, wenn die Erkrankung hinten unter den dicken Weichteilen liegt. In diagnostischer Hinsicht kommt eine Staphylokokkenosteomyelitis in Frage, die am Brustkorb aber äußerst selten ist und hier gewöhnlich sehr stürmisch einsetzt. In subakuter oder chronischer Form tritt manchmal eine Typhusosteomyelitis an den Rippen auf, die oft erst sehr spät nach der Grundkrankheit sich einstellen kann, die leicht für Tub. gehalten wird, die aber leicht durch die bakteriologische Untersuchung zu unterscheiden ist. — Als locale Behandlung ist oft eine Rippenresection angebracht. Es müssen aber auch hierbei alle erkrankten Weichteile vorsichtig und peinlichst genau excidiert werden. Eine etwa sich anschließende Knorpelnekrose erfordert eine ganz besondere Sorgfalt. Der erkrankte Knorpel muß entweder vollständig mitentfernt werden oder ein verbleibender Stumpf muß gut mit Weichteilen bedeckt sein, er darf nicht tamponiert werden. Sonst kommt es immer wieder zu neuen Knorpelnekrosen.

Eine Tub. des Schlüsselbeines und Schulterblattes ist sehr selten. Am ehesten sehen wir noch eine Tub. am Sternoclavicular-Gelenk. Hier ist aber auch an eine luische Erkrankung zu denken. Dasselbe gilt für das Schlüsselbein, wenn hier eine langsam sich vergrößernde Anschwellung wahrzunehmen ist. Eine subakute Osteomyelitis ist manchmal abzutrennen. Bei Schwellungen und Verdickungen des Schulterblattes ist auch an ein Sarkom zu denken. Befallensein des Gelenkteiles des Schulterblattes gehört natürlich zur Schultergelenktub. (Über Allgemeines s. Tuberkulose der Knochen und Gelenke.)

Röntgen- und Radiumstrahlen (Schäden) s. sekundäre osteogene Sarkome.

Roser-Nélatonsche Linie s. bei Luxatio coxae congenita.

S.

Sacralisation s. Lumbosacraler Übergangswirbel.

Sacrocoxitis (überflüssig) s. bei Beckentub.

Sanduhrgeschwülste (Guleke) s. Neurofibromatose.

Sarkome der Gelenkkapsel (Synovialome).

Diese verhältnismäßig seltenen Geschwülste können im Anfang leicht übersehen oder mit Tuberkulose oder Lues verwechselt werden. Im weiteren Verlauf tritt dann eine Anschwellung an einer mehr umschriebenen Stelle auf. Eine Punction kann einen Bluterguß ergeben. Ein R. B. gibt Auskunft, wie weit etwa der Knochen schon mit zerstört ist. Die meisten Tumoren wurden als Sarkome, Fibrosarkome oder Endotheliome angesprochen. Da sich herausgestellt hat, daß wohl die meisten derartigen Geschwülste von der Synovialis ausgehen, und diese histologisch besondere, vielgestaltige Bilder ergeben haben, werden sie jetzt mehr als Synovialome bezeichnet. Die Entscheidung, ob gutartig oder böse, ist wie bei den osteogenen Sarkomen oft sehr schwierig. Die Mehrzahl ist bösartig. (Siehe HEINE Zbl. f. allg. Pathologie 89, 26, 1952.) Ein Bösartigwerden einer Chondromatose des Gelenkes ist wohl kaum beschrieben worden.

Sarkometastasen. Sarkomableger.

Bei den osteogenen Sarkomen nehmen neben Lymphknotenbefall die Tochtergeschwülste in den Lungen die Hauptrolle ein. Daher gehört zu jeder Untersuchung und, insbesondere vor jedem etwaigen Eingriff, eine genaue Durchforschung der Lungen auf jene traurigen münzenförmigen Schatten usw. (Leider bestehen aber schon früh oft kleine oder mikroskopische Ableger in der Lunge, die mit Röntgenstrahlen noch nicht zu erfassen sind.) Bei den osteogenen Sarkomen kommt es kaum mehr zu Knochenmetastasen. — Ein ganz anderes Verhalten zeigt hier das Reticulo-Sarkom. Das den Schaft als Sitz bevorzugende Ewing-Sarkom macht auffällig gerne Knochenmetastasen, was von praktischer Bedeutung ist. Es gibt natürlich auch Lungenableger, die gewöhnlich später aufkommen, aber der Befall anderer Knochen ist beim Ewing doch recht bemerkenswert. Vielleicht passieren die kleinen Rundzellen das Lungensieb leichter (s. auch Krebsmetastasen).

Sattelnase.

Sie ist entweder die Folge eines Trauma oder sie ist durch eine tertiäre Lues verursacht (sehr selten durch ausgedehnte Septum-Resectionen). Die Entstellung kann durch eine Knorpel- oder Knochenplastik beseitigt werden. Die Aussichten für einen guten Erfolg sind bei einer bestehenden Lues schlechter. Hier muß natürlich vor einer Operation aufs gründlichste zuerst die Syphilis behandelt werden.

Scalenus-Syndrom s. Halsrippe.

Schädeltuberkulose (s. auch Allgemeines unter Tuberkulose der Knochen).

Am Gehirnschädel erkrankt häufiger das Schädelgewölbe als der Schädelgrund. Eine Tuberkulose der Schädelbasis ist etwas seltenes. (Nach KLEINSCHMIDT: Primäre Tuberkulose des Mittelohres, vom Rachen auf dem Tubenwege entstanden, nur bei kleinsten Säuglingen, mit schlechter Prognose.) — Bei der Erkrankung des Condylus occipitalis handelt es sich um ein Übergreifen des Prozesses, der als Malum suboccipitale bezeichnet wird. — Meist im Bereich des Scheitel- oder Stirnbeines entwickelt sich in langsamer Weise eine hügelige, umschriebene, mehr oder weniger weiche Erhebung, die spontan keine besonderen Schmerzen verursacht und auf Druck gewöhnlich nur mäßig empfindlich ist. Wird die beulenartige Stelle an der Kopfschwarte größer, so können wir Fluctuation nachweisen, und wir sehen alle Charakteristica eines kalten Abscesses. Der Prozeß beginnt fast ausschließlich in der Diploë und dann wird der Knochen meistens in seiner ganzen Dicke an umschriebener Stelle ergriffen und zerstört. Entzündliche, später schwielig verdickte Dura legt die gütige Mutter Natur schützend vor das Gehirn.

Im R. B. sieht man gewöhnlich eine runde, oft stark abgesetzte, aufgehellte Partie im Schädelknochen. — Bei einem umschriebenen Herde, der (wie das Gesamtbefinden) einen mehr gutartigen Eindruck macht, kommt auch ein eosinophiles Granulom (s. dieses) in Frage. (Gegebenenfalls ein Meerschweinchen-Versuch vom Punctat!) — Bei einem Befunde in der Stirn- und Scheitelgegend muß an eine Lues gedacht werden, wenn diese auch recht selten geworden ist. Eine (acute) Osteomyelitis, der Landkartenschädel bei SCHÜLLER-CHRISTIAN (s. dies) usw. werden sich leicht abtrennen lassen. — Am Gesichtsschädel hinterläßt eine Tuberkulose des Jochbeines und Oberkiefers entstellende und typische Narben, die oft mit einer Verziehung des Unterlides einhergehen. Ein Gaumendefekt und eine Sattelnase weisen auf eine Lues connatalis tarda hin. Der Unterkiefer erkrankt gewöhnlich dann, wenn sonst am Skelet schon manche tub. Herde bestehen. Gegebenenfalls ist (am Kieferwinkel usw.) noch an eine Strahlenpilz-Erkrankung zu denken.

Schafttuberkulose der langen Röhrenknochen.

Der Diaphysenteil der langen Röhrenknochen wird verhältnismäßig selten von der Tuberkulose befallen. Es handelt sich dann meist um kleine oder ganz kleine Kinder. Am Oberschenkelknochen und am Wadenbein ist eine Erkrankung des Schaftes äußerst selten. Am Oberarm gehen zuweilen größere Herde von der Metaphyse auf den Schaftteil über. Am Schienbeine, der Elle und Speiche kommt eine Erkrankung der Diaphyse noch relativ häufiger vor. Die Erkrankung ähnelt bei den ganz kleinen Kindern dem Bilde der Spina ventosa, so daß man von einer tuberkulösen Osteomyelitis sprechen kann. Es findet sich oft im Innern ein lockerer, morscher Sequester, ringsherum ist durch eine Periostitis ossificans eine neue aufgetriebene Knochenschale angebaut.

Bei etwas älteren Kindern und besonders bei Erwachsenen ist eine Schafttuberkulose äußerst selten. Bei Kindern ist diagnostisch abzutrennen eine subakute oder chronische, vielleicht gar fistelnde Osteomyelitis und die Lues connatalis tarda, die sich an den säbelscheidenförmig vorgetriebenen Schienbeinen
äußert, weiterhin, und zwar bei Erwachsenen vornehmlich eine Typhusosteomyelitis oder auch Lues. — Bei einigen Formen der Schafttuberkulose, die bei
ganz kleinen Kindern in Spina-ventosa-Form aufgetreten sind, kann eine Operation
mit Entfernung des morschen Sequesters und das Einführen einer Plombe angebracht sein. — (Allgemeines s. unter Tuberkulose der Knochen usw.)

Schaliges myelogenes Sarkom (irreführend) s. Riesenzellgeschwülste, gutartige.

Schenkelhals-Malacie s. bei Perthes.

Schenkelhalsnagelung.

Den Anstoß zu dieser Osteosynthese hat SMITH-PETERSEN durch seinen Drei-
lamellennagel aus rostfreiem Stahl gegeben. SVEN JOHANSSON hat die Methode
wesentlich verbessert: der Nagel hat central eine Bohrung für einen Führungsdraht erhalten. Der Pat. liegt mit gut reponierter Fractur auf dem Extensions-
tisch. DerTisch hat eine Sattelkassette (HOFMANN-BRÜTT), so daß bequem Röntgenaufnahmen von vorne und von der Seite gemacht werden können, ohne daß der
Pat. die Lage ändert. Der Führungsdraht wird eingebohrt. (Es gibt unendlich
viele Zielgeräte!) Zeigen die Röntgenbilder eine gute Lage des Drahtes an, so wird
über ihn der Nagel eingeschlagen. Es gibt manche Modificationen: Doppelnagel
nach K. H. BAUER. Nägel und Schrauben mit Laschen, die ein Sperren der Frag-
mente verhüten sollen (z. T. von Dr. h. c. POHL in Kiel construiert), usw.

Scheuermannsche Krankheit s. Adolescenten-Kyphose.

Schiefhals, angeborener. Caput obstipum. Ossärer Schiefhals.

Praktisch spielt der muskuläre Schiefhals die Hauptrolle. Er kann erblich sein,
im Uterus durch Druck der Schulter entstanden oder später erworben sein. Auffällig ist, daß es sich sehr häufig um Steißgeburten handelt. Die congenitale narbige
Verkürzung eines Kopfnickers macht sich erst in den ersten Lebensjahren bemerkbar. Manchmal bildet sich eine Skoliose der Halswirbelsäule und eine ähnliche,
ungleiche Schädelbildung aus. Der ossäre Schiefhals ist seltener. Es handelt sich
dann um keilförmige Halbwirbel, um eine Spina bifida od. dgl. Die allerstärkste
Fehlbildung macht das Klippel-Feil-Syndrom (s. dieses) aus. — Eine alte ausgeheilte Tuberkulose der oberen Halswirbel (Malum suboccipitale) usw. ist abzutrennen.

Schilddrüse s. Kretinismus.

Schipperkrankheit.

Wenn Männer, körperlicher Arbeit ungewohnt, mit ständigem Schaufeln von
Erd-, Kohlen- oder Schneemassen arbeiten müssen, so klagen sie manchmal nach
einiger Zeit über rheumaartige Schmerzen im Nacken, bis plötzlich eines Tages bei
einer besonders kräftigen Bewegung ein heftiger Schmerz zwischen den Schulter-
blättern auftritt, so daß die Arbeit niedergelegt werden muß. Es hat sich hier
langsam ein *Überlastungsschaden* an den verhältnismäßig langen Dornfortsätzen
des 7. Hals- und 1. Brustwirbels herausgebildet, und es ist dann durch einen
besonders heftigen Muskelzug ein Dornfortsatz oder beide abgerissen. Sollte sich
ein falsches Gelenk nach dem Abriß ausbilden, so ist dies ohne Bedeutung.

Schlattersche Krankheit (Osgood-Schlatter). Aseptische Nekrose an der Schien-
bein-Apophyse.

Sie tritt im Bereich der sich ausbildenden Tuberositas tibiae auf. In den ersten
Lebensjahren zieht ein *knorpeliger*, schnabelförmiger Fortsatz von der oberen

Scheinbeinepiphyse senkrecht nach unten, an die Metaphyse der Tibia sich anlehnend. Mit dem 11. bis 12. Jahre schiebt sich nun eine *knöcherne* Zunge in diesen knorpeligen Schnabel hinein. Gleichzeitig tritt aber noch, ganz getrennt davon, unterhalb eine neue Verknöcherung, ein *Apophysenkern*, auf. Von unten und oben fortschreitend, verschmelzen die knöchernen Teile zu einer Brücke. Mit 18 bis 20 Jahren ist dann eine vollständige Synostose mjt dem Schaftteile des Schienbeins erreicht. Da der obere Knochenschnabel recht verschiedene Formen zeigen kann, und da andererseits der unten gelegene Apophysenkern manchmal zwei- und mehrteilig auftritt, so kommen in jener Zeit im seitlichen Röntgenbilde oft recht unregelmäßige und unruhige Bilder zustande, die leider nur zu oft als krankhaft angesprochen werden und Unruhe bringen. Von einem Schlatter kann nur dann gesprochen werden, wenn sich in den betreffenden Knochenteilen Zerklüftungen zeigen und wenn neben Aufhellungen intensive Schatten (aseptische Nekrosen) liegen.

Ferner gehört auch das klinische Bild dazu: Jungen von 12—18 Jahren — das männliche Geschlecht ist mehr beteiligt — klagen vorn unterhalb des Knies über leichte Schmerzen, vielleicht findet sich auch dort eine geringe Anschwellung. Unter einer gewissen Schonung, so weit dies bei jenen Jungen zu erreichen ist, heilen alle Fälle ohne Folgen aus, wenn auch manchmal längere Zeit (2—3 Jahre) beim Wiederaufbau darüber hingehen. Da jene Kniegegend Stößen mancher Art sehr ausgesetzt ist und da das Ligamentum patellae Zerrungen hier verursachen mag, so sind solche kleinen Traumen wohl die Hauptursache der Erkrankung, wenn auch andere Dinge mit hineinspielen mögen. Den gesondert auftretenden Apophysenkern hat man auch mit der Erwerbung des aufrechten Ganges in Zusammenhang gebracht, zu dem ja eine stärkere Beanspruchung des Kniescheibenbandes nötig ist. Ein Persistieren der Apophyse nach dem 30. Lebensjahre ist gelegentlich, auch doppelseitig, beobachtet worden. (Folgen früherer, übertriebener Sportbetätigung usw. ?)

Schleichende Fracturen s. Überanstrengungsschäden.

Schlottergelenk.

Man spricht von einem Wackelgelenk, wenn der Contact der beiden Gelenkflächen und wenn die straffe Führung und Zügelung der Muskeln erhalten ist. Ist dieses nicht der Fall (bei Lähmungen usw.), so spricht man von einem Schlottergelenk. (Bänderraffung, Plastik, besondere Schienenapparate oder Arthrodese.)

Schmorlsche Knötchen oder Knorpelknötchen.

Schmorl und Junghanns haben zuerst darauf hingewiesen, daß das, was man bisher als Wirbelkörperepiphyse angesprochen hatte, als ringförmige Wirbelkörperrandleiste zu bezeichnen ist, von der der Wirbelkörper keine Wachstumsvergrößerung erfährt.— Bis etwa zum 7. Lebensjahre ist diese Randleiste knorpelig. Man sieht daher bei einer seitlichen Röntgenaufnahme an der vorderen oberen und unteren Ecke des Wirbelkörpers einen kleinen quadratischen Defekt. (Die Randleiste ist vorn höher und läuft seitlich und hinten als schmaler Ring aus.) — Bis zum 12. Lebensjahre verknöchert die Randleiste und verschmilzt mit dem Wirbelkörper. Der Wirbelkörper ist, abgesehen von diesem schmalen Leistenringe von der verhältnismäßig dünnen knöchernen Deck- und Grundplatte, die reich an Poren sind, oben und unten abgeschlossen. Innig mit diesen knöchernen Platten verbunden liegt die knorpelige (aus hyalinem Knorpel bestehende) Schlußplatte des Zwischenknorpels.

Von hier findet, und nicht von der Wirbelkörperrandleiste, ein Größerwerden des Wirbels statt. — Wenn jetzt nun der unter starkem Druck stehende Gallertkern die Knorpelplatte an einer schwachen Stelle sprengt und durchbricht, so bildet die schwache porige Deckplatte des Wirbels kein besonderes Hindernis mehr, und das Gallertgewebe dringt in die Spongiosa des Wirbelkörpers ein. Auf diese Weise entsteht das Schmorlsche Knötchen, das sich aber erst im Röntgen-bilde feststellen läßt, wenn um dieses herum durch Reaktion sich eine sklerotische Kapsel gebildet hat. — Die Knorpelknötchen sollen, wie SCHMORL selbst sagt, aber nicht überschätzt werden, besonders wenn es sich um Gutachtenfragen handelt (s. auch Adolescenten-Kyphose).

Schnappende Hüfte.

Die schnellende oder schnappende Hüfte kommt dadurch zustande, daß der Verstärkungs-zug der Fascia lata, der Tractus iliotibialis, der z. T. eine Verdickung haben kann, bei Beugung der Hüfte nach vorne und bei Streckung nach hinten über den großen Rollhügel hörbar hin-übergleitet (Operation nach PAYR).

Schnellender Finger.

Besonders an der Beugesehne des 3. oder 4. Fingers findet sich an einer bestimmten Stelle eine Hemmung bei der Streckung oder auch bei der Beugung. Wenn diese Hemmung mit einer Anstrengung oder mit Hilfe der anderen Hand mit einem Ruck überwunden ist, dann schnellt der Finger frei weiter. Die Beugesehne hat eine knotenförmige Verdickung, die an einer engeren Stelle der Sehnenscheide sich festläuft, bis der Engpaß überwunden ist. Die Verän-derungen an der Sehne können traumatischer Natur sein, durch Aufrollen geschädigter Sehnenfädchen; oder es handelt sich um eine degenerative Veränderung in der Sehne. Eine einengende Ursache an der Sehnenscheide ist sehr selten. Gegebenenfalls Operation durch Spaltung der Sehnenscheide usw. — Schnellende Hand (Veränderung am Diskus) s. Zbl. f. Chir. 1931 S. 834.

Schockbehandlung s. Wirbelbrüche.

Schüller-Christiansche Krankheit.

Bei dem chronisch verlaufenden, aber auch schon in jüngeren Jahren letal ausgehendem Leiden liegt eine Speicherung von Cholesterin im reticulo-endothe-lialen Systeme vor. Das Leiden tritt gewöhnlich im Kleinkindesalter auf, und zwar mehr bei Knaben als bei Mädchen. Das Lipoid-Granulom führt meist zu einer Leber- und Milzvergrößerung, Hautxanthomen, besonders an den Lidern usw. Eine Granulomatose, die an der Schädelbasis mit Knochenusuren zu einem Durch-bruch in die Augenhöhle führen kann, bringt mit hypophysären Erscheinungen (Fettsucht, Diabetes insipidus) Exophthalmus hervor. Beim Schüller-Christian finden sich auffällige destruierende Knochenveränderungen durch die Lipoid-Granulome, von denen vermutlich die älteren Herde häufig keine gelben Xanthom-zellen (gr. xanthós = gelb) mehr enthalten. Von den Knochen werden in erster Linie die Schädelknochen (auch mit Kiefer) durch Ausbildung oft recht großer Defecte befallen. Im Röntgenbilde kann oft der bekannte „Landkartenschädel" (mit erweichten Stellen darüber) festgestellt werden. Das Granulationsgewebe kann sich in narbig schrumpfendes, fibröses Gewebe umwandeln, oft mit Bildung sklerotischen Knochengewebes, so daß Knochendefecte wieder ausgefüllt werden. Auch an den Beckenschaufeln usw. kommen durch die Granulationen angefressene Stellen von verschiedener Größe und Form vor. Nach chronischem Verlaufe kann eine Anaemie oder eine intercurrente Krankheit das Ende herbeiführen.

Es wird noch darum gestritten, ob eine Störung des Lipoidstoffwechsels das Primäre ist oder ob anfänglich eine generalisierte Bildung von Granulationen be-steht, in die erst dann sekundär Cholesterin gespeichert wird. Hemmung der geistigen und geschlechtlichen Reifung findet sich oft bei den Patienten. — HAND hat einen Fall veröffentlicht, den er aber irrtümlich für eine Tuberkulose gehalten hat. SCHÜLLER hat zuerst zwei einwandfreie Fälle beschrieben (1915/16; CHRI-STIAN (in Amerika „Christians syndrome") hat erst 1919 einen Fall mitgeteilt, so daß man wohl am besten von einer Schüllerschen oder Schüller-Christianschen Krankheit spricht.

Es gibt auch eine seltene, mehr generalisierte Xanthomatosis, wo besonders die langen Röhrenknochen destruierende Herde (auch mit folgenden Sklerosierungen) zeigen. Zum Unterschied vom Schüller-Christian bleibt der Schädel frei und deshalb findet sich auch kein Exophthalmus, Diabetes insipidus usw. Die Diagnose Xanthomatosis generalisata ossium kann nur durch eine Probeexcision gestellt werden (siehe UEHLINGER). Von manchen Forschern wird das eosinophile Granulom mit zum Schüller-Christian gerechnet.

Schulter s. Periarthritis humero-scapularis.

Schulterblatthochstand, angeborener.

Ein geringer Hochstand der Scapula ist als Begleitsymptom nicht selten mit einer stärkeren Skoliose vermacht. Durch einen spastischen Muskelzustand kann auch ein Hochstehen bedingt sein. Ein besonderes Krankheitsbild ist aber der angeborene Hochstand der Scapula (früher auch Sprengelsche Deformität genannt). Daß es sich um ein endogenes Leiden handelt, geht schon daraus hervor, daß es oft nur ein Glied in einer Kette von anderen Mißbildungen darstellt. Gewöhnlich zeigt sich neben Thoraxdefecten oder Rippenverschmelzungen eine sog. congenitale Skoliose mit keilartigen Schalt- oder Halbwirbeln.

In fetaler Zeit liegt zuerst die Scapula auf der Schulterwölbung. Sie tritt erst später tiefer, wenn die Wirbelsäule sich streckt. Erfolgt dieser Descensus nicht, so bleibt das Schulterblatt oben hängen und knorpelige, knöcherne oder fibröse Brücken können den medialen Rand an die untere Halswirbelsäule fesseln. Das Schulterblatt — die Deformität ist fast nur einseitig — ist verkürzt und breiter, der obere Rand ist nach vorne verbogen. Der Knochen, der bis zu 10 cm höher gerückt erscheint, ist an die Wirbelsäule herangedreht. Der ganze Schultergürtel ist nach vorne verschoben. Die Innenrotation des Armes ist behindert, ganz besonders aber die Abduction; die Horizontale wird kaum erreicht. Bei schweren Fällen kommt nur eine Operation in Frage: Durchschneiden etwaiger Brücken zur Halswirbelsäule, Durchtrennen von Muskelsträngen und gründliche Lösung der medialen Kante des Schulterblattes. Das Klippel-Feilsche Syndrom ist immer mit einem Schulterblatthochstand verbunden.

Schulterblattknarren. Scapularkrachen.

Wenn an den Rändern des Schulterblattes unregelmäßige Höcker oder an den Rippen exostosenartige Vorsprünge vorhanden sind, so kann man bei Bewegungen des Schulterblattes ein Reiben fühlen oder ein deutliches knarrendes Geräusch wahrnehmen. Manchmal wird auch angenommen, daß ein kranker Schleimbeutel, z.B. unter dem Musculus serratus, die Ursache des Knarrens ist. Es gibt auch noch andere Erklärungen. Im einzelnen Falle ist es nicht leicht, mit Bestimmtheit die Ursache des Geräusches anzugeben. Nun, meistens ist die Sache harmlos. Bei vielen Pat. hört man bei den gewöhnlichen Bewegungen nichts Besonderes, sie können aber willkürlich und schmerzlos bei einer bestimmten Bewegung oder einem Trick das Krachen zur Erbauung der Umgebung hervorbringen.

Schultergelenktuberkulose.

Im Vergleich zur Hüft-Tuberkulose finden wir eine Erkrankung des Schultergelenkes viel seltener. Auch beobachten wir an der Schulter nicht die Bevorzugung des kindlichen Alters wie bei der Coxitis. Die rein synoviale Form der Tuberkulose tritt ganz zurück gegenüber Knochenherden. Die Tuberkulose der Schulter — besonders den Oberarmkopf betreffend — pflegt sich durch den Ablauf des pathologischen Prozesses auszuzeichnen. Üppig wuchernde Granulationsmassen, schwere Eiterungen und Verkäsungen sehen wir selten, dafür aber die zu Schrumpfungen neigenden Granulationen und den einfachen Knochenschwund, die sog. Caries sicca. Wenn wir am Schultergelenk diese sozusagen mehr mildere Form der Tuber-

kulose bei weitem am meisten sehen, so kann man dies wohl damit erklären,
daß am Schultergelenk die Bedingungen hierfür besonders günstig liegen: Das
Schultergelenk, wenn es geschont wird, erleidet keine Belastung, ja die Schwere des
Armes stellt sogar eine teilweise Entlastung für das Gelenk dar. Ferner wird das
Schultergelenk schon bald im Anfang der Erkrankung fixiert, für die Armbewe-
gung tritt das Schulterblatt helfend und ausgleichend ein. Die Natur zeigt uns
hier gleichsam, daß bei Ruhigstellung und Nichtbelastung des Gelenkes die Tuberkulose noch am mildesten abläuft und relativ günstig ausheilt. —

Der Beginn der Schultererkrankung ist im allgemeinen schleichend: allmählich
sich steigernde Beschwerden beim Gebrauch des Armes, eine Fixation des Gelenkes und eine zunehmende und deutlich sichtbare Abmagerung der Schulter-
muskulatur sind die gewöhnlichen Symptome der Omarthritis tuberculosa. Wie
wir bei einer Hüftgelenkerkrankung das Becken mit dem Oberschenkel zusammen
bewegen können, so geht auch an der Schulter die Scapula bei allen passiven und
aktiven Bewegungen mit. Die Rundung der Schulterwölbung schwindet weiterhin,
am Akromion fällt die Kontur des Armes steil ab, so daß wir beim ersten Anblick
an das Bild einer veralteten Luxatio humeri erinnert werden. Manchmal beobachtet man Eitersenkungen entlang der langen Bicepssehne. Im Röntgenbilde sehen
wir außer der Knochenatrophie mehr oder weniger schwere Destructionen am
Oberarmkopf. Differentialdiagnostisch kann eine Periarthritis humero-scapularis,
eine subakute Staphylokokken-Osteomyelitis, chronischer Gelenkrheumatismus
und Syringomyelie in Frage kommen. Wenn die Erkrankung sich ausnahmsweise
mehr in einer weichen Form zeigt, so muß man auch an ein Sarkom usw. denken.
Neben der Allgemeinbehandlung muß örtlich dafür gesorgt werden, daß der Arm
nicht in eine starke Adductionsstellung verfällt, und es ist Sorge dafür zu tragen,
daß der Oberarmknochen etwas in Abduction zum Schulterblatt fixiert wird und
so ausheilt (s. auch Allgemeines unter Tuberkulose der Knochen und Gelenke!).

Schulterlähmung.

Bei Poliomyelitis (s. diese) kann der Deltamuskel usw. gelähmt sein. Das Schlottergelenk,
bei dem die Knochenentwicklung zurückzubleiben pflegt, kann später durch eine Muskel-
plastik oder Arthrodese (s. diese) gebessert werden. — Bei einer künstlichen Beendigung der
Geburt kann es zu einer „Geburtslähmung" kommen. Bei dieser sog. oberen Plexuslähmung
sind auch die Außendreher gelähmt. Es kommt daher zu einer Contractur der Innendreher.
Hierbei ist auch an eine Parrotsche Pseudolähmung zu denken, wo durch eine Osteochondritis
luica eine Epiphysenlösung entstanden ist und der Arm, der Schmerzen wegen, wie gelähmt,
ruhig gehalten wird. Sonst kommen durch Hilfen bei der Geburt kaum Verletzungen (Brüche
oder Epiphysenlösungen) vor, da die ganze Epiphyse noch knorpelig ist. Röntgenologisch
läßt sich eine frische Verletzung gar nicht nachweisen, höchstens könnten nach etwa 2—3
Wochen aus einer etwaigen periostalen Knochenanbildung rückschauend auf eine voraufgegangene Knochenverletzung geschlossen werden.

Schulterverrenkung, gewohnheitsmäßige. Habituelle Schulterluxation.

Diesem Leiden geht immer eine traumatische Ausrenkung voraus. Je mehr
Nebenverletzungen bei dieser ersten Ausrenkung vorkommen (Abriß des Tuberculum majus, des Musculus supraspinatus, Kopfbeschädigungen, Verletzung des
Pfannenrandes usw.), je mehr besteht die Möglichkeit, daß eine habituelle Luxation sich ausbildet. Auch spielt eine weite oder erweiterte Kapsel eine Rolle, so
daß die Ausrenkungen immer innerhalb der Kapsel sich abspielen. Beim Hochheben des Armes mit einer leichten Rückwärtsbewegung tritt gewöhnlich eine
Verrenkung am leichtesten auf. Bei manchen habituellen Luxationen genügt oft
ein einfaches Umdrehen im Bette zur Wiederausrenkung. Wenn auch manche
Pat. den Arm selbst wieder einrenken können, so fühlen sie sich doch so unsicher
in ihren Bewegungen, daß sie meist selbst zur Operation drängen.

Wie viele Operationsmethoden es gibt, kann man bei SOMMER finden. (Neue
deutsche Chirurgie Bd. 41.) Es werden Kapselraffungen, Muskelplastiken usw.

ausgeführt. Das Fesseln des Schulterkopfes durch die Bicepssehne (RUPP) hat scheinbar gute Erfolge. Am sichersten hat sich aber wohl die vielfach erprobte Operation nach dem Schweden HYBINETTE bewährt: ein etwas gebogenes Knochenstück aus dem Beckenkamm wird unter die Beinhaut des unteren vorderen Pfannenrandes transplantiert, dies verhindert nach Einheilung ein Wiederausrenken. Nach der letzten großen Zusammenstellung von MAU hat diese Operation die bei weitem besten Erfolge gehabt. Sie ist daher vor allem auch bei Epileptikern zu empfehlen.

Sekundäre osteogene Sarkome. (Radiumstrahleneinwirkung.)

Hierunter sind bösartige Geschwülste zu verstehen, die auf krankem Boden entstanden, oder die aus einer gutartigen Neubildung hervorgegangen oder durch Einwirkung von Radiumstrahlen usw. verursacht sind. Am häufigsten kommen solche Sarkome bei der Ostitis deformans Paget vor, und zwar sowohl an den Gliedmaßen wie am Schädel. Je länger ein Paget schon besteht, und je ausgedehnter er ist, je mehr wächst die Wahrscheinlichkeit, daß ein osteogenes Sarkom sich hinzugesellt. Es kann auch an mehreren Stellen gleichzeitig auftreten. Die Voraussage ist sehr schlecht. — Ein Chondrom, weniger wohl eine cartilaginäre Exostose, kann einmal eine bösartige Umwandlung erfahren, was sich durch schnelleres Größerwerden, durch Auftreten einer Schwellung mit Beschwerden usw. kundtut. Die betreffenden Pat. sind meist etwas älter und der Verlauf des Leidens ist gewöhnlich etwas schleppender und manchmal etwas günstiger als bei den primären osteogenen Sarkomen. In diesen Chondrosarkomen ist das Gewebe z. T. myxomatös entartet.

Der Streit über die Frage ist noch nicht verstummt, ob ein gutartiger Riesenzelltumor bösartig werden kann oder nicht. In der Knochenchirurgie sehr Erfahrene behaupten, nie eine Umwandlung gesehen zu haben. Sicher ist, daß Lungenmetastasen niemals das Bild eines gutartigen Riesenzelltumors zeigen, sondern immer das histologische Bild eines osteogenen Sarkomes. Diese Tatsache legen die einen Forscher so aus, daß es sich von vorneherein um ein osteogenes Sarkom gehandelt hat; die andere Seite, die Fälle lange unter Kontrolle gehabt hat, behauptet, daß es zuerst zu einer örtlichen Umwandlung kommen muß, um solche Ableger in die Lunge setzen zu können. Jedenfalls ist sicher, daß gegenüber der Ostitis deformans nur selten maligne Umwandlungen beim gutartigen Riesenzelltumor und auch bei der Recklinghausenschen Knochenerkrankung vorkommen.

Als am 23. Januar 1896 RÖNTGEN in Würzburg in der Physikalisch-medizinischen Gesellschaft seine Entdeckung bekannt gab und er mit den neuen Strahlen eine Aufnahme von der Hand KÖLLICKERS machte, ahnte man kaum, zu welch großer und vielseitiger Bedeutung sich die Röntgenkunde ausdehnen würde, man ahnte aber auch nicht, welche Gefahren die Strahlen für den ungeschützten Körper bringen würden. Viele Ärzte wie ALBERS-SCHÖNBERG und Röntgentechniker wie FLORENZ MÜLLER sind auf dem Felde wissenschaftlicher Ehre geblieben. Im Krankenhause St. Georg in Hamburg steht ein Gedenkstein für die Röntgenopfer der Welt. — Karzinome, auf dem Boden chronischer Röntgengeschwüre entstanden, können auch auf den Knochen übergreifen. Bestrahlungen bei Überdosierung haben auch Knochensarkome verursacht. Es hat sich meist um bestrahlte Kniegelenkstuberkulosen gehandelt. Die Fälle stammen aber noch aus einer Zeit, wo noch nicht genügende Erfahrungen über die richtige Röntgendosis vorlagen, oder wo, wie im 1. Weltkriege, Bestrahlungen z. T. ungeschulten Hilfskräften überlassen werden mußten. Bei Innehaltung strenger Sorgfalt kommen Röntgenschäden, von einigen besonderen Ausnahmen abgesehen, nicht mehr vor. — Bekannt ist, daß experimentell durch Röntgenstrahlen auch Knochensarkome erzeugt sind.

Was die Entstehung eines Knochensarkomes durch Radiumeinwirkung betrifft, so ist an ein trauriges Ereignis zu erinnern, das ein unfreiwilliges Experiment darstellt und das sich in Nordamerika zugetragen hat. MARTLAND und HUMPHRIES teilten im Arch. of Path. 7, 406 (1927) mit, daß Arbeiterinnen in Leuchtuhrfabriken, die auf Zifferblättern die Leuchtzahlen malen mußten, die Gewohnheit hatten, die Pinsel im Munde anzuspitzen, und somit immer kleine Radiummengen aufnahmen. Nach mehr oder weniger längerer Zeit, auch als die Beschäftigung schon aufgegeben war, erkrankten Arbeiterinnen an Anaemie, Kiefernekrose usw. und zwar waren unter 17 Todesfällen 7 sichere Fälle von Knochensarkom nachgewiesen. Außerdem waren an noch lebenden Arbeiterrinnen 4 neue Sarkome festgestellt. Die Radiumsubstanz hatte sich besonders im Knochen festgesetzt. — Anschließend haben dann SCHÜRCH und UEHLINGER sehr eindrucksvolle Tierversuche mit Radium-Nadeln oder -Pasten gemacht und an Kaninchen Sarkome erzeugt (s. auch osteogene Sarkome und Sarkommetastasen).

Sekundärer Hyperparathyreoidismus s. ,,renale Rachitis''.

Semiflexion. (Muskelentspannung in halber Beugung.)

Schon vor sehr langer Zeit ist auf die Vorteile der Lagerung des Beines in Beugestellung hingewiesen worden (PETIT, POTT usw.). Nach eingehenden muskelmechanischen Untersuchungen hat ZUPPINGER wieder auf die Bedeutung der Semiflexion hingewiesen. Am Oberschenkel wird z. B. die beste Muskelentspannung erreicht, wenn Hüftgelenk und Kniegelenk gebeugt liegen. Dies ist besonders für eine Extensionsbehandlung wichtig, denn ein Gewichtszug braucht nur etwa mit $1/3$ bis $1/4$ an kg bei Semiflexion belastet zu werden, als wenn das Bein in Streckstellung liegt. Daher legt man ein verletztes Bein auf eine Braunsche Schiene. Diese hat BÖHLER sehr zweckmäßig mit Zugvorrichtungen für eine Extension abgeändert.

Sesambeine.
Die Sesambeinchen verknöchern in der Pubertätszeit. Die beiden Sesambeine des ersten Mittelfußknochens sind ständig kleinen statischen und dynamischen Traumen beim Abrollen des Fußes ausgesetzt, so daß sie gelegentlich Beschwerden hervorrufen. Besonders Mädchen in der Pubertätszeit bringen solche Klagen vor. Es findet sich eine ausgesprochene Druckempfindlichkeit in der betreffenden Gegend, auch treten Schmerzen bei starker passiver Dorsalflexion der großen Zehe auf. Man hat auch solche Sesambeine entfernt.
Bei der feingeweblichen Untersuchung hat man auf der Knorpelknochengrenze Nekrosen, Blutungen und Spaltbildungen gefunden (Chondrosis necroticans), so daß es auch zu einer richtigen Zweiteilung usw. des Knöchelchens kommt und Verwechslungen mit Fracturen oder angeborenen Zweiteilungen möglich sind. Der Befund soll anders sein als bei den sog. aseptischen Nekrosen, zu denen gerade andere Forscher das Sesambeinleiden rechnen. Manches ist noch unklar. So auch der Unterschied zwischen Röntgenbefund und histologischem Ergebnis: wo man nach dem Röntgenbilde stärkere Veränderungen angenommen hatte, hat sich selbst in Serienschnitten nichts Krankhaftes gefunden usw. Jedenfalls wird man wohl bei der Behandlung mit Schonung und konservativen Methoden immer auskommen. (Über andere Sesambeine s. Varietäten.)

Skoliosen (gr. skoliós = gekrümmt). Die seitlichen Verbiegungen der Wirbelsäule.

In seinem Werke über die gesunde und kranke Wirbelsäule gibt SCHMORL an, daß er seine Untersuchungen deshalb unternommen habe, um dem Problem der Skoliosen näher zu kommen. Auf dem Umwege hierzu sei manche offene Frage auf anatomischem und pathologischem Gebiete gelöst worden, aber bzgl. der Skoliosen sei man nicht weiter gekommen, obwohl eine Reihe derselben genau untersucht worden seien. Die Schwierigkeit liegt vor allem darin, daß mit der seitlichen Verbiegung immer eine Rotation der Säule und Torsion der Wirbelkörper verbunden ist. SCHMORL und JUNGHANNS geben weiter an, daß mit weitem die häufigste Veränderung an der Wirbelsäule die Kyphose und nicht die Skoliose, wie gewöhnlich angenommen wird, sei. SCHMORL sieht den Unterschied der Angaben darin, daß Jugendliche mit ihren Skoliosen viel häufiger den Arzt aufsuchen als ältere Leute mit ihren Kyphosen. — Wenn an der Wirbelsäule fast die ganze Strecke eine seitliche Verbiegung zeigt, so spricht man gewöhnlich von einer Totalskoliose. Diese Form ist aber selten. Gewöhnlich ist ein Abschnitt vornehmlich zur Seite gekrümmt, und es kommt dann an dem anschließenden Teile der Säule zu einer compensatorischen Verbiegung. Wenn z. B. im Brustteil eine rechtskonvexe Skoliose besteht, so findet sich zum Ausgleich im Lendenteil eine linkskonvexe Skoliose. Mit den seitlichen Verbiegungen ist auch fast durchweg eine Torsion der Wirbelkörper verbunden (Rotation ist die Verschiebung der Wirbel gegeneinander, Torsion bezieht sich auf den Wirbel selbst). Hinzu kommt manchmal am Übergang der Biegungen ein richtiges Drehgleiten.

Die Drehung der Wirbel, die mehr oder weniger Keilform angenommen haben, erfolgt so, daß der Wirbelkörper nach der convexen Seite der Skoliose liegt, während die Reihe der Dornfortsätze nach der concaven Seite zeigt. Wenn man ein pathologisches Präparat von einer solchen Skoliose betrachtet, so tritt, von vorne gesehen, die seitliche Krümmung der Wirbelkörperreihe sehr viel auffälliger und viel deutlicher hervor, als die von hinten gesehene Verbindungslinie der Dornfortsätze. Hieran ist zu denken, wenn man bei einem Kranken nur die gebogene Linie der Dornfortsätze feststellt. — Wenn der Hauptteil der Skoliose im Brustteil liegt, so erfährt natürlich der Brustkorb und sein Inhalt eine mehr oder weniger schwere Veränderung, denn die Rippen müssen zwangsläufig die Verschiebung der Wirbel mitmachen. Es kommt zur Bildung eines Rippenbuckels. Dieser ist nach der Convexität und nach hinten gerichtet. — Die Buckelbildung stellt sich neben der gebogenen Dornfortsatzreihe am anschaulichsten dar, wenn man den Kranken bei der Betrachtung von hinten sich nach vorne neigen läßt. Diese Feststellung ist wichtiger und sicherer als die vergleichende Betrachtung beider „Taillendreiecke", d. h. jener Lücken, die sich beim stehenden Patienten zwischen der Rumpfkontur und den gerade herabhängenden und angelegten Armen bilden. Der Rippenbuckel bedingt oft einen Hochstand und Abstehen des Schulterblattes; und auf der anderen Seite ein Nähern oder gar Anstoßen der letzten Rippe an die Darmbeinschaufel. (Gegebenenfalls Entfernung der Rippe.) — An der concaven Seite der Skoliose finden sich häufig starke Veränderungen der Spondylosis deformans. Nicht selten gibt es auch eine Verbindung verschiedener Biegungen als Kyphoskoliosen. —

Das Hauptinteresse fordert noch immer die *rachitische Skoliose*, trotz aller segenbringenden Prophylaxe, die oft nicht richtig durchgeführt oder gar durch zu viele Gaben von Vigantol nicht ohne Schaden übertrieben wird. Am bedeutungsvollsten sind die ersten Lebensjahre, wo am ehesten Schaden für die Zukunft verhütet werden kann. Wenn Säuglinge usw. beim Tragen, beim Aufrichten, beim zu frühen Gehen usw. immer eine ganz einseitige Belastung ihrer nachgiebig weichen Wirbelsäule erfahren, so kommt es zu skoliotischen Verbiegungen. Werden diese erkannt, so müssen sogleich Gegenmaßnahmen ergriffen werden. Das kranke Kind muß mehr die Bauchlage einnehmen und soll bei guter Allgemeinbehandlung in dieser Lage kriechen usw. Dieses sind alles Anordnungen, die, noch mit besonderen Maßnahmen unterstützt, der Orthopäde zu treffen und durch Röntgenaufnahmen zu kontrollieren hat. Dasselbe gilt natürlich auch für eine rachitische Kyphose, die durch zu frühes Aufsezten des Kindes verursacht ist und wo manchmal eine Verwechslung mit einem tuberkulösen Gibbus möglich ist. — Wenn etwas ältere Kinder, etwa zwischen dem 4. bis 7. Lebensjahre, mit seitlichen Verbiegungen der Wirbelsäule zur Untersuchung kommen, und wenn diese Skoliosen noch nachgiebig sind, so kommen regelmäßig durchgeführte gymnastische Übungen, wie auch die Kriechmethode nach KLAPP usw. in Frage. —

Die „rachitische" Skoliose des Erwachsenen ist gewöhnlich fixiert. Ob hier neben Turnen und Gymnastik noch andere Maßnahmen (wenn z. B. eine Verschlimmerung mit Druck auf die Intercostalnerven usw. eingetreten ist), notwendig sind, muß der Orthopäde entscheiden.

Man spricht beim Erwachsenen meist auch von einer „rachitischen Skoliose" (obwohl nichts von Rachitis nachzuweisen ist), wenn sonst keine anderen Ursachen zu finden sind. Von diesen anderen Dingen sind zu nennen: Schwielenschrumpfung mit Narbenzug nach langdauernder Brustfelleiterung; statische Veränderung, z. B. bei Beinverkürzung oder bei nicht eingerenkter Hüftverrenkung; habituelle Einwirkungen bei Tischlerlehrlingen usw. zur Zeit der „Bäcker- und Bauernbeine", die traurigen Lähmungszustände nach spinaler Kinderlähmung und Muskeldystrophie; Skoliosis ischiatica, Syringomyelie und gar Hysterie. Zum Schluß ist differentialdiagnostisch die congenitale Skoliose zu erwähnen, die gar nicht so selten ist. Es handelt sich hier vornehmlich um halb angelegte Wirbel, um überzählige Keilwirbel und, da die Mißbildung häufig im Brustteile liegt, um viele Rippenveränderungen, Verschmelzungen derselben usw. (Hochstand des Schulterblattes = Sprengelsche Deformität). Die Wirbelveränderungen können recht verschieden ausgedehnt sein; oft nur auf einen kurzen Bezirk beschränkt mit mehr seitlicher Knickung, ohne Rotation usw. Diese verschiedenartigen Mißbildungen mit den halbseitigen Keilwirbeln usw. müssen schon im frühen fetalen Leben zustande kommen, da der Wirbel dann 2 Knorpelkerne hat, während später der Wirbelkörper durchweg wohl nur von einem Knochenkern ossificiert. Dasselbe wird auch für die Blockwirbelbildung angenommen.

Skorbut s. Möller-Barlow.

Solitäre Knochenzysten Jugendlicher.

Sie finden sich (ohne Mineralstoffwechselstörung) meistens im Alter von 6 bis 12 Jahren, machen kaum Beschwerden und kommen häufig erst zur Untersuchung, wenn eine pathologische Fractur oder Infraction an der dünnen Knochenschale eingetreten ist. Nach einem solchen Einbruche, der eine Entlastung des Innendruckes bringt, tritt im allgemeinen (bei einfacher Schienung) eine gute Heilung ein. Die Zysten sitzen meistens in den Metaphysen der langen Röhrenknochen. Bei älteren Zysten ist der Inhalt der Höhle serös-wässerig, und die Höhlenwandung ist von einer sehr dünnen bindegewebigen Haut ausgekleidet. Jüngere Zysten haben gewöhnlich im Innern eine blutige Flüssigkeit bei einer zellreichen Innenwandbekleidung. Im R. B. sieht man scharf umschriebene, zentrale, meist einkammerige Aufhellungen mit stark verdünnter Compacta. Zur Unterscheidung können die verschiedensten Dinge, wie z.B. chronischer osteomyelitischer Knochenabsceß, in Frage kommen.

Man nimmt an, daß die Höhlenbildungen aus den gutartigen Riesenzelltumoren oder aus (nicht traumatisch bedingten) Blutungen ins Knochenmark mit mesenchymalen Keimen hervorgehen. Auffällig ist allerdings, daß die meisten Knochenzysten etwas vor dem 10. Lebensjahre in die Erscheinung treten, während bei den Riesenzellengeschwülsten der Höhepunkt um das 20.—25. Lebensjahr liegt. Da nach den vielen schweren Contusionen und Erschütterungen des Knochens bei Kriegs-, Verkehrs- und Sportunfällen ein vermehrtes Auftreten von Zysten nie beobachtet ist, so spricht dieses allein schon gegen eine traumatische Entstehung solcher Höhlenbildungen. Die Untersuchungen von Puhl, Hellner, Herzog u.a., die eine angeborene Mesenchymgeschwulst mit capillärer Blutungsneigung annehmen, haben die meiste Anerkennung gefunden. Ein familiäres Vorkommen von isolierten Knochenzysten ist auch beschrieben worden.

Speicher-Krankheiten s. Schüller-Christian, Gaucher und Niemann-Pick.

Spina bifida aperta oder zystica s. Spina bifida occulta.

Spina bifida occulta. Rhachischisis (gr. rháchis = Rückgrat, schísis = Spalt). Versteckter Wirbelbogenspalt.

Rhachischisis wird z.T. als übergeordneter Begriff für alle Wirbelspalten gebraucht. Meistens meint man aber damit jene angeborenen Spaltbildungen, bei denen die nicht geschlossene Rückenmarkstelle frei da liegt und die betreffenden Kinder nicht lebensfähig sind. Unter Spina bifida cystica (oder aperta) versteht man jene, im Rücken sichtbaren, durch Wirbelbogenlücken bruchartig hervortretenden und mit Liquor gefüllten Geschwülste, die außen — abgesehen von der samtartigen Area medullo-vascularis — mit Haut bedeckt sind und deren Wandung entweder mit Hirnhäuten oder auch Rückenmarks-Nervenanteilen ausgekleidet sind (hier bestehen häufig Beinlähmungen usw.). Die Meningozele, eine der verschiedenen Unterarten, hat für eine Operation noch die leidlichsten Aussichten; im übrigen stehen wir hier aber auf einem Gebiete höchst undankbarer operativer Tätigkeit.

Die *Spina bifida occulta,* also die nicht sichtbare Spaltbildung, kann manchmal äußerlich in der Lenden-Kreuzbeingegend an Grübchen, Haarbüschelchen usw. erkannt bzw. vermutet werden. Oft findet sich kein solcher Anhalt, aber ein Klumpfuß usw. deuten auf eine Pferdeschweifschädigung mit einer Wirbelbogenspalte hin. Die Bogenveränderung kann natürlich nur durch das R. B. nachgewiesen werden. Gewöhnlich handelt es sich um eine Spaltbildung im (4.) 5. Lendenwirbel- und im 1. und 2. Kreuzbeinwirbelbogen. Nun muß man aber wissen, daß diese Wirbelbögen sich erst mit 8—12 Jahren oder gar erst im 15. bis 17. Lebensjahre schließen; die unteren 3 Kreuzbeinwirbel bleiben häufig auch offen. (Hiatus sacralis totalis.)

Jeder 10. Mensch soll eine mehr oder weniger ausgeprägte Spaltbildung haben. Die Bezeichnung Spina bifida occulta stammt von VIRCHOW und soll sich besonders auf Veränderungen des Rückenmarks bzw. des Pferdeschweifes und seiner Häute beziehen. In der Röntgenaera wird aber vor allem auf die Bogenspalten Wert gelegt, oft *zu* sehr Wert gelegt und manchmal vorschnell auf Rückenmarksveränderungen geschlossen, die durchaus nicht vorhanden zu sein brauchen. Die durch das R. B. festgestellte Spina bifida occulta ist an und für sich mehr eine mesenchymale Mißbildung (nicht eine ektodermale, wie z. B. die Meningozele bei der Spina bifida aperta). Sie ist meistens eine harmlose Varietät und wird häufig ganz zufällig erst beim Röntgen entdeckt.

Manchmal bestehen aber doch engere Beziehungen zur Medulla spinalis bzw. Cauda equina und deren Häute, die sich natürlich klinisch auswirken können. Der Schwerpunkt liegt ganz bei einer genauen klinischen, insbesondere neurologischen Untersuchung, nicht aber beim Röntgenbild, das gemacht werden muß, aber nicht überschätzt werden darf. Bestehen deutliche Lähmungen, so ist Klarheit; wie schwierig ist aber die Beurteilung z. B. bei einer Enuresis nocturna usw! Bei richtigen Myelodysplasien ist keine Besserung zu erwarten. Aber nun ist folgendes: Es kann sehr früh in der Gegend der späteren Wirbelbogenspalte zu Verklebungen und Verwachsungen mit Rückenmarkshäuten usw. gekommen sein. Da nun die Wirbelsäule schneller wächst als das Rückenmark, das nachhinkt und später nachkommen muß, so kommt es an der betreffenden Verwachsungsstelle zu Verschiebungen mit Strangbildungen usw. Diese „fesselnden" Stränge können — wenn auch sehr selten — allerlei Reizerscheinungen im Gebiet der Cauda equina hervorrufen. Bei dem angegebenen ungleichmäßigen Wachstum ist es auch erklärlich, daß klinische Erscheinungen oft erst in der Pubertät und später auftreten. Bei einer wohldurchdachten Indication können also durch Freilegung der Dura

und Lösung etwaiger hinderlicher, fesselnder Stränge einmal gute Erfolge erzielt
werden.

Zu der terminalen Myelodysplasie ist noch folgendes hinzuzufügen: KIENBOECK
hat 1930 (Wiener klin. Wchschr.) über 4 Fälle mit Fußerkrankungen bei Rückenmarksmißbildung berichtet. Es handelte sich meist um jüngere Pat. Entweder
war ein Fuß oder beide befallen. Der Fuß war meistens im Sinne des Klauenhohlfußes verunstaltet. Knochenschwund und schwere Defekte vornehmlich an den
Mittelfußknochen usw. Malum perforans pedis, Schwielenbildungen, sekundäre
Entzündungen. Beschwerden waren verhältnismäßig gering, so daß auch an
tabische Arthropathien gedacht wurde. Gewöhnlich fand sich in der Kreuzgegend
ein Grübchen oder dgl. und im Röntgenbild eine Spina bifida occulta. Für das
Krankheitsbild prägte KIENBOECK den Ausdruck: Trophopathia pedis myeloplastica (auch occult spinaler Fußknochenschwund). Gegen den Namen ist nichts
einzuwenden, aber er hat sich nicht eingeführt. Nun hat KIENBOECK in seiner
Tabelle noch 17 ähnliche Fälle angeführt.

Mancher etwas versteckte Fall mußte ihm wohl entgehen. Daher sei folgender
Fall, der genau untersucht ist, kurz erwähnt. Bei einem Pat. verbildet sich mit
15 Jahren langsam der linke Fuß. Es wurden die verschiedensten Diagnosen
erörtert. Neurologisch konnte nichts festgestellt werden, besonders keine Anzeichen
von Lues oder Syringomyelie (NONNE). Die Haut der Kreuzgegend war in Ordnung.
Im R. B. kein Wirbelbogenspalt. Im Laufe von 10 Jahren mußte zuerst der linke,
dann der andere Fuß nach PIROGOFF abgesetzt werden. Die gründliche mikroskopische Untersuchung hat weder etwas von Tumor, Tub., Lues usw. ergeben
(EUGEN FRAENKEL). Nach der Operation war der Pat. völlig gesund. An den
Stümpfen, mit denen der Pat. tadellos gehen und tanzen konnte, haben sich nie
trophische Störungen oder dgl. gezeigt. Nach 40 Jahren völligen Gesundseins
stellten sich die ersten Zeichen einer Spondylarthritis ankylopoetica (STRÜMPELL-
MARIE) ein. Familie sonst gesund; nur ein Bruder hat Spontanfracturen an den
Mittelfußknochen gehabt! (Näheres: Beiträge z. klin. Chir. 55, 63, 1909.)

Spina ventosa (Winddorn) s. Hand- oder Fußtuberkulose.

Spinnenfinger. Arachnodaktylie (gr. aráchne = Spinne).

Bei den äußerst schlanken Fingern, die von Contracturen oft begleitet sind, sind nach
R. B. gewöhnlich die Grundglieder und auch die Mittelhandknochen etwas länger als
normal. Auftreten der Knochenkerne und Schluß der Epiphysenfugen erfolgt häufig zur richtigen Zeit. Das Bild der Spinnengliedrigkeit kommt aber vor allem durch die dünne, fettlose
Haut zustande. Die Spinnenfinger sind nur eine Teilerscheinung einer erblichen Constitutionsanomalie, die sich durch ihre große Dürftigkeit an subkutanem Fett und auffälliger Gelenkbänderschwäche auszeichnet. Je nach Fall kommen dann manchmal noch Brustkorb- und
Rückgratanomalien hinzu. Gewöhnlich werden die Kinder zuerst vom Augenarzt untersucht
wegen Linsenluxationen, Irisschlottern usw. (Marfan-Syndrom). — WALTHER MÜLLER stellt
der Spinnengliedrigkeit als Gegenstück die familiäre hyperostotische Verdickung an Händen
und Füßen gegenüber.

Spitzfuß. Pes equinus (equinus = zum Pferde gehörig).

Die Kriegsverletzungen haben die allerverschiedensten Arten des Spitzfußes
hervorgebracht. Die hierbei gemachten Erfahrungen gelten auch für die Verletzungsfälle der Friedenszeit. Die Plantarflexion des Fußes mit der hängenden
Fußspitze kann entstehen durch mancherlei Fracturen, anderen Verletzungen und
Entzündungen im Bereich des oberen Sprunggelenkes, ferner durch narbige
Schrumpfung der Wadenmuskulatur nach Zerreißung und Phlegmonen der Muskeln u. dgl. Von besonderer Bedeutung ist die Schußverletzung oder Quetschung
des Nervus fibularis (peroneus) bzw. ischiadicus. Hier gilt als erste und wichtigste
Maßnahme das Gesetz, das für alle schlaffen Lähmungen gilt: *die möglichst frühzeitige Stellungscorrectur und die Vermeidung von Contracturen.* Wenn z. B. bei einer

Peroneuslähmung (ohne oder nach einer Nervennaht) auf die wieder einsetzende Nervenleitung gewartet wird, so darf in dieser Zeit der Fuß nicht eine Stellung mit überspannten Streckmuskeln einnehmen. Denn eine wiedererwachende, aber noch schwache Nerven-Muskeltätigkeit kann in einer solchen überdehnten Muskulatur oder gar gegen eine schon arthrogene Versteifung ihre Function nicht richtig wieder übernehmen. Daher soll möglichst früh und konsequent ein Peroneusstiefel bzw. eine entsprechende Schienenlagerung usw. angewandt werden. — Eine Gewohnheitscontractur tritt ein, wenn das Bein stark verkürzt ist und der Kranke nur mit der Fußspitze auftritt.

Wenn bei einem langen Krankenlager die Aufmerksamkeit ganz auf andere Gebiete abgelenkt ist, so wird nicht selten vergessen, daß der Druck einer schweren Bettdecke usw. langsam einen Pes equinus oder equino-varus herbeiführen kann, der womöglich langsam gar fixiert ist. — Angeboren kommt der Spitzfuß selten vor. Dann meist in der Verbindung mit einem Klumpfuß (s. diesen). — Von den erworbenen Spitzfüßen bringt die spinale Kinderlähmung die meisten hervor. Wann hier beim paralytischen Spitzfuß eine Sehnenüberpflanzung mit Gelenkoperation, oder wann Apparate angebracht sind, das hat der Orthopäde zu entscheiden. — Ein spastischer Spitzfuß kann bei Little, zerebraler Lähmung usw. vorkommen. Hier darf keine Durchtrennung der Achillessehne, sondern nur eine plastische Verlängerung der Sehne gemacht werden, da sonst ein sehr lästiger Hackenfuß entsteht. — Es kommt auch ein hysterischer Spitzfuß vor!

Spondylarthritis ankylopoetica. Strümpell-Marie. Versteifung der kleinen Wirbelgelenke.

Das Primäre ist eine chronische (nicht eitrige) Entzündung der kleinen Wirbelgelenke, die eine Verödung und Versteifung dieser *Gelenke* und somit aufsteigend eine Steifigkeit der ganzen Wirbelsäule herbeiführt. Fast ausschließlich werden Männer in den besten Jahren (zwischen 20—40 Jahren) befallen. Es wird über Kreuzschmerzen geklagt, dann tritt eine auffällige Steifigkeit der Lendenwirbelsäule ein mit *zunehmender Einschränkung der Brustkorbatmung.* Die Frühfälle können *klinisch* eher erkannt werden als bei der routinemäßigen Röntgenaufnahme der Wirbelsäule. Denn wenn die Aufmerksamkeit durch den Kliniker nicht besonders darauf gelenkt wird, so werden keine Schrägaufnahmen der kleinen Ringgelenke und keine Aufnahmen von der Articulatio sacroiliaca gemacht. Irgendwo werden einige Randzacken an den Wirbelkörpern festgestellt und die Diagnose lautet dann „Spondylosis deformans", während aber doch eine sehr ernste Krankheit noch dahintersteckt. Bei der Röntgen-Untersuchung der Wirbelgelenke muß man wissen, daß neben der deutlichen Ankylosierung der meisten kleinen Gelenke hier und da noch ein kleiner Gelenkspalt zu sehen ist, das Gelenk kann aber trotzdem knorpelig (oder fibrös) versteift sein. Die Steifigkeit der Wirbelsäule nimmt unter sehr verschiedenen, schwankenden Beschwerden ganz langsam zu, so daß die ganze Säule schließlich ein völlig steifer Stock ist. Trotzdem leisten manche Männer bei verhältnismäßig geringen Beschwerden (durch Anpassung) manchmal noch Erstaunliches.

Inzwischen ist aber an der Säule etwas zweites hinzugekommen: einem fließenden Zuckerüberguß ähnlich, sehen wir Brückenbildungen, die von Wirbel zu Wirbel über die Zwischenwirbelscheiben (und Randleisten) hinüberziehen. Es kommt streckenweise oder in ausgedehnter Weise zu Bänderverknöcherungen und sekundären Veränderungen an den Wirbelkörpern und Zwischenwirbelscheiben. Die Wirbelsäule hat also noch *eine zweite Form der Versteifung* erhalten. — Jetzt ist die Röntgendiagnose (die bekannte „flämische Säule" der Lendengegend) sehr leicht und eindeutig. — Die besonderen Verbindungen gelenkiger Art zwischen

Atlas und Schädelbasis einerseits und Epistropheus andererseits versteifen glücklicherweise gewöhnlich erst recht spät, so daß der Kopf — wenn auch oft eingeschränkt — wenigstens bewegt werden kann.

Wer bei EUGEN FRAENKEL, der eine große Sammlung der Sp. a. besaß, belehrt worden ist, und wer dann nicht nur Jahre, sondern Jahrzehnte eine Reihe von Fällen klinisch und röntgenologisch verfolgt hat, der kann nur die Ansicht vertreten, daß das Primäre des Geschehens die Entzündung und Versteifung der Wirbel*gelenke* ist. Alles andere ist sekundär.

Wenn andere Meinungen auftreten, so liegt dieses daran, daß man Fälle erst in einem späteren Stadium geröntgt hat und daß naturgemäß Pathologen meist nur Spätfälle zur Untersuchung bekommen. AUFDERMAUER (documenta rheumatologica) hat in seiner interessanten Arbeit nur einen, etwas jüngeren Fall (von 34 Jahren) beschrieben. Er sagt hier, daß bei einer geringen stellenweisen Bänderverknöcherung *sämtliche 42 untersuchten Zwischenwirbelgelenke knöchern versteift sind.* Davon sind 32 total knöchern ankylosiert, bei 10 ist der Gelenkspalt knorpelig verödet und seitlich knöchern überbrückt. Wenn bei den übrigen 5 Fällen (3 davon sollen symptomlos verlaufen sein) die sekundären Veränderungen ganz im Vordergrunde stehen, so braucht man sich nicht zu wundern, denn hier waren die Pat. 58, 70, 74, 77 und 78 Jahre alt, also z. T. ein Alter, das sonst gewöhnlich Pat. mit Spondylarthritis ankylopoetica nicht erleben. Man soll mit FRAENKEL, SCHMORL und JUNGHANNS nur den Ausdruck Spondylarthritis ankylopoetica gebrauchen, und nicht Benennungen, die sekundäre Erscheinungen betonen, z. B. Spondylitis ankylopoetica, Rheumatoid-Spondylitis usw.

Bei der *Spondylosis deformans* können auch nebenbei die Zwischenwirbelgelenke hier und da degenerativ erkranken. Sie spielen meist keine sehr große Rolle. Hier spricht man am besten wie bei den übrigen Gelenken des Körpers von einer Arthrosis deformans der kleinen Ringgelenke. Der Ausdruck Spondylarthrosis deformans wäre hier nicht falsch, aber leider gebrauchen noch immer Autoren für die Spondylosis deformans den Ausdruck Spondylarthrosis. Es wirkt gerade nicht schön, wenn ein Redner immer von Spondylarthrosis spricht, aber eine Spondylosis meint, also immer nur den Ausdruck für ein kleines Nebengebiet braucht.

Auch eine Reihe anderer Ausdrücke, die gebraucht werden, sind zu meiden. Historisch völlig falsch ist die Bezeichnung „Bechterew". Der Neurologe v. BECHTEREW nahm eine primäre Erkrankung des Rückenmarks, der Nerven und Muskeln an. Das Zusammensinken der Wirbelsäule sollte sekundär sein. Er verwahrte sich sogar dagegen, daß man seine „Steifigkeit der Wirbelsäule" mit den Fällen von STRÜMPELL und PIERRE-MARIE mit der chronisch ankylosierenden Entzündung der Wirbelsäule zusammenwürfe. Wenn man also einen Namen für die Krankheit gebrauchen will, so kann es *nur Strümpell-Marie heißen.* (Näheres siehe Chirurg 11, 440, 1939.) Das Schlagwort spricht sich für bequeme Leute recht bequem aus. Der Ausdruck ist aber ganz falsch. Bleiben wir also bei dem Ausdruck Spondylarthritis ankylopoetica oder *Wirbelgelenksteife;* Strümpell-Marie spricht sich ebenso bequem wie das falsche Bechterew aus.

Ebenso hat ASSMANN in seinem schönen Röntgenatlas (Springer-Verlag 1950 S. 991) klar ausgeführt, daß die Strümpellsche Krankheit mit einem Bechterew gar nichts zu tun hat. Der Student und der junge Arzt sollen hierdurch auch darauf hingelenkt werden, daß das erste Stadium, abgesehen von den frühen Veränderungen der Articuli sacroiliaci, eine Versteifung der kleinen Wirbelgelenke und der Rippengelenke ist, was bei genauer Untersuchung klinisch am ersten erkannt werden kann. Über die näheren Ursachen der Erkrankung wissen wir nichts, jedenfalls handelt es sich nicht um eine mehr gutartige Rheumatoid-Tuberkulose, wie es KIENBOECK angenommen hat (s. Deutsche med. Wschr. 1939 S. 960).

Meistens wird die Erkrankung in den Kreis der rheumatischen Erkrankungen einbezogen (nicht selten eine Iridocyclitis). Sehr selten erkranken auch die großen Stammgelenke, die Hüft- und Schultergelenke mit. Wenn noch andere Gelenke im Sinne des Rheuma erkranken, so ist es wohl noch nicht ausgemacht, ob diese Erkrankung im engeren Sinne zur Spondylarthritis ankylopoetica gehört. (Wohl höchst selten kann einmal als Folge eines akuten Gelenkrheumatismus eine Wirbel-*gelenksteife* nachbleiben.)

Spondylarthropathia deformans (überflüssig) s. Spondylosis deformans.

Spondylitis ankylopoetica oder ankylosans (überflüssig) s. Spondylarthritis ank.

Spondylitis infectiosa. Spondylitis nach Infectionskrankheiten.

Eine Tuberkulose oder eine durch Staphylokokken hervorgerufene Erkrankung der Wirbelsäule ist natürlich auch eine „Spondylitis infectiosa". Aber diese Erkrankungen pflegt man gewöhnlich gesondert zu betrachten. Unter Spondylitis infectiosa versteht man im allgemeinen jene Wirbelentzündungen, die beim Abklingen einer Infectionskrankheit oder bald nach ihr meist mit plötzlichen, heftigen Rücken- oder Kreuzschmerzen und auch seitlichen Ausstrahlungen einsetzen. Solche Wirbelaffectionen können nach Lungenentzündung, Grippe, Pocken, Masern, Diphtherie, Sepsis usw. auftreten. Nicht selten sind die Erscheinungen mehr leichter und flüchtiger Art, so daß wohl keine schwereren Knochenveränderungen zu erwarten sind. Aber es muß bei solchen Symptomen an eine Wirbelsäulenerkrankung unbedingt gedacht werden und gegebenenfalls mit Penicillin usw. behandelt werden, auch wenn die voraufgegangene Grundkrankheit etwas weiter zurückliegt.

Unter den verschiedensten Möglichkeiten ist auch an eine, meist mit langen Fieberwellen einhergehende Bangsche Erkrankung zu denken. Eine solche Complication bei Bang ist verhältnismäßig selten. Nun ist folgendes aber interessant: Der Erreger ist brucella abortus bovis bzw. suis; sehr nahe verwandt ist der Erreger des Maltafiebers, brucella melitensis (BRUCE, englischer Militärarzt). Während nun die Spondylitis bei Bang sehr selten ist, so kommt die Wirbelbeteiligung beim Maltafieber aber in 50—70% der Fälle vor! — Wenn bei einer „Spondylitis infectiosa" sicher und einwandfrei der Streptococcus haemolyticus gefunden sein sollte, so ist der erste Angriffpunkt des Feindes offenbar eines der kleinen Wirbelgelenke. — Bei der „Spondylitis infectiosa" — mag die Ursache noch so verschieden sein — erkrankt gewöhnlich zuerst der Teil des Wirbels, der an die Zwischenwirbelscheibe grenzt. Es kommt dann häufig zu einer Verschmälerung der Bandscheibe verschiedenen Grades und somit auch manchmal zu einer Blockwirbelbildung, die an einer Stelle, aber auch an einigen Stellen angetroffen werden kann.

Wenn bei Beginn der Erkrankung im R. B. noch keine Veränderungen gefunden sind, so muß unbedingt nach einigen Wochen eine Kontrollaufnahme gemacht werden. — Sind Knochenveränderungen gefunden, so spricht man meist von einer Osteomyelitis. Hier muß aber correcterweise „typhosa", bei Paratyphus B usw. gesetzt werden, weil man unter Osteomyelitis sonst schlechtweg immer die eigentliche Staphylokokkenosteomyelitis versteht. Am häufigsten kommt noch die Infect-Spondylitis nach Typhus vor, bei dem auch Röhrenknochen und vor allem Rippen gleichzeitig oder auch sonst erkranken können. Die Knochencomplicationen können bei Typhus manchmal so spät auftreten, daß keiner mehr an den voraufgegangenen Typhus denkt.

Spondylitis deformans (ungenau) s. Spondylosis.

Spondylitis ligamentosa (überflüssig) s. Spondylarthritis ankylopoetica.

Spondylitis tuberculosa s. Wirbelsäulentuberkulose.

Spondylolisthesis s. Spondylolysis.

Spondylo-lysis. Spondyl-olisthesis (gr. olísthesis = das Ausgleiten). Das Wirbelgleiten.

Das Gleiten findet zwischen dem 5. Lendenwirbel und dem Kreuzbeine oder manchmal zwischen dem 4. und 5. Lendenwirbel, sehr selten höher, statt. — Ein Wirbelbogen hat auf jeder Seite einen oberen und unteren Gelenkfortsatz. Die beiden unteren Fortsätze, deren Gelenkfläche nach vorne schauen, liegen verhakt hinter den beiden oberen Gelenkfortsätzen des darunter liegenden Wirbels, deren Gelenkflächen nach hinten sehen. Diese gelenkige Verhakung fällt für den oberen Wirbel bei der Lysis, dem Vorstadium der Olisthesis, weg. Die Trennung des unteren Wirbelgelenkes beiderseits von den oberen kleinen Gelenken erfolgt in der sog. Interarticularportion des oberen Wirbels. Wenn es jetzt zum Wirbelgleiten kommt, so bleibt der untere Gelenkfortsatz des oberen Wirbels mit Bogenteil und Dornfortsatz an seiner Stelle am Kreuzbein liegen, während der übrige gleitende Wirbelanteil mit der darüberliegenden Zwischenwirbelscheibe und somit mit der ganzen Wirbelsäule sich nach vorne schiebt. Zu dem Wirbelgleiten mit der Bogendurchtrennung auf beiden Seiten ist natürlich auch noch die Lockerung der darunterliegenden Zwischenwirbelscheibe unbedingt nötig. — Vor der Pubertät wird kaum ein Wirbelgleiten beobachtet. Frauen scheinen etwas mehr befallen zu sein. (Wichtigkeit des spondylolisthetischen Beckens für den Geburtshelfer!) Die Pat. klagen oft über Kreuzschmerzen, besonders bei schwerer Arbeit.

Bei der Untersuchung fallen die gespannten Wülste der Rückenmuskeln in der Lendengegend auf, eine tiefe Rinne zwischen sich fassend. Der an seiner Stelle verbliebene 5. (4.) Lendendornfortsatz springt vor und ist deutlich zu fühlen. Dies tritt beim Vorwärtsneigen des Pat. noch mehr hervor. Beim Gehen fehlt das freie Spiel der Rückenstrecker. Bei der Röntgenaufnahme von vorne zeigt sich bei etwas schwereren Fällen die Figur des sog. Napoleonhutes. Die seitliche Aufnahme ergibt den verschiedenen Grad des Abgleitens. Meyer-Burgdorff hat zuerst auf die Wichtigkeit der Schrägaufnahmen hingewiesen zur Feststellung einer Spondylolysis.

Dieser Autor ist der Ansicht, daß es sich bei der Olisthesis um etwas erworbenes handelt, daß bei einer starken Lendenlordose scherende oder zangenartige Kräfte auf die Zwischengelenkstücke einwirken und zur Lysis führen. Der Forscher hat als erster darauf hingewiesen, daß z. B. geheilte Wirbelbrüche an der Brust-Lendengrenze zum Ausgleich eine vermehrte Lendenlordose zur Folge haben, die wiederum die Entstehung einer Lysis begünstigen. In ähnlicher Weise haben andere Autoren einen Überlastungsschaden angenommen. Leider ist aber (besonders in Hinsicht auf die Unfallbegutachtung) eine Entscheidung noch nicht gefallen, denn der auf dem Gebiete der kranken Wirbelsäule so erfahrene Pathologe Schmorl hält die Spondylolysis für angeboren. — Wenn das Leiden erkannt ist, ist natürlich eine langdauernde Ruhe anzuordnen. Dann kann es durch bindegewebige Verwachsung und Einmauerung des verschobenen Wirbels zu einer Art Selbstheilung kommen, so daß eine Spaneinpflanzung wohl nicht nötig ist.

Spondylo-lysis und Spondyl-olisthesis sind verschieden zusammengesetzt. Man kann nur von einer Lysis und Olisthesis sprechen, aber nicht, wie es manchmal vorkommt, von einer „Listhesis".

Pseudo-Spondylolisthesis (Junghanns).

Der untere Gelenkfortsatz des Wirbels, der Neigung zum Gleiten zeigt, artikuliert in einem weniger steilen Winkel mit dem oberen Gelenkfortsatz des darunterliegenden Wirbels. Der Gelenkspalt zeigt auch gewöhnlich noch Erscheinungen einer Arthrosis deformans. So kann sich ein Wirbel bei intakten Zwischengelenkstücken einmal nach vorne verschieben (s. auch Wirbelverschiebung nach hinten).

Spondylosis chondromalacica (nicht berechtigt, s. Osteomyelitis der Wirbelsäule nach Injection usw.).

Spondylosis deformans (gr. spóndylos = Wirbel).

Es handelt sich um eine Alters- und Verschleißkrankheit der Wirbelsäule. Die Leistungsfähigkeit dieser Säule hängt wesentlich von den *Zwischenwirbelscheiben* ab. Diese bestehen aus dem unter einem starken Quelldruck stehenden Gallertkern (nucleus pulposus), dem Faserring, den SCHMORL lieber Lamellenring benannt haben will, da dieser aus geschichteten Knorpellamellen besteht, und drittens auch den beiden Knorpelplatten, die mit den dünnen, porigen knöchernen Endplatten der anliegenden Wirbelkörper innig verbunden sind. Der Lamellenring ist mit Fasern fest an der ringförmigen Wirbelkörperrandleiste gefesselt. (Bei Beendigung des Wachstums, bei dem die Knorpelplatten eine wichtige Rolle spielen, ist die Zwischenwirbelscheibe völlig gefäßlos.) — Wenn die Elastizität des Faserringes nachläßt, so quillt dieser, gewissermaßen von hinten vom Nucleus getrieben, vorne und etwas seitlich zwischen den Wirbelkörpern vor; es kommt nun — besonders bei starker Beanspruchung der Wirbelsäule — zur Lockerung, Zerrung und Zerreißung der faserigen Verbindungen zur Wirbelkörperrandleiste und auch am vorderen Längsband, das unterhalb bzw. oberhalb der Randleiste am Körper ansetzt. Aus den Arbeiten von SCHMORL und JUNGHANNS wissen wir, daß als Reaktion auf diese Zerrung an den betreffenden Wirbelstellen Randzacken und Randwülste entstehen, die dann ja im Röntgenbilde die eigentlichen sicheren Anzeichen einer Spondylosis deformans abgeben. Wenn die Zackenbildungen sich weiter nach unten und oben ausdehnen, so können sie auch zusammenwachsen und eine völlige Brückenbildung über die anliegende Zwischenwirbelscheibe bilden. — Die charakteristischen Wirbelrandwülste usw., die als ausgleichende und nützliche Stützvorrichtung wohl angesehen werden müssen, finden sich bei 50jährigen und manchmal auch schon früher in großer Anzahl; später bleibt keiner von dieser (physiologischen) Alterserscheinung verschont, die klinisch natürlich eine gewisse Steifigkeit bedeutet.

Wenn z. B. die Betroffenen längere Zeit in gebückter Stellung gesessen oder gearbeitet haben, so ist gewöhnlich das erste Hochkommen recht unangenehm. Ist dies aber kurz überwunden, so geht die Maschine gewöhnlich wieder ruhig und beschwerdefrei weiter, Schmerzen sind überhaupt recht verschieden. Manchmal werden zufällig im R. B. mächtige krebsscherenartige Randzacken gefunden und die Betreffenden haben überhaupt nicht zu klagen, während bei einem geringen Befunde von Zacken oft starke Beschwerden angegeben werden. (Schwierig sind die Angaben oft zu bewerten, wenn es sich um Arbeitsunfälle handelt!) Nach hinten, nach dem Wirbelkanale zu, werden keine nennenswerten Randzacken beobachtet. (Das an den Zwischenwirbelscheiben befestigte hintere Längsband überspringt die Wirbelkörper.) — Während die Altersspondylosis etwa gleich auf Lenden- und Brustwirbelsäule verteilt ist (an den Halswirbeln zeigen die untersten Wirbel oft ziemlich früh spondylotische Zacken), so kommt die „Sp. d." auch manchmal in umschriebener Form vor (z. B. nach einem abgelaufenen umschriebenen Entzündungsprozeß, an der konkaven Seite einer skoliotischen Krümmung usw.). Wenn bei Kranken — besonders im 20.—30. Lebensjahre — in der nächsten Nähe von Wirbelbrüchen Zacken und Brückenbildungen, die meistens als günstige Stützvorrichtungen zu betrachten sind, aufgetreten sind, so ist es wohl noch nicht sicher, ob dies als sekundäre Spondylitis deformans im eigentlichen Sinne aufzufassen ist, da z. B. HELLNER diese Bildungen mit Recht mehr als Calluswucherungen betrachtet.

Da es sich nach allgemeiner Ansicht bei der Sp. d. primär um eine Degeneration der Zwischenwirbelscheiben handelt, so hat sich der Ausdruck Spondylosis ziemlich durchgesetzt, immerhin stößt man noch leider gelegentlich auf eine „Spondylitis deformans", eine Wirbelosteoarthritis, Spondylarthropathia deformans usw. (völlig überflüssige oder falsche Ausdrücke). Die Zwischenwirbelscheiben geben der Wirbelsäule den Haupthalt. Eine zweite Festigung und Steuerung bilden die hinten gelegenen 2 kleinen Wirbelgelenke. An diesen können natürlich auch neben der Spondylosis arthrotische Veränderungen auftreten. Man wird hier am besten von einer Arthrosis deformans der kleinen Wirbelgelenke sprechen. Der Ausdruck Spondylarthrosis (gegenüber Spondylarthritis) wäre für diese Veränderung natürlich richtig, aber man vermeidet wohl lieber diesen Ausdruck ganz, da leider manche noch gerne einfach den Ausdruck Spondylarthrosis für Spondylosis setzen. Und es ist gerade nicht schön und bringt Irrtümer, wenn jemand über Spondylarthrose spricht, also von einer kleinen, mehr nebensächlichen Angelegenheit, während er aber die Hauptsache, die Spondylosis meint.

Spontane Knochennekrosen s. aseptische Knochennekrosen.

Spontanfracturen bei Tabes oder Syringomyelie s. tabische Arthropathien und unter Syringomyelie.

Sporotrichose s. bei Aktinomykose.

Spreizfuß. Pes transverso-planus.

Außer dem Hauptgewölbe mit seinem inneren und äußeren Längsbogen hat der Fuß auch ein Quergewölbe. Der eine Stützpfeiler des vorderen Quergewölbes ist das Köpfchen des ersten Mittelfußknochens mit den zwei darunter liegenden Sesambeinchen; der andere Pfeiler stellt das Köpfchen des 5. Metatarsus dar. Der Scheitel des leicht nach oben zeigenden, konvexen Bogens liegt gewöhnlich beim zweiten Köpfchen. Der Spreizfuß entsteht nun, wenn unter der Belastung der Bogen niedergedrückt wird, so daß die Köpfchen des Mittelfußes nebeneinanderliegen oder daß sogar ein konvexer Bogen nach unten entsteht. Durch Bändererschlaffung weichen die Mittelfußköpfchen und Zehen, die oft eine Krallenstellung einnehmen, auseinander. Der Fuß wird als Spreizfuß breiter (Fußabdruck!). Unter den durchgetretenen Mittelfußköpfchen bilden sich sehr schmerzhafte und druckempfindliche Schwielenstellen. Bei Druck auf die Nervi plantares können besonders heftige blitzartige Schmerzen ausgelöst werden, die auch als Morton's disease bezeichnet werden. Der Spreizfuß gehört ganz in den weiten Rahmen des Plattfußes (s. diesen), wenn er auch manchmal in der Kette der Ereignisse sich als besonders schmerzbringendes Glied hervortut.

Sprengelsche Deformität (überflüssig) s. Schulterblatthochstand.

Sprue, einheimische.

Die Sprue ist beim Erwachsenen sehr selten. Im Vordergrunde stehen die schweren Darmstörungen: es werden breiige, graue Fettstühle in massigen Portionen entleert, die zeigen, daß die eingenommene Nahrung (vielleicht bei einer Motilitäts-Neurose!) nicht richtig ausgenutzt ist. Die Resorption von Fett und Kohlehydraten ist gestört. Es bestehen Anzeichen der perniciösen Anaemie und auch der hypochromen Anaemie. Abnahme des allgemeinen Kräftezustandes und Abmagerung. Da offenbar auch Kalk, Vitamine usw. bei der Darmstörung nicht resorbiert werden, und ungenutzt abgehen, wird der Knochen nicht richtig wieder aufgebaut. Es kommt zu einer *allgemeinen Osteoporose des Skeletes* (mit Fracturen), deren Grad von der Schwere und Dauer der Erkrankung abhängt. Da man über die eigentliche Ursache der Sprue nichts weiß, so kann man auch nicht sagen, ob die infantile Sprue genau dieselbe Pathogenese hat, wie die Sprue beim Erwachsenen. Die Herter-Heubnersche Erkrankung zeigt sich im Kleinkindesalter oder in der letzten Säuglingszeit. Die Symptome sind vornehmlich die gleichen, wie sie oben angegeben sind. Bei den massenhaften Stühlen kommen die elenden Kinder mehr und mehr herunter; sie bleiben auch im Längenwachstum zurück und fallen durch ihren großen Bauch auf („Bauchzwerg"). — Man spricht auch von einem intestinalen Infantilismus oder Zoeliakie. Die Erkrankung ist recht langwierig; die Osteoporose der Knochen ist oft so hochgradig, daß es schon bei geringen Veranlassungen zu Knochenbrüchen kommt, die übrigens eine schlechte Heilungsneigung haben.

Stabile Osteosynthese.

Man versteht hierunter die Knochenbruchbehandlung, bei der die Bruchteile mit mechanischen Mitteln: verschraubbaren Platten, Drähten, Nägeln (z. B. zur Schenkelhalsnagelung) und vor allem mit dem Marknagel nach KÜNTSCHER „unverrückbar" zusammen gehalten werden sollen.

Stachelbecken.

Bei älteren Leuten findet man manchmal im Röntgenbilde an den Randpartien des Beckens (Scham, Sitzbein usw.) viele unregelmäßige Zacken und Stacheln. Es sind exostosenartige Bildungen an den Ansatzstellen von Sehnen und Muskeln. (Manchmal bei chronischen Entzündungen im kleinen Becken?) Im allgemeinen hat der Befund keine klinische Bedeutung.

Staphylokokken-Osteomyelitis s. Osteomyelitis.

Steinmann. Knochennagel.

STEINMANN (früher Chirurg in Bern) hat die Nagelextension angegeben (1907). Der Zug, der am Knochen direkt und nicht an den Weichteilen angreift, ist natürlich viel wirkungsvoller, was für Fracturen am Beine von großer Bedeutung ist. BÖHLER benutzt gern einen 4—6 mm dicken rostfreien Steinmannschen Nagel, der mit einem Drehbügel versehen wird, so daß der Nagel bei Bewegungen des Pat. sich im Knochen nicht dreht. — KLAPP und später KIRSCHNER haben dann die Drahtextension angegeben, die jetzt allgemein im Gebrauch ist. Ein 1—2 mm dicker rostfreier Stahldraht, der durch einen elektrischen Bohrer schnell durch den Knochen getrieben wird, wird in einen Spannbügel eingeklemmt, an dem dann der Längszug ausgeübt wird.

Steißbeinschmerz. Coccygodynie oder Kokzygodynie (gr. kókzyx = nach GALEN wie Kuckucksschnabel aussehend, odyne = Plage).

Schmerzen können auftreten bei einer Quetschung des Knochens durch Stoß, Fall auf eine vorspringende Kante usw. Manchmal wird das Leiden bei Mastdarm- oder Frauenkrankheiten beobachtet. Fracturen des Knochens sind selten; die federnde Verbindung zum Kreuzbein begünstigt ein Ausweichen. Eine Tuberkulose des Steißbeines oder eine andere entzündliche Erkrankung, die eigentümlicherweise gerne angenommen wird, gibt es als isolierte Erkrankung hier offenbar gar nicht (oder so gut wie gar nicht). Der Schmerz kann häufig beim Sitzen, beim Stuhlgang oft recht lästig und heftig sein. Unbedingt nötig ist eine sorgfältige und kritische Suche nach einer Ursache.

Eine äußere und innere Untersuchung geben eine bessere Vorstellung als Röntgenbilder, da hier die verschiedensten Anomalien und auch sehr starke Abknickungen des Steißbeines normalerweise vorkommen. Die Untersuchung vom Mastdarm muß besonders vorsichtig gemacht werden, und die Aufmerksamkeit darf auf diese Gegend nicht besonders hingelenkt werden, denn es handelt sich auffällig oft um Neurasthenie und Hysterie bei Frauen und Mädchen in der Pubertätszeit. Nach Ausschluß aller anderen Ursachen besteht die Behandlung in physikalischer Therapie, dann gegebenenfalls in einer subkutan gesetzten oder epiduralen Anaesthesie. Zweckmäßig sind manchmal, je nach Lage des Falles, genau ausprobierte Sitzkissen und vor allem Ablenkung. Eine Exstirpation des Knochens kommt nur ganz ausnahmsweise in Frage. (Eckersche Fistel usw. s. Deutsche Zeit. f. Chir. 197, 262.)

Stiedascher Schatten an der Knie-Innenseite.

Im R. B. findet sich ein sichelartiger, verschieden großer Schatten, der in einem geringen Abstande neben dem Epicondylus femoris medialis liegt, der selber keinen Knochendefect zeigt. Voraufgegangen ist meistens ein indirectes Trauma, wobei der Bandsehnenapparat an der Knie-Innenseite überdehnt wird (Distorsion mit Einknicken in X-Beinstellung). Ein Abriß vom Knochen des inneren Kondylus ist es nicht, denn gleich nach der Verletzung ist im R. B. nichts zu sehen. Bei manchen Knieverletzungen, die einen ganz umschriebenen Druckschmerz in jener Gegend haben, kann man aber oft schon voraussagen, daß nach etwa 3 Wochen ein sichelförmiger Schatten im R. B. erscheinen wird. Da man im Präparat histologisch Knochen gefunden hat, und auch im R. B. der Schatten oft Knochenstruktur zeigt, der regelmäßig nach etwa 3 Wochen sich einstellt, so haben manche angenommen, daß der Adductor magnus ein Stück Beinhaut vom Epicondylus abgerissen hat, das dann Knochencallus bildet. Andere Forscher nehmen an, daß es sich um Verkalkungen am inneren Gelenkband usw. handelt. Verkalkungen treten allerdings sonst viel unregelmäßiger und später auf. An und für sich ist die Sache bedeutungslos, denn die Pat., wenn sie nicht gerade Rentenjäger sind, sind bald ohne Beschwerden. — Man spricht auch von einem Pellegrini-Stieda-Schatten.

Strümpell-Marie s. Spondylarthritis ankylopoetica.

Subchondrale (epiphysäre) enchondrale Ossificationsstörung s. enchondrale Verknöcherungsstörung.

Subchondrale Knochennekrosen s. aseptische Knochennekrosen.

Sudeck. Sudecksches Syndrom.

Auf dem Chirurgenkongreß 1900 hat Sudeck zuerst über die „akute entzündliche Knochenatrophie" gesprochen. Er hatte beobachtet, daß z. T. bei einer gonorrhoischen Handgelenkentzündung an den Knochen der Mittelhand und der Finger eigenartige fleckartige Entschattungen im R. B. sich zeigten. Diese wurden als akute Knochenatrophie gedeutet, weil sie schon auffällig früh, schon einige Wochen nach dem Einsetzen der ursprünglichen Schädlichkeit festzustellen waren und somit eine sog. Inaktivitätsatrophie auszuschließen war. — Sudeck nahm an, daß von einem eigentlichen Krankheitsherd — möchte er nun entzündlicher oder traumatischer Natur sein — in weiterer Umgebung ein entzündlicher Reiz ausgeht, der dann zur Knochenresorption führt. Über die Entstehung sind die verschiedensten Theorien laut geworden. Man hat von akuten reflektorischen Vorgängen, von einer reflektorischen Trophoneurose usw. gesprochen.

Beim weiteren Ausbau des Krankheitsbildes hat Sudeck besonders darauf hingewiesen, daß man es nicht einseitig nach dem Röntgenbefunde — so unerläßlich dieser ist — beurteilen soll, sondern daß die klinischen Erscheinungen an den Weichteilen (den Hautveränderungen mit Wärmeerhöhungen, dem atonischen Muskelschwund usw.) ebenso wichtig sind, die aber leider nur zu oft neben dem eindrucksvollen Röntgenbilde nicht richtig gewürdigt werden. Sudeck hat weiterhin betont, daß die Erscheinungen der sog. acuten Knochenatrophie in den meisten Fällen wieder verschwinden, wenn der ursprüngliche Schadensherd verheilt ist. Gelegentlich tritt aber im Gegenteil eine Wendung zum Schlechteren ein. Dieser Zustand wird von Sudeck als Gliedmaßendystrophie bezeichnet, wo im R. B. eine diffuse Entschattung des Knochens zu sehen ist. Immerhin ist eine Ausheilung auch dieses Zustandes, oft erst nach längerer Zeit, in eine grobzügige Atrophie zu erwarten.

Zum 70. Geburtstag von Bier (1931) hat Sudeck seine Erfahrungen über die sog. akute Knochenatrophie zusammenfassend vorgetragen. Wie Bier, so faßte

auch SUDECK den Begriff der Entzündung im weitesten Sinne als einen Reiz, der
auf jede Schädigung antwortet, auf. SUDECK vertrat also wieder die Ansicht einer
ausstrahlenden Entzündung, und zwar im Sinne der Bierschen Heilentzündung.
Diese SUDECKsche Auslegung (und teleologische Betrachtungsweise) des so sehr
schwankenden Begriffes „Entzündung" ist wichtig und dies muß man sich merken,
um manche Mißverständnisse zu verstehen. Die Frage der „acuten Knochenatrophie" wurde wieder aufgerollt, neu belebt und fruchtbar gefördert, als RIEDER
durch feingewebliche Forschungen nachwies, daß die Deutung des Röntgenbildes
als acute Atrophie nicht richtig ist. RIEDER konnte vielmehr zeigen, daß im
Knochen ein äußerst reges Leben herrscht, daß ein Knochenumbau stattfindet:
Im Weichgewebe des Knochens findet sich eine strotzende Fülle in den kleinen
Arteriolen, Capillaren und kleinsten Venen (der Terminalstrombahn von RICKER);
es kommt zur Exsudation und Zellenauswanderung, dann zur Bildung von Granulationsgewebe in den Markräumen. Unter diesem reaktiven Andrang wird durch
Osteoklasten das Hartgewebe abgebaut. Was in den Markräumen geschieht, geht
auch in den Haversschen Kanälchen vor. Neben dem Abbau werden durch Osteoblasten Säume osteoiden Gewebes gebildet. Aber es findet zunächst noch keine
Imprägnierung der osteoiden Substanz mit Kalkkristallen statt. Da durch den
Abbau kleinste Defecte an den Knochenbälkchen hervorgerufen werden und
andererseits das osteoide Gewebe, das für Röntgenstrahlen durchlässig ist, natürlich keinen Knochenschatten geben kann, so kommt denn jene eigenartige fleckige
Strukturzeichnung des Knochens im R. B. zustande. SUDECK, RIEDER und REMÉ
haben dann durch weitere Studien die Lehre von dem lebhaften Knochenumbau
in der ersten Phase vollauf bestätigt, *so daß der Ausdruck „acute Atrophie" verschwinden mußte.*

Es hat sich auch schon die unverbindliche Benennung Sudecksches Syndrom
oder kurz Sudeck durchgesetzt. Man ist auch im allgemeinen der Einteilung in eine
acute Phase, die ja zum großen Teil wieder gut ausläuft, in eine *Dystrophie* und eine
Endatrophie gefolgt. — Sudecksches Syndrom oder „Sudeck" = Einteilung:

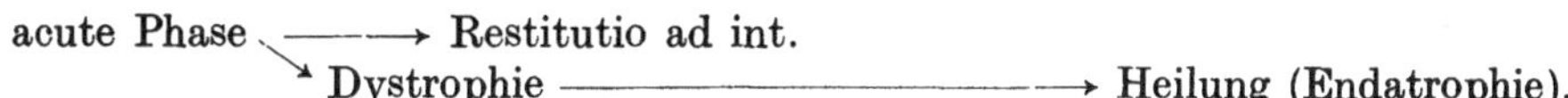

Der acuten Phase begegnen wir auf Schritt und Tritt, wenn eine Gliedmaße an
einer Stelle eine äußere Gewalteinwirkung erfährt (Weichteilquetschung, Knochenbruch, Gelenkschaden, vor allem mit Nervenschädigung), oder wenn eine örtliche
Entzündung auftritt (Panaritium, Osteomyelitis, gonorrhoische Gelenkentzündung
usw.), oder wenn es sich um eine Verbrennung, Erfrierung, Schäden durch elektrischen Strom oder Blitzschlag handelt (s. auch Chirurg 1942, S. 422 und 459). Eine
Operation, eine Schultermobilisation in Narkose können eine zentrale Reizursache
abgeben. Von hier aus strahlt ein Reiz auf Gefäßwegen (Arterienwegen) und somit
zugleich auch auf *sympathischen Wegen* in die Umgebung aus, und zwar ganz
besonders nach der Peripherie und löst dort eine Reaktion lebhafter Hyperaemie
aus. Die von OEHLECKER beobachteten zwei Fälle, bei denen Strophantin nicht in
die Vene, sondern versehentlich in die Cubitalarterie injiciert wurde, beleuchten
dies: Sofort nach der Einspritzung gab es einen nach der Peripherie ausstrahlenden
Schmerz und dann bildete sich ein typischer Sudeck mit Durchgang durch eine
Dystrophie aus (s. die Medizinische 1953, Nr. 52, S. 1673). Nicht nur der Knochen
allein, sondern auch alle Weichteile sind betroffen. Die nähere und weitere (peri-
phere) Nachbarschaft des eigentlichen Krankheitsherdes nimmt also an allem Leid
und Freud den innigsten Anteil. Das Mitschwingen des Umkreises mit seinen
reactiven Vorgängen macht den vielseitigen Sudeckschen Symptomcomplex aus.
— Nach RICKER bilden Haematome, Gewebetrümmer und Gewebeschlacken der

verschiedensten Art im eigentlichen Krankheitsherd eine Reizstätte. Auf sympathischen Bahnen (der Vasodilatatoren und Vasoconstrictoren) strömt der Reiz in den Umkreis, hier alle Gewebeschichten der Extremität treffend. Die hierdurch hervorgerufene Hyperaemie mit einer quantitativen und auch qualitativen Änderung des Blutes bringt die vorher geschilderten Veränderungen im Weich- und Hartgewebe des Knochens hervor.

Das Mesenchym mit seiner schlummernden embryonalen Eigenschaft wird erweckt, um vielseitige Veränderungen hervorzurufen. In den Gewebesäften ist das Gleichgewicht der Kolloide gestört und der p_H-Wert nach der sauren Richtung verschoben. Dies soll vornehmlich die Verkalkung der osteoiden Substanz verzögern und verhindern. — Geht der ursprüngliche Herdschaden der Gliedmaßen in Heilung über, so wird der Reiz in der Zentrale ausgeschaltet und das reactive Mitschwingen des Umkreises erlischt. Bei normaler Blutdurchströmung und bei Entsäuerung des Gewebes verkalkt die osteoide Substanz und der gesteigerte Knochenabbau hört auf, die Knochenstructur zeigt wieder normale Verhältnisse. Dasselbe gilt für die Weichteile der Gliedmaßen. — Während der acuten Phase treten die Knochenaufhellungen im R. B. gewöhnlich in der 5.—8. Woche auf. Vieles hängt von der Stärke und Dauer des Reizes, der vom Krankheitsherde ausgeht, ab. Die ersten Röntgenveränderungen finden wir in den spongiösen Anteilen der kleinen Röhrenknochen usw. Wenn wir die scheckige Zeichnung der Spongiosa im R. B. sehen, so würden wir einer Röntgensuggestion verfallen, wenn wir annehmen wollten, in der Compacta fände kein Knochenumbau nach RIEDER statt. In den feinen Kanälchen der Haversschen Säulen sind aber nur Gefäßchen mit wenig Bindegewebe. Es ist daher klar, daß ein Abbau in der compacten Schicht sehr viel länger dauern muß, um Defecte zu schaffen, die dann beim Röntgen sichtbar werden. Bei einem Bruch am oberen Ende der Tibia z. B. werden wir zuerst Aufhellungen an den dünnen Fußknochen sehen, es wird natürlich noch länger dauern, bis am unteren Ende der dicken Tibia (an der Epiphysenfugennarbe) Aufhellungen sichtbar werden. Dies könnte vielleicht schon für eine Bruchheilungsstörung sprechen. (An seitlichen Aufnahmen der Kniescheibe sind verhältnismäßig früh Veränderungen zu sehen.)

Wenn in den meisten Fällen die acute Erscheinungsform nach einigen Wochen oder wenigen Monaten in den früheren Zustand zurückgekehrt ist, so kommt es deshalb gar nicht erst zu einer sichtbaren röntgenologischen Veränderung in der festen Schaftschicht. SUDECK, RIEDER und REMÉ haben durch feingewebliche Forschung nachgewiesen, daß schon nach 14 Tagen ein Umbau im Knochen besteht, wo das Röntgenbild an der Spongiosa noch keinerlei Veränderungen zeigt. Die fleckige, scheckige Structurzeichnung in der Spongiosa finden wir erst in der 5. bis 8. Woche. Diese werden wir um so eher und deutlicher feststellen, je besser die Röntgenaufnahmen sind und je mehr wir gute mit der gleichen Technik aufgenommene Röntgenbilder von der gesunden Seite zum Vergleich hinzuziehen. (Beide Hände oder beide Füße auf einem Film immer gleichzeitig aufnehmen!)

In den um den Krankheitsmittelpunkt schwingenden näheren und weiteren Kreisen finden sich nun (zeitlich früher als die Röntgenbildveränderungen) auffällige klinische Erscheinungen an den Weichteilen: mehr oder weniger hervortretende Schwellungen, leichte Ödeme und Rötung der Haut. Besonders auffällig ist oft die Zunahme der Hauttemperatur. MAURER hat bei seinen eingehenden Studien festgestellt, daß bei Temperaturmessungen bei Unterschenkelbrüchen schon am 8.—10. Tage Höchsttemperaturen (bis zu 4^0 Unterschied) zu finden sind. Gelegentlich sind verstärkte Schweißsekretion und gesteigertes Wachstum an Haaren und Nägeln zu beobachten. Oft kann man schon bei sorgfältiger Beobachtung nach 2—3 Wochen aus dem Weichteilbefunde eine acute Phase eines Sudeck (vor dem Röntgenbefunde) vorausahnen. Die manchmal früh und schnell einsetzende atonische Muskelatrophie wird leider oft fälschlicherweise als Inaktivitätsatrophie angesprochen. Es kann höchstens erst nach sehr langem Krankheitsverlaufe eine Spur Inaktivitätsatrophie hinzukommen.

Wenn auch der die Reaktion auslösende Reiz vom Krankheitsherd nach verschiedenen Richtungen des Umkreises strömen kann, so geht doch in den meisten Fällen der Reiz vornehmlich den mit einem reichen sympathischen Geflecht umsponnenen Arterienstraßen entlang. Das praktisch-klinische Interesse geht daher natürlich auch fast nur in distaler Richtung nach dem Gipfel der Gliedmaße. — Die fleckigen Entschattungen im Röntgenbilde, die den Riederschen Umbau anzeigen, müssen mit Vorsicht eingeschätzt werden, besonders bei Gutachten. So kann z. B. ein frischer Knöchelbruch verheilt sein und die Funktion des Fußes ist durchaus gut und wir finden vielleicht noch an den Mittelfußknochen einige lückenartige Aufhellungen im Röntgenbilde als letzten Ausläufer der abklingenden acuten Phase. — V. Schaefer hat für die besprochenen Vorgänge bei den Fracturen usw. von Ricker die Ausdrücke Herd und Hof übernommen. Diese Bezeichnungen sind durchaus treffend.

Die Dystrophie beim Sudeckschen Syndrome. Die acute Phase ist von ungemein praktischer Bedeutung, da sie mit ihren Umkreis-Reaktionen die allerverschiedensten Verletzungen und Schäden zu begleiten pflegt. Diese mittelbaren Folgen an den Knochen und Weichteilen verschwinden allmählich, wenn der primäre, reizausstrahlende Herd in Heilung übergegangen ist. Schwellungen der Weichteile, etwaige Gelenkbehinderungen sind verschwunden! Vielleicht ist ein gewisser geringer Grad von Muskelschwund noch nicht ganz wieder behoben. So ist gewöhnlich in etwa 3—5 Monaten wieder der frühere Zustand erreicht. Wenn aber im eigentlichen primären Krankheitsherd die Heilungsvorgänge verzögert sind, und weiterhin auf sympathischen Bahnen Reize ausgestrahlt werden, so kommt es zur „Entgleisung". Sudeck nimmt an, daß das mesenchymale Gewebe bei seinem embryonalen Charakter sehr empfindlich ist und auf die Dauer die ständig noch zuströmenden Reize mit Störung des Gleichgewichtes der Kolloide und mit einer Acidose des Gewebes nicht verträgt. An die Stelle regen Lebens beim Knochenumbau tritt jetzt Trägheit und Stase, ein Abgleiten in eine degenerative Richtung. Das mikroskopische Bild kann nicht mehr als lebhafter Knochenumbau gedeutet werden, sondern als Dystrophie (degenerative Phase). Vor allem ist der Wiederanbau von Knochen und die Verkalkung osteoider Substanz usw. schwer gehemmt. Sudeck spricht daher von einer Überalterung der reaktiven Vorgänge.

Im R. B. weichen die fleckigen Aufhellungen des Knochenschattens einer mehr diffusen schleierartigen Entschattung. Infolge der längeren Dauer des Knochenabbaus finden sich auch Veränderungen an der Compacta der kleinen Knochen; sie zeigt Längsstreifung und wird dünner. Die mattglasartigen Schatten der Handwurzelknochen z. B. führen sehr dünne scharfe Umrißlinien, wie „mit einem spitzen Bleistift umzogen". Bei dieser Konturzeichnung spielt die Kalkschicht des gefäßlosen Knorpels die Hauptrolle. Auch an den stärkeren Knochen (je nach Lage des Reizcentrums), wo es beim normalen Ablauf der acuten Phase zu faßbaren röntgenologischen Veränderungen nicht kommt, findet sich an den spongiösen Gelenkenden eine neblige Verwischung der Knochenstruktur und oft auch ein querer bandartiger Aufhellungsstreifen im Bezirk der früheren Epiphysenfuge. Doch fehlen auch nicht grobfleckige Entschattungen, z. B. häufig im Bereich des Kniegelenks. (Seitliche Aufnahme von der Kniescheibe!) Im Schaftteil z. B. des Femur zeigen sich manchmal längsgestellte schmal-ovale Aufhellungen von etwa Reiskorngröße. Was die Weichteile angeht, so ist bei der Dystrophie jede „Hitzigkeit", jede „entzündungsartige" Erscheinung, die für die acute Phase so charakteristisch ist, verschwunden. Die Haut fühlt sich eher etwas kühler an, bei mehr graubläulicher Farbe. Sog. trophische Störungen finden sich häufiger an Nägeln und Haaren. Gelenkversteifungen sind hochgradiger. Der mit eigenartiger, verminderter Erregbarkeit einhergehende (atonische) Muskelschwund ist einer gewöhnlichen Muskelatrophie als Dauerzustand gewichen.

Die in die Dystrophie entgleisten Fälle haben die allerverschiedensten (reizaussendenden) Ursachen. Besonders sind es auch Fälle, wo der Nervus medianus, ulnaris oder tibialis in Mitleidenschaft gezogen sind. Nun gibt es eine kleine Gruppe von Fällen, die das Interesse der Chirurgen besonders verdient, die auch den Namen „traumatische Gliedmaßendystrophie" trägt. Es handelt sich um Patienten oder vielmehr Patientinnen, die eine leichtere Verletzung, z. B. eine Distorsion des Fußes, eine Quetschung des Unterarmes usw. erlitten haben. Die ersten Beschwerden sind meist bald verschwunden. Die Pat. machen dann wohl unter geringen Beschwerden eine acute Phase des Sudeck durch. Der Reizherd mag ein kleines Haematom, Bänderriß usw. gewesen sein, dann treten aber nach einiger Zeit stärkere Beschwerden auf, und es werden überraschenderweise Zeichen der Knochendystrophie festgestellt. Gerade solche Fälle können sich manchmal 1—2 Jahre und noch länger hinziehen. Solche Fälle können leicht übersehen oder falsch gedeutet werden. Es spielen hier, wie überhaupt bei der ganzen Frage, die Konstitution, viele Nervendinge usw. eine auslösende oder verstärkende Rolle. Manches Rätselhafte ist noch auf dem Gebiete der traumatischen Dystrophie zu klären.

Endphase. Endatrophie. Die Gliedmaßendystrophie kann anatomisch und praktisch mit geringen Folgen in Heilung ausgehen. Wenn aber das Krankheitsbild (mit stärkeren Gelenkveränderungen usw.) schwer war und sich länger hinzog, so kommt es zu einem mit Atrophie verbundenen Endzustand: Die Haut — meist normal durchblutet, ist atrophisch und ist als Glanzhaut zu bezeichnen. Es bestehen Muskelatrophien und nicht selten auch fibröse Ankylosen. Das Röntgenbild hat sich auffällig geändert. Aus dem verschleierten und verschwommenen Strukturbild haben sich wieder klare und harmonische Formen hergestellt. Das Knochenbälkchenwerk zeigt meist eine andere Zusammensetzung, die Zeichnung ist grobmaschiger, grobsträhnig; die heilende Natur hat zur Festigung des Knochens als Ersatz für mehrere feine Bälkchen einen stärkeren Balken eingesetzt. (Den Ausdruck „hypertrophische Atrophie" vermeidet man wohl besser.) Die Compactaschicht ist schmäler. Wenn auch der fördernde Reiz einer wiedereinsetzenden Function im Laufe der Zeit noch manches bessert, so können wir doch noch nach vielen Jahren am Röntgenbilde des atrophischen Knochens ablesen, daß hier früher einmal erhebliche krankhafte Vorgänge bestanden haben. —

Wenn man den vielgestaltigen Komplex des Sudeck verstehen und praktisch auswerten will, so muß man von den drei Eckpfeilern, den drei geschilderten Erscheinungsformen: acute Phase, Dystrophie und Endatrophie ausgehen. Selbstverständlich gibt es hier auch fließende Übergänge. — Da viele Chirurgen sich mit dem Sudeckschen Syndrom nicht näher beschäftigt haben, so kommt es leicht dadurch zu Mißverständnissen, daß die Einteilung des Sudeck, also die drei Phasen in Überschriften von Arbeiten usw. nebeneinandergestellt werden. Es wird dadurch leicht der Eindruck erweckt, als ob jeder Sudeck diese drei Phasen durchlaufen müsse. Es kann daher nicht genug betont werden, daß doch wohl die größte Zahl der Fälle bis zur Wiederherstellung nur die acute Phase durchmacht. Daß es sich also meistens nur um eine vorübergehende Erscheinung von etwa 3—4 Monaten handelt. Dies gilt besonders für viele Fracturen der Friedenschirurgie, wo während der Behandlung ein Sudecksches Syndrom oft unbeachtet oder nicht näher untersucht nebenher läuft. — Die früher sog. acute Knochenatrophie ist vielfach bearbeitet worden. Ein besonderer Markstein auf dem Wandlungswege stellt der von RIEDER entdeckte Knochenumbau dar. Es ist selbstverständlich, daß bei einer neuen Entdeckung die verschiedensten Benennungen auftauchen. Leider ist dies bei dem Sudeckschen Syndrome besonders reichlich eingetreten, so daß die gegenseitige Verständigung sehr erschwert wird. Man stelle nur einmal die Überschriften der einschlägigen Arbeiten zusammen. Ein wenig Erfahrener oder Student wird sich überhaupt nicht mehr zurechtfinden.

Sudeck bei seiner Auffassung über den weitgehenden Begriff der Entzündung, d. h. der Heilentzündung nach Bier, hatte den Wunsch, daß bei der Phaseneinteilung, insbesondere bei der ersten Phase des Geschehens, die kollateral ausstrahlende Heilentzündung mit zum Ausdruck kam. Da aber der Begriff äußerst schwankend ist und da der praktische Arzt z. B. in einem Panaritium etwas entzündliches findet, da er aber nicht begreift, wenn man bei einem einfachen subcutanen Bruch von Entzündung spricht, so hat Sudeck der Einigung und des Friedens wegen nachgegeben und hat sich mit dem Ausdruck acute Phase, die ganz unverbindlich ist und auch sowohl Knochen wie Weichteile mit einschließt, ganz einverstanden erklärt. Man soll den leidigen Streit um die Frage, ob es sich zuerst beim Sudeck mehr um etwas Physiologisches (Heilentzündung) oder ob es sich um etwas Krankhaftes handelt, beiseite tun und sich auf die acute Phase einigen. Wenn Sudeck selbst so weit nachgegeben hat, damit es zu einer Einigung kommt, so wird man dieses von anderen wohl noch eher erwarten können. Jedenfalls darf das umschriebene Gebiet der Dystrophie nicht die acute Phase mit in sich einschließen. SUDECK, RIEDER, REMÉ und viele andere stimmen dem zu, daß man die acute Phase, die völlig unverbindlich ist, von der Dystrophie trennt. Wenn jemand gegen den Willen von SUDECK das ganze Gebiet als Dystrophie bezeichnen will, so kann er in einer Veröffentlichung dies als seine persönliche Auffassung genau dartun und bezeichnen, im übrigen richtet er aber nur eine Verwirrung an. — Von einer Seite ist vorgeschlagen worden, man solle von einer Sudeckschen Porose, Dysporose, Hyperporose usw. sprechen. Und zwar sonderbarerweise soll dies gesetzt werden: ,,anstelle nach der von SUDECK benannten acuten Inactivitätsatrophie der Gliedmaßen‘‘. Nichts hat SUDECK mehr bekämpft als die acute Inactivitätsatrophie!! Der betreffende Autor hat dadurch eine große Verwirrung angerichtet, daß er das griechische Wort póros mit poros verwechselt hat. — Im allgemeinen hat sich sonst erfreulicherweise die Bezeichnung Sudecksches Syndrom oder kurz Sudeck durchgesetzt (s. Chirurg 1948 S. 398 und Sudeck: Fortschritte der Röntgenst. 68, 1, 1943). Ebenso ist es mit der Einteilung:

1. acute Phase (im R. B. fleckige Aufhellung der Spongiosa in den ersten 3 Monaten),

2. Dystrophie (im R. B. diffus ausgebreitete, nebelhaft verschwommene Aufhellung der Spongiosa mit streifiger Zeichnung der Corticalis),

3. Endatrophie (im R. B. harmonische, wieder zarte reinliche, aber weitmaschige Strukturzeichnung).

SUDECK gab selbst zu, daß er mit seiner ,,kollateral ausstrahlenden Heilentzündung‘‘ keinen Anklang gefunden hatte. SUDECK nahm an, daß jede Verletzung (auch bakteriell entzündlicher Art usw.) eine Reaktion auslöst, die zielstrebig zu einer Wiederherstellung und Heilung führt. Zerfallsprodukte usw. des primären Verletzungsherdes bilden ein körpereigenes Gewebehormon. Dieses angenommene ,,Agens‘‘ hat eine specifische entzündungserregende Wirkung: es kommt dann zur Entzündungshyperaemie, zur kollateral ausstrahlenden Heilentzündung. Somit setzt der Riedersche Knochenumbau unter der ,,acuten Phase‘‘ ein. Dieser unverbindliche Ausdruck kann von jedermann angenommen werden, auch Su-

DECK hat ihm zugestimmt, der Einigung wegen „die Heilentzündung" nicht leichten Herzens zurückstellend. Keiner braucht daher die acute Phase mit zur Dystrophie zu rechnen, dadurch würde es nur Mißverständnisse geben.

Die Ansichten anderer Forscher, die den Anschauungen SUDECKS nahestehen, oder etwas weniger oder mehr abweichen, bis Parallelen zum Streß gezogen werden, sollen hier nicht erörtert werden. — Wenn ein schweres primäres Reizzentrum mehr proximal an einer Gliedmaße, z. B. an der Hüfte, besteht, so kann manchmal auch ein Sudecksches Syndrom leichteren Grades auf der anderen Seite verursacht werden. Zum Teil können also reflectorische Dinge auf cerebrospinalensympathischen Bahnen eine Rolle mitspielen. Das Wesentliche des Sudeck ist doch wohl eine örtliche, innere Angelegenheit der Gliedmaße selbst (s. Chirurg 1942 S. 463). — Von einer Seite ist gefordert worden, den Sudeck als Berufskrankheit zu erklären. Wenn die ursprüngliche Verletzung — welcher Art sie auch sei — ein Unfall ist, so ist natürlich ein sich anschließender Sudeck, insbesondere eine Dystrophie, eine Unfallfolge. Wenn aber in einem Gewerbe ein- und derselbe Handgriff jahrelang (ohne Verletzung) ausgeführt wird, so bestehen doch Bedenken, etwaige spätere Knochenveränderungen an der Hand als einen Sudeck im engeren Sinne zu bezeichnen.

Was die Behandlung des Sudeck angeht, so muß zunächst alles daran gesetzt werden, daß die primäre Verletzung möglichst bald zur Heilung gebracht wird. Eine ausgesprochene Dystrophie muß mit Ruhe und Wärme behandelt werden. Leider sieht man immer noch, wie dann die Hand flach in Streckstellung auf eine Schiene gelegt wird, wo sie wochenlang liegen bleibt. Die Finger müssen etwas gebeugt gelegt werden, und in gewissen Abständen muß eine kurze Unterbrechung eintreten, wo die Finger, besonders in den Grundgelenken, ein wenig passiv und aktiv *vorsichtig* bewegt werden, ohne dem Pat. besondere Schmerzen zu machen. Wenn dies von erfahrener Hand und mit einem gewissen Feingefühl ernstlich durchgeführt wird, so kann manche Fingersteifung verhütet werden, ohne daß der eigentliche Heilplan: Ruhe gefährdet wird. Ist Heilung eingetreten (Endatrophie), so muß Gymnastik usw. verordnet werden. Bei bestimmten hartnäckigen Dystrophiefällen kommt eine Injection in das Ganglion stellatum bzw. in den lumbalen Grenzstrang usw. in Frage (RIEDER).

Von verschiedenen Dingen, bald sind es Röntgenbestrahlungen, bald Medikamente usw., wird behauptet, daß sie die Heilung eines Sudeck schneller herbeiführen. Ein einwandfreier Beweis, daß ein Mittel die Heilungszeit abgekürzt hat, läßt sich gar nicht erbringen, da alle herbeigezogenen Vergleichsfälle (ohne genaue Röntgenunterlagen usw.) anfechtbar sind. Keiner kann sicher aussagen, wie im einzelnen Falle (ohne Mittel) der weitere Verlauf sein wird. Wenn jemand bei einem jener glücklicherweise seltenen Fälle von Sudeckscher Dystrophie, die sich lange hinziehen, einwandfrei nachweist, daß es durch ein Mittel in verhältnismäßig kurzer Zeit zur Heilung kommt, daß vornehmlich eine ganz verwaschene Zeichnung im Röntgenbilde in kurzer Zeit in die klare Zeichnung der Endatrophie übergeht, dann kann man den Autor beglückwünschen. Sonst mag man sein Mittel zur Beruhigung des (vegetativlabilen) Pat. und zu seiner eigenen Beruhigung geben, aber ein sicherer Beweis einer beschleunigten Heilung ist nicht zu erbringen. Verdächtig ist übrigens, wenn ein und dasselbe Mittel sowohl für die akute Phase (die für viele eine „Heilentzündung" bedeutet), als auch für eine ausgesprochene Dystrophie (mit ihren degenerativen Zeichen) die Heilung wesentlich befördern soll. Leider kommen häufig dadurch schon Mißverständnisse zustande, daß keine Trennung zwischen der akuten Phase und der Sudeckschen Dystrophie gemacht wird.

Synostosen, angeborene. Radio-ulnare Synostose.

Angeborene Synostosen kommen an Zahl und Form sehr reichlich vor. Als ein Beispiel sei nur angeführt eine gleichzeitige Synostose an der Hand- und Fußwurzel: Os multangulum majus mit Os naviculare und Talus mit Os naviculare. Eine Erblichkeit wird nachgewiesen, auch zugleich für ein Os tibiale externum (s. Röntgenpraxis 1934, S. 594). Solche Synostosen oder ähnliche schränken die

Funktion der Hand oder des Fußes nicht ein und werden meist zufällig beim Röntgen entdeckt. — Bei der radio-ulnaren Synostose, die im proximalen Bereich beider Knochen liegt, kann das ausgebildete Radiusköpfchen an der richtigen Stelle liegen oder es ist ausgerenkt. Bei den meisten Fällen ist es aber offenbar so, daß das Speichenköpfchen fehlt und das defecte proximale Ende des Radius mit der Ulna verschmolzen ist. Da die Umwendbewegung der Hand bei einer Synostose ausfällt, so bedeutet diese Mißbildung eine nicht unerhebliche Behinderung der Pat., die aber immerhin sich meist gut der Lage anpassen, wenn auch besonders der Wegfall der Supination nicht leicht ausgeglichen werden kann. Meist handelt es sich um sonst gesunde Männer, die keine anderen Mißbildungen haben, auch das distale Radiusende mit Daumen ist in Ordnung.

Eine Gelenkbildung erfolgt schon früh in den 4 ersten Embryonalwochen. Wenn das häutige Stadium der Skeletanlage in das festere, das knorpelige übergeht, so bleiben an Stellen der späteren Gelenke häutige Zwischenstücke erhalten, an denen später Spaltbildungen oder andere Veränderungen (je nach der Art der späteren Knochenverbindung) vor sich gehen. Treten nun hier im Entwicklungsgange Störungen und Hemmungen auf, so stellt die primär gestörte Differencierung in erbbiologischem Sinne eine Gelenkaplasie dar, die dann mit einer congenitalen Synostose endet. Hierzu gehört auch die radio-ulnare Synostose: Speiche und Elle bilden zunächst eine gemeinsame Knorpelmasse. Etwa im 4. Embryonalmonat tritt normalerweise eine Trennung der beiden Knochenbildungen ein. Wenn diese nun im proximalen Teil des Unterarmes ausbleibt, so ist dies eine Hemmung der Differencierung, die ins Gebiet der Gelenkaplasie gehört. Es handelt sich also nicht um ein Zusammenwachsen der beiden Knochen. Klinisch könnte manchmal ein Brückencallus zwischen den beiden Knochen nach einer Fractur auch in Frage kommen. — Wenn symmetrische Deformitäten in der Ellbogengegend mit Mißbildungen an anderen Skeletstellen sich finden, so muß man wohl auch an das Turnersche Syndrom (s. dieses) denken (s. auch KLIPPEL-FEIL).

Synostosis tribasilaris s. Chondrodystrophie.

Synovialome s. Sarkome der Gelenkkapsel.

Syphilis congenita tarda usw. s. Lues.

Systematisierte sklerotische Hyperostose s. Camurati.

T.

Tabische Arthropathien und tabische Spontanfracturen.

Bei Paralyse, Hemiplegie nach Schlaganfall, bei gewissen Rückenmarksverletzungen können pathologische Fracturen und Gelenkveränderungen vorkommen, bei denen vielleicht krankhaft veränderte Nervenbahnen eine Rolle mitspielen. Die Knochen- bzw. Gelenkveränderungen sind hier aber doch so — einige Raritäten ausgenommen —, daß man nicht von eigentlichen neuropathischen Arthropathien sprechen kann. Ganz anders liegen die Dinge bei den Arthropathien (A.) und Spontanfracturen bei Tabes und Syringomyelie, wo typische Krankheitsbilder vorliegen und wo ihre Abhängigkeit von Rückenmarkserkrankungen ganz sicher feststeht. — Was die tabischen A. betrifft, so ist die erfreuliche Feststellung zu machen, daß diese Fälle, wie überhaupt alle mit der Syphilis zusammenhängenden Dinge, gegen früher recht selten geworden sind. Bei den Spätfolgen kann aber nur die Entdeckung des Salvarsan (Neosalvarsan usw.) die Ursache dieser erfreulichen Tatsache sein. Die Penicillinbehandlung der neueren Zeit kann es noch nicht sein, diese wird sich aber als weiterer großer Fortschritt später auch auswirken.

Zu den neuropathischen A. kann man wohl sagen, daß das Bein das Revier der Tabes und der Arm das Feld der Syringomyelie ist. Sie entsprechen ganz der Localisation der pathologischen Veränderung im Rückenmark, wie es besonders von NONNE und SOKOLOFF nachgewiesen ist. Wenn auch einmal eine A. bei Tabes z. B. am Ellbogen beobachtet wird, so hat sich die graue Degeneration der Hinterstränge weiter nach oben verschoben. Klinisch liegt dann mancher Fall so, daß erst im Spätstadium der Tabes auch die obere Extremität befallen wird, wenn oft schon an den Beinen Spontanfracturen usw. vorausgegangen sind. Ebenso kann bei der Syringomyelie ausnahmsweise an den Beinen eine A. auftreten. Ein Unterschied zwischen Tabes und Syringomyelie besteht darin, daß die tabische A. gar nicht so selten an beiden Beinen vorkommt, während die Gelenkveränderung bei Syringomyelie durchweg einseitig ist. — Da die Tabes mehr bei Männern vorkommt, so sehen wir die A. auch häufiger bei Männern (meistens im 40.—60. Lebensjahr).

Die auffälligste Erscheinung bei der tabischen A. ist die völlige Schmerzlosigkeit. Das Gelenk hat durch den metaluischen Prozeß seine Sensibilität verloren. Dies ist so charakteristisch, daß der einigermaßen Erfahrene hieraus sofort die Diagnose Tabes stellen kann. Hiermit hängt auch zusammen, daß manche Fälle lange Zeit unter falscher Flagge segeln. Ein Pat. geht erst zum Arzt, wenn er z. B. eine auffällige Fußschwellung beobachtet hat. Da er über keinerlei Schmerzen zu klagen hat, so wird häufig vom Arzt eine ältere Fußverstauchung od. dgl. angenommen, während aber schwere Knochenveränderungen dahinterstecken. Es geht z. B. ein Mann auf der Straße. Er hat das Gefühl, als ob ihm ein Hosenknopf abgesprungen sei, er geht ruhig weiter, später stellt sich dann heraus, daß eine tabische A. der Hüfte vorliegt. Schmerzen können selten auftreten, wenn z. B. bei einer Spontanfractur des Femur eine Durchspießungsgefahr besteht und ein Knochenstück gegen die Haut drückt, wo die Sensibilität nicht gestört ist. Dehnung der Haut bei schnell größer werdendem Gelenkerguß. Lanzinierende, blitzartige Schmerzen bringt der Pat. oft mit der Gelenkschwellung zusammen. — Das unter keiner Kontrolle sensibler Nerven stehende, zügellose Gelenk wird nicht gebraucht, nein, es wird in unerhörter Weise mißbraucht, so daß es zu weiteren Knochenzerstörungen, Wackelgelenken, Subluxationen, sog. Hampelmann'beinen nach Charcot, Gelenkergüssen usw. kommt. Wenn bei so maltraitierten Gelenken eine plötzliche starke Schwellung auftritt, so meint man oft, eine A. trete plötzlich auf. Hier drückt man sich nicht richtig aus.

Das plötzliche Ereignis, das wir zu sehen bekommen, ist nicht der Beginn des Leidens, es ist die erste große Katastrophe. Es ist die Folge einer ganz besonders starken pathologischen Gelenkbewegung. Die abnorme Beweglichkeit des schmerzlosen Gelenkes kann später durch eine mächtige peri- oder paraartikuläre Knochenwucherung wieder eine Einschränkung erfahren, so z. B. am Kniegelenk; oder ein Femurschaft, dessen Kopf zerstört ist, hat an einer grotesken Knochenbildung am Becken wieder Halt bekommen. — Die tabischen Gelenkveränderungen zeigen sich meistens im präataktischen Stadium. Eine A. kann nicht nur zuerst auf eine Tabes hinweisen, sondern es kann auch als Frühsymptom einer klinischen Tabes voraufgehen. (Wichtig Liquoruntersuchung!) Man muß sich von der Vorstellung freimachen, man dürfe eine tabische A. nur dann annehmen, wenn eine reflektorische Pupillenstarre, das Fehlen der Kniesehnenreflexe und das Rombergsche Symptom einwandfrei festgestellt ist.

Es gibt auch Fälle, bei denen die Kniesehnenreflexe noch sehr gut erhalten sind und wo überhaupt nur wenige Symptome zu finden sind. Bezüglich des Frühsymptomes soll man die Spanne aber nicht zu weit nehmen. Immerhin sind ganz sichere Fälle bekannt, wo sonstige Zeichen der Tabes erst 2—3 Jahre nach der A.

aufgetreten sind. (Spontane Mittelfußbrüche treten oft früh auf. — Abriß des Tuber calcanei durch Sehnenzug hat fast immer eine tabische Ursache.) Klinisch ist die Diagnose einer tabischen A. gewöhnlich leicht zu stellen. Aber das Röntgenbild gibt interessante Einzelheiten. Der Prozeß am Knochen ist immer *eine Destruction.* Es fängt mit kleinen Abbröckelungen, Infractionen usw. an. Besonders gut kann man dies bei einer Gelenkerkrankung des Knies beobachten und verfolgen. Und zwar handelt es sich hier um eine aus den kleinsten Anfängen hervorgehende und immer mehr zunehmende Zerstörung am inneren Kondylus des Schienbeines. Wer viel Fälle gesehen hat, der kann aus diesem Bild allein die Diagnose stellen.

Eine Einteilung in eine atrophische und hypertrophische Form ist mit Recht von vielen Seiten abgelehnt worden. Es kann z. B. ein sog. „atrophischer" Femurstumpf nach 3—4 Jahren ein sog. „hypertrophisches" Bild durch mächtigen Anbau paraartikulärer Knochenneubildungen darstellen. Es ist ein *zerstörender* Prozeß. An ihn schließen sich allerlei pathologische Anbauvorgänge, die oft ganz abenteuerliche Formen annehmen. Die periartikulären Knochenbildungen hängen mit dem Periost zusammen. Die paraartikulären Neubildungen sind metaplastische Erzeugnisse im nervenkranken Muskel. Die den Knochenveränderungen der A. sehr ähnelnden, spontanen oder besser gesagt, pathologischen Fracturen brauchen nicht näher beschrieben zu werden. Eine Mischform bildet die tabische Erkrankung der Lendenwirbelsäule, die im R. B. geradezu abenteuerliche Bilder gibt. Wenn die Brüche meistens gut und zwar mit üppiger Knochenwucherung heilen, so liegt es wohl daran, daß es bei der schmerzlosen Fractur oft zu mächtigen subperiostalen Blutungen kommt. Sie entstehen, weil das Bein nach dem eingetretenen Bruch weiter bewegt wird und es hierbei zur weiten Abschälung der Beinhaut kommt.

Ein neuropathisches Gelenk verliert durch einen metaluischen Prozeß seine Sensibilität und seine feine Zügelung. Alles Weitere: der zunehmende Zerstörungsprozeß an den Gelenkenden und die Knochenneubildungen um das Gelenk herum werden durch die gestörte Statik und Dynamik hervorgerufen. Wie weit gestörte trophoneurotische Bahnen auch noch eine Rolle spielen, wissen wir nicht. Man kann auch wohl annehmen, daß, wenn die Gelenkanaesthesie einsetzt, dann bei dem ständigen An- und Abbau des Knochens eine Lockerung des architektonischen Knochengefüges einsetzt und somit gewissermaßen dem folgenden Destructionsprozeß vorgearbeitet wird (Außerkraftsetzen des Wolfschen Transformationsgesetzes). Bei den Spontanbrüchen der großen Röhrenknochen kann die Herabsetzung des Muskeltonus und das Fehlen des Muskelsinnes in demselben Sinne vorbereitend wirken. Ob hier trophoneurotische Einflüsse auch noch mitwirken können ?

Was die Differentialdiagnose angeht, so wird sich eine Gelenkveränderung, die durch Syringomyelie hervorgerufen wird, leicht durch andere Symptome abtrennen lassen. Strenge zu trennen sind von den tabischen A. die Knochenveränderungen der tertiären Lues. Leider werden die Dinge oft durcheinander geworfen (s. Zbl. f. Chirurgie 68, 970, 1941). Sonst kommen ganz seltene Fälle vor. Wer hierfür Interesse hat, der möge sich einen Fall durchlesen, der jahrzehntelang genau beobachtet ist. Er steht in den Brunschen Beitr. z. klin. Chir. Bd. 65, S. 63. Es trat hier zuerst eine A. in einem Fuß, dann an dem anderen auf. Nach einem beiderseitigen Pirogoff war der Patient gesund, konnte mit seinen Stümpfen gut tanzen usw. Niemals sind Zeichen von Tabes oder Syringomyelie festgestellt worden, auch lag keine Spina bifida occulta vor. Wahrscheinlich handelte es sich um eine Myelodysplasie (Hydromyelus congenitus) im unteren Rückenmark.

Was die Unfallbegutachtung angeht, so muß man BLENCKE zustimmen, daß wohl bei keiner Erkrankung den Berufsgenossenschaften solche Lasten auferlegt werden, als gerade bei den tabischen A. Dieses liegt vor allem daran, daß einmal die Fälle nicht erkannt werden und daß andererseits der Arzt, der solche A. in ihrer Eigenschaft noch nicht gesehen hat, wie auch die Laien, die bei der Rechtsprechung mitzuwirken haben, sich nicht leicht in den Gedanken und die Vorstellung hineinleben können, daß ein Knochen ohne jede äußere Ursache zerbrechen kann usw. Der Rentensüchtige hat natürlich immer „wahnsinnige" Schmerzen gehabt! Natürlich kann ein Tabiker auch eine gewöhnliche, echte Fractur erleiden. — Die Behandlung muß in der Ausschaltung und Feststellung des kranken Gelenkes bestehen. So kann manchmal bei ausgesuchten Fällen eine Resection (bzw. ein Pirogoff) angebracht sein. Es kommt aber nicht auf die Operation allein an, sondern auf die ganze sorgfältig durchgeführte Nachbehandlung. Denn es muß zu einer festen Knochenheilung kommen. Näheres siehe hierüber Bruns Beitr. z. klin. Chir. 92, 599 (1914).

Tetanie s. Ostitis fibrosa generalisata.

Tetanus s. Wirbelbrüche.

Thiemannsche Krankheit an den Fingern und großen Zehen.

Aseptische Knochennekrosen zeigen sich an den Epiphysen der Mittelglieder der Finger, die an der Basis der 3., 2. und 4. Mittelphalanx liegen. Die betreffenden Epiphysen erscheinen im R. B. schalenartig flach gedrückt, zerteilt und zerklüftet. Auch die Epiphysen an den Grundgelenken der großen Zehen können erkranken. Das Leiden kommt familiär vor. Kinder von 10—17 Jahren sind betroffen. Am Ende der Wachstumsperiode ist das Leiden verheilt. An den Köpfchen der Metatarsen hat DIETERICH ähnliche Veränderungen festgestellt.

Seltene (spontane ?) *andere aseptische Nekrosen an den im Wachstum befindlichen Epiphysen:* Am Oberarmkopf, am Speichenköpfchen, an der Kniescheibe, an der Apophyse des Fersenbeines (hier Vorsicht bei der Diagnose; Vergleichsbild der anderen Seite!) und auch an den Sesambeinen des Metatarsus I. und anderes mehr.

Thyreoaplasie s. Kretinismus.

Tietze-Syndrom. Parasternale Rippenknorpelanschwellung.

Man versteht darunter eine umschriebene, schmerzhafte, etwas knollige Anschwellung der oberen Rippenknorpel, wo diese am Brustbein ansetzen. Das Röntgenbild zeigt nichts Besonderes; das gleiche gilt von einer histologischen Untersuchung. Die meist gut eichelgroße Verdickung, die gewöhnlich Schmerzen verursacht, kann bald von selbst zurückgehen, kann aber auch Monate und noch länger bestehen bleiben. Wenn klinisch alles andere bei solcher Knorpelanschwellung: Chondrom, Lues usw. ausgeschaltet ist, so daß also das mehr harmlose Tietzesyndrom vorzuliegen scheint, so kann es, wenn man systematisch immer eine Probeexcision macht, doch manchmal noch eine Überraschung geben. Eine etwaige Anschwellung im Schlüssel-Brustbeingelenk, wo nicht selten Tuberkulose oder Lues in Frage kommt, wird wohl besser nicht zum Tietzesyndrom gerechnet.

Toxische Einwirkungen s. Knochennekrosen und auch unter Bamberger-Marie.

Toxische Osteoperiostitis (wohl überflüssig) s. Bamberger-Marie.

Traumatische Epithelzyste der Fingerendphalanx.

Die bekannten traumatischen Epithelzysten in der Hohlhand und Beugeseite der Finger entstehen, wenn von unten her durch Stichverletzung usw. Hautstückchen in die Tiefe verlagert werden. Die seltenen Epithelzysten im Knochen der Endphalanx werden dadurch verursacht, daß von oben her durch eine Gewalt, Quetschung usw. auf den Nagel eingewirkt wird und Teile der Matrix oder des Nagelbettes in den Knochen implantiert werden. Dafür spricht vor allem, daß diese Knochenepithelzysten *nur in der distalen Hälfte der Endphalange* vorkommen, nie anderswo. (Näheres siehe Monatsschrift für Unfallheilkunde **55**, 332, 1952). Sie können sich sehr langsam entwickeln und können meist ohne Beschwerden jahrelang bestehen, bis gewöhnlich ein zweites Trauma, eine Fractur, die Zyste aufdeckt. Manchmal zeigt das Endglied eine Auftreibung. Im Knochen findet sich eine erbsengroße, kreisrunde Aufhellung. Durch Druckusur kann auch eine unregelmäßige Ausbuchtung entstehen. Aus Unkenntnis sind nicht selten Endglieder amputiert worden. — Der unter dem Nagel liegende kleine Glomus (Knäuel)-Tumor, Glomus neuro-myo-arterialis (MASSON) kommt gewöhnlich wegen seiner Schmerzhaftigkeit bald zur Behandlung, so daß er im Knochen meist nur eine kleine oberflächliche Delle verursacht hat.

Trendelenburg s. unter Luxatio coxae congenita.

Tuberkulose der Knochen und Gelenke.

Die Entdeckung des Tuberkelbacillus durch ROBERT KOCH im Jahre 1882 brachte die endgültige Bestätigung der Lehre (von ROKITANSKY, FRANZ KÖNIG u. a.), daß die „fungöse Gelenkerkrankung" als Teilerscheinung der Tuberkulose aufzufassen sei. Tuberkulöse Knochenherde kommen an allen Teilen des Skeletes vor, besonders aber dort, wo sich reichlich und gut durchblutete Spongiosa findet. Die kurzen Knochen werden sehr häufig befallen. Neben Hand- und Fußwurzelknochen sind es vor allem die Wirbel, und zwar hier die saftreichen Wirbelkörper. Ein ausgesprochener Lieblingssitz ist das Gelenkende der jugendlichen großen Röhrenknochen, die Epiphyse. An den kleinen Röhrenknochen ist in der Kindheit oft der Schaftteil in der Form des Winddornes (Spina ventosa) ergriffen. Bei 1—3 jährigen Kindern kann auch die Speiche, Elle und Schienbein in ähnlicher Art am Schaftteile befallen sein. Sonst sind die Diaphysen nur in Ausnahmefällen ergriffen. (In der Jugend beherrscht hier sonst gewöhnlich die Staphylokokken-Osteomyelitis das Feld.) Die herdförmig auftretende Knochentuberkulose zeigt Spongiosa-Bezirke durch Granulationsgewebe ersetzt, das jene kleinsten Knötchen, die Tuberkeln enthält. Der den Knochen zerfressende Prozeß beginnt natürlich zuerst im Knochenmark, es handelt sich also eigentlich um eine Osteomyelitis tuberculosa. Man pflegt gewöhnlich aber von einer Ostitis tuberculosa zu sprechen, und dabei soll man auch bleiben, da man unter „Osteomyelitis" zunächst immer die meist akut auftretende Staphylokokkenosteomyelitis versteht. — Die den Knochen zernagenden Granulationsmassen verfallen zum Teil der auffällig gelb gefärbten Nekrose mit Verkäsung anheim. Eine besondere Form der Knochennekrose sind jene von v. VOLKMANN und FRANZ KÖNIG beschriebenen keilförmigen Sequester, die embolisch durch Verlegung eines größeren Endastes einer Arteria nutritia des Knochens entstehen.

An den Krankheitsherden, mögen sie mehr aus Granulationsgewebe oder mehr aus Käsemassen mit nekrotischen Knochenresten bestehen, kommt es nicht selten zu eitrigen Einschmelzungen. Der durch seine Beimischung von Flöckchen und Bröckelchen kenntliche tuberkulöse Eiter bildet kalte Abscesse, die manchmal wie bei der Wirbeltuberkulose längere Wege im Körper zurücklegen, um an die Körperoberfläche zu gelangen. Wenn der kalte Absceß nicht rechtzeitig und vorschriftsmäßig entleert (und etwa mit Jodoformglycerin bzw. Jodoformosol wieder gefüllt) wird, so kommt es nach Durchbruch der Haut zur Fistelbildung, eine gefährliche Complication, die dann die Pforte für eine Mischinfection öffnet. — Da die Herde, wie z. B. die an den Epiphysen der langen Röhrenknochen, in der Nähe der großen Gelenke liegen, so kommt es hier zum Übergreifen des Prozesses auf das Gelenk. — Seltener — und offenbar mehr bei Erwachsenen — tritt der tuberkulöse Prozeß zuerst als Gelenkerkrankung auf. Die schwammige, teils käsige Synovialis zerstört dann Knorpel und Knochen. —

Eine Skelet-Tuberkulose ist im Körper — was auch für die Behandlung von größter Bedeutung ist — immer ein *sekundärer* Krankheitsherd. (Von den sehr seltenen Fällen einer Inoculations-Tuberkulose sehen wir ab.) Den primären Ausgangspunkt bilden bei Kindern die Bronchiallymphknoten und auch Halsdrüsen. Beim Erwachsenen sind es häufig auch Lungenherde. Wenn Tuberkelbacillen in den Kreislauf übergetreten sind, so bleiben sie dort haften, wo der Zufall sie hinbringt und wo sie die besten Bedingungen zum Weiterwachsen finden. Manchmal kann auch eine Skelet-Tuberkulose eine dritte Etappe usw. sein. Bei einer Aussaat können natürlich auch mehrere Kolonien zugleich entstehen. Wie bei anderen tuberkulösen Erkrankungen, so sehen wir auch bei der Skelet-Tuberkulose, daß die Granulationsmassen sich das eine Mal mehr in trockener Form halten und mehr in gutartiger Weise zu einer bindegewebigen Schrumpfung neigen und das andere Mal reichlich schwammig-fungöses Gewebe produzieren. Oder es stehen käsigeitrige Prozesse stark im Vordergrunde. Es gibt natürlich die verschiedensten Übergänge.

Bei der Skelet-Tuberkulose kommt fast nur der Typus humanus in Frage. Auf dem Londoner Kongreß (1901) machte KOCH die Aufsehen erregende Mitteilung, daß er nach Tierversuchen annehme, daß der menschliche Tuberkel-Bacillus und der Perlsucht-Bacillus des Rindes verschieden sind, daß aber bei der Verbreitung der eigentlichen Volksseuche vor allem der Typus humanus die Ursache sei. Viele Untersuchungen haben dann weiterhin ergeben, daß bei der Hals- und Mesenterialdrüsen-Tuberkulose der Kinder der Typus bovinus eine nicht unerhebliche Rolle spielt, wo also Perlsuchtbacillen (von ungekochter Milch usw.) durch die Wand des Nahrungskanales eingedrungen sind. Im übrigen fand sich fast nur ein Typus humanus, wo also der kranke Mensch die Quelle der Infection war und die Keime durch Inhalation in die Lunge und dann in die Bronchiallymphknoten gekommen sind. Bei der Knochentuberkulose findet sich wie bei der Lungentuberkulose nur in einigen wenigen Ausnahmefällen ein Typus bovinus. (Näheres siehe „Chirurg" 1950, S. 179—187.) Für beide Typen ist nur das Meerschweinchen empfänglich. Das Meerschweinchen, subcutan in der Unterbauchgegend geimpft, geht nach 6—8 Wochen an allgemeiner Tuberkulose zugrunde. Wer viel mit Tierversuchen gearbeitet hat, der weiß, daß das Meerschweinchen das feinste und sicherste Hilfsmittel ist, um eine Tuberkulose festzustellen oder sie auszuschließen. Der Meerschweinchenversuch ist auch der Kultur überlegen, wenn auch bakteriologische Stellen, die keine Möglichkeit für Tierhaltung haben, dies immer nicht gern zugeben wollen. Wenn man z. B. nur wenig Material aus einer alten Fistel zu untersuchen hat, so ist die Aussicht sowohl für die mikroskopische Untersuchung wie für das Kulturverfahren sehr gering. Das Meerschweinchen zeigt aber ganz sicher an, ob eine Tuberkulose vorliegt oder nicht. Bei richtiger subkutaner Verimpfung darf es in einem geordneten Betriebe nicht vorkommen, daß etwa eine Kultur positiv ist und der Meerschweinchen-Versuch negativ. Das Umgekehrte kommt aber vor. Jedenfalls muß unbedingt bei wichtigen Fällen noch ein Meerschweinchen-Versuch gemacht werden, wenn die Kultur negativ war, bei der bekanntlich der Typus bovinus schwerer zu züchten ist. Aus didaktischen Gründen soll man nicht von einem Tierversuch sprechen, sondern von einem Meerschweinchen-Versuch, da das Meerschweinchen, für beide Typen gleich empfänglich, nur in Frage kommt. Der Typus bovinus zeigt in der Kultur Unterschiede, auf die hier nicht näher eingegangen werden soll. Er wächst vor allem schlechter. Zur Unterscheidung der beiden Typen ist unbedingt der Versuch mit dem Kaninchen nötig, das sich bei der Impfung ganz anders verhält als das Meerschweinchen. Das Kaninchen ist bei subkutaner Impfung hoch empfindlich für den Typus bovinus und geht, hiermit geimpft, nach 2—3 Monaten zugrunde. Beim Typus humanus aber bilden sich beim Kaninchen höchstens ganz kleine und schrumpfende Herde in der Lungenspitze, die aber überwunden werden. Das Kaninchen magert beim Versuch nicht ab und geht nie an einem Typus humanus zugrunde. (Das Kaninchen wird mit der Milz eines inficierten Meerschweinchens usw. geimpft.) Der Typus bovinus verläuft offenbar beim Menschen etwas gutartiger und milder als der Typus humanus. (Näheres siehe hierüber auch „Chirurg" 1950, S. 179.)

Wenn Tuberkelbacillen sich im Knochenmark festsetzen, so wird es 3—4 Wochen dauern, bis die ersten Tuberkeln aufsprießen. Bis Granulationsgewebe aufgetreten ist, bis weiterhin Spongiosa bis zu einer richtigen Herdgröße zerstört ist, wird es bei der Tuberkulose, als einer chronisch verlaufenden Infectionskrankheit, mindestens 2—3 Monate dauern. Bis zum ersten Auftreten klinischer Erscheinungen wird dann immer noch einige Zeit vergehen, oft viel länger, als manchmal angenommen wird.

Schon etwas früher können aber Allgemeinerscheinungen: Gewichtsabnahme bzw. Gewichtsstillstand bei Kindern, leichte Blutarmut, geringe abendliche Temperatursteigerungen, Unlust der Kinder beim Spielen usw. auftreten, die nicht selten den örtlichen Symptomen vorausgehen. Die letzteren können natürlich auch nach der Art des Sitzes recht unterschiedliche Beschwerden machen. Eine beginnende Rippentuberkulose oder eine Spina ventosa am Finger werden im Anfange weniger lästige Erscheinungen machen als eine Hüfttuberkulose, bei der es bald eine Grenze zwischen einer Knochen- und Gelenktuberkulose nicht mehr gibt. Es liegt eine schmerzhafte Funktionsbeschränkung eines Skeletteiles vor, die meist schleichend einsetzt und allmählich an Stärke zunimmt. Was die Schmerzen angeht, so ist noch zu sagen, daß diese bei einer Hüfterkrankung gar nicht so selten in die Kniegegend verlegt werden. Bei einer Wirbeltuberkulose können Gürtelschmerzen bis zu schweren Lähmungen auftreten. (Auch das nächtliche Aufschreien der kranken Kinder!)

Zu den häufig auftretenden Contracturstellungen, die für manches Gelenk in typischer Form auftreten, gesellen sich oft Muskelatrophien hinzu, so daß z. B. am Knie eine Schwellung (als „Tumor albus") deshalb besonders deutlich hervortritt. — Die Senkungsgeschwindigkeit der roten Blutkörperchen kann im Anfang etwas erhöht sein, braucht es aber nicht. Diese Methode ist aber sehr wertvoll als fortlaufende Kontrolle bei einer länger sich hinziehenden Krankenbehandlung. Tuberculinproben haben gewöhnlich nur Wert, wenn sie negativ ausfallen. An Stelle der Pirquetschen Methode mit dem Bohrer (ausgedehnter und therapeutisch als Ponndorf) wird gewöhnlich die Tuberculinsalbe percutan angewendet (MORO bzw. HAMBURGER); auch die Pflastermethode (Patsch-Test). Fallen diese Methoden negativ aus, dann wird Tuberculin intracutan injiciert (MENDEL-MANTOUX). Die subcutane Einspritzung zur Herbeiführung einer Herdreaktion ist fast verlassen, da unangenehme Zufälle auftreten können.

Die Hälfte aller Skelet-Tuberkulosen fällt in die ersten 2 Lebensjahrzehnte. Die Diagnose ist im Kindesalter im allgemeinen nicht schwierig: z. B. an der Schulter, am Ellbogen und an der Hand kommt beim Kinde kaum etwas anderes als eine Tuberkulose in Frage. — Eine genaue Erhebung der Vorgeschichte ist natürlich für alle Fälle wichtig. Besonders ist bei kleinen Kindern nachzuforschen, ob Lungenkranke in der näheren Umgebung als etwaige Infectionsquellen vorhanden waren. Unbedingt nötig ist selbstverständlich eine Röntgenuntersuchung. Eine solche Untersuchung kann oft die Sachlage sofort klären, wenn z. B. an der Hüfte eine Perthessche Erkrankung oder an der Wirbelsäule eine sog. congenitale Skoliose festgestellt wird. Viele Einzelheiten des tuberkulösen Prozesses, dessen Umgebung im floriden Stadium immer eine Knochenatrophie zeigt, werden ermittelt. Bei frühen Fällen ist sonst häufig der klinische Befund dem Röntgenverfahren überlegen, besonders bei anatomisch nicht einfachen Skeletbezirken. Bei den Anfängen der Erkrankung wird das Röntgenbild oft unter Suggestion der klinischen Diagnose betrachtet. Man hüte sich daher, zu viel aus der Röntgenplatte zu lesen, der Kliniker kann irren — wie der Röntgenologe! Und mit GRASHEY kann man wohl sagen: Je besser die chirurgische Ausbildung ist, desto eher wird man bei einer Röntgenuntersuchung zu einem praktischen Ergebnis kommen. Nicht nur für die Diagnose, sondern auch für die Verfolgung des Krankheitsverlaufes ist die Röntgenuntersuchung natürlich unentbehrlich. — In manchen Fällen muß die mikroskopische Untersuchung einer Probeexcision oder vor allem ein Meerschweinchen-Versuch, wie schon ausgeführt wurde, zur Entscheidung hinzugezogen werden.

Die Knochen- und Gelenktuberkulose können wir im allgemeinen als prognostisch gut bezeichnen, besonders gilt dies fürs Kindesalter. Die Vorhersage hängt natürlich von einer Reihe verschiedener Dinge ab. Im Kindesalter betrachten wir die Tuberkulose der Wirbelsäule mit Senkungsabscessen und die fistelnde Hüftgelenkentzündung als die schwersten Formen der Erkrankung. Aber beim Erwachsenen kommen im höheren Alter gerade diese Formen der Tuberkulose selten vor. Während beim Kinde Lungenerscheinungen meist zurücktreten, spielt häufig beim Erwachsenen eine Lungentuberkulose, womöglich eine schwere fortschreitende Lungenerkrankung die Hauptrolle, während eine hinzutretende Kniegelenktuberkulose usw. mehr einen Nebenbefund darstellt. Selten tritt eine Miliartuberkulose oder eine Meningitis als traurige Complication der Skelettuberkulose hinzu. Ebenso selten beendet ein Amyloid das lang sich hinziehende Krankenlager einer sehr schweren Tuberkulose.

Es muß auch daran erinnert werden, daß, wenn Fälle klinisch als geheilt entlassen werden, die Krankheit doch oft noch nicht vollständig ausgerottet ist. Irgendwo können trotz sehr guten Allgemeinbefindens im Knochen noch versteckt Tuberkelbacillen sitzen, und so kommt es wider Erwarten manchmal noch nach Jahr und Tag zu einem Recidiv. Dies mahnt uns auch, energisch dafür zu sorgen, daß entlassene Pat. in der Folgezeit noch gehörig überwacht werden und daß ihr Körper nicht zu großen Anstrengungen und Schädlichkeiten ausgesetzt wird. Wenn auch die Prognose quo ad vitam im allgemeinen als günstig bezeichnet werden muß, so sollen wir doch den Pat. und vor allem den Eltern der kleinen Pat. die Voraussage bzgl. der Krankheitsdauer, der Heilungszeit und der endgültigen Funktion des erkrankten Gliedabschnittes geschickt und taktvoll nicht zu günstig darstellen, damit die Eltern von vornherein sich mit großer Geduld wappnen und erfahren, daß zu einer gründlichen Ausheilung die Mutter Natur in den schweren Fällen gewöhnlich *einige Jahre* nötig hat.

Wenn auch Chirurgen wie v. ESMARCH, FEDOR KRAUSE u. a. auf die Wichtigkeit diätischer und klimatischer Maßnahmen hingewiesen haben, so erfolgte doch erst in diesem Punkte eine energische Wendung, als BERNHARD 1902 im Oberengadin in Samaden die Bestrahlung mit der Hochgebirgssonne für Knochentuberkulosen und Wunden eingeführt hat. Ein Jahr später hat dann ROLLIER in der Westschweiz in Leysin anstaltsmäßig die Höhensonnenbehandlung übernommen. Es ist daher ein bleibendes Verdienst dieser beiden Schweizer Chirurgen, von neuem mit aller Energie darauf hingewiesen zu haben, daß derjenige in der Behandlung der Skelet-Tuberkulose die besten Erfolge erzielt, der dieses Leiden als eine Allgemeinerkrankung ansieht und als solche therapeutisch angreift. Auch bei uns entstanden dann Kuranstalten im Gebirge wie in Riezlern/Oberstdorf (Dr. BAKKER) u. a. Und tiefer gelegen — wenn auch mit etwas weniger ultravioletten Strahlen — wurden bei der Freiluft- und Sonnenbehandlung sehr gute Erfolge erzielt, wie z. B. von BIER in Hohenlychen. Einen besonders günstigen Reiz bei der Allgemeinbehandlung bringt auch das Klima an der Nordseeküste wie in Berck an der Kanalküste (früher Ménard) und in der Nordheim-Stiftung bei Sahlenburg/Cuxhaven. (Als Unterstützung kann in der unwirtlichen Jahreszeit eine Bestrahlung mit künstlichen Lichtquellen dienen, wenn dies auch nicht gerade ein Ideal ist.) Neben guter Ernährung stehen die wichtigen Heilfaktoren: Luft, Licht und Sonne. Aber das örtliche Leiden darf nicht dabei vernachlässigt werden. Dieses erfordert eine sorgfältige und strenge orthopädisch-chirurgische Überwachung (s. die einzelnen Skeletabschnitte). *Der Behandlung des Gesamtorganismus wie den örtlichen Maßnahmen am erkrankten Skeletabschnitt muß unbedingt eine konsequente Durchführung gesichert sein.* Diese Bedingung wird, insbesondere für schwere Fälle, meistens in Sonderanstalten am besten erfüllt. Unbedingt sind nötig: Konsequenz, Geduld und Ausdauer, denn die gründliche und endgültige Ausheilung eines tuberkulösen Gelenkes dauert im allgemeinen viel, viel länger als man gewöhnlich gern zugibt. —

Was die Behandlung mit den neuen Hilfsmitteln, mit den Tuberculostatica betrifft, so ist hierüber noch nichts Endgültiges zu sagen. Von P.A.S. (Paraaminosalicylsäure), das in großen Mengen genommen werden muß, ist man vielfach abderückt, während Neoteben J.N.H. (Iso-Nikotinsäurehydrazit, auch in Verbingung mit Streptomycin) scheinbar wirkungsvoller ist. Auch lokal — meist nach Entfernung des tuberkulösen Herdes — werden Tuberculo-statica mit Erfolg verwandt. Siehe auch bei Wirbelsäulen-Tuberkulose (KASTERT). Vorläufig besteht noch kein Grund, von den bewährten Methoden der Allgemeinbehandlung und localen Therapie (s. Tuberkulose der Knochen und Gelenke. URBAN und SCHWARZENBERG, 1924) abzugeben. — Bei der Unfallbegutachtung kommt fast nur die richtunggebende Verschlimmerung einer schon bestehenden Tuberkulose durch den Unfall in Frage (s. darüber Chirurg 1943 S. 65).

Tuberkulose der Wirbelsäule, der Hüfte, der Hand, des Schaftes usw. s. Wirbelsäulentuberkulose, Hüftgelenktuberkulose usw. (Tub. des Schlüsselbeines und des Schulterblattes s. unter Rippentub.)

Tumor albus s. Kniegelenktuberkulose.

Turmschädel. (Turricephalie. turris = Turm.)

Schädeldeformitäten kommen auch dann zustande, wenn Kronen- oder Pfeil oder Lambdanaht sich am Schädeldach vorzeitig schließen. Normalerweise tritt das Verknöchern der Nähte im 3. Lebensjahrzehnt ein. Je eher sich nun eine Synostose einer Naht einstellt, je größer werden die Veränderungen am wachsenden Schädel sein; also z. B. schon in der Schwangerschaft oder in den ersten Lebensjahren. Wenn eine Naht vorzeitig sich schließt, so wird der Schädel durch den Druck des zunehmenden Gehirns ausgleichend in anderer Richtung umgeformt. Schließt sich z. B. die Pfeilnaht zu früh, so können sich die Scheitelbeine nicht mehr vergrößern; aber vorne und hinten kann der Schädel sich ausdehnen und vorwölben. Es entsteht so der Langschädel (Dolichocephalus. gr. dolichós = lang).

Beim Turmschädel besteht gewöhnlich eine vorzeitige Synostose der Kranznaht. Die vordere Schädelgrube samt Augenhöhlen ist deshalb verkürzt. Zum Ausgleich dafür dehnt sich *nach oben der Hochschädel* aus. Da die Lambdanaht meistens nicht verknöchert ist, tritt auch das Hinterhaupt hinten mehr hervor. Es gibt natürlich viele Formen des Turmschädels, auch manchmal mit recht verschiedenen Hirn- und Augenerscheinungen. (Abtragen des oberen Orbitaldaches nach HILDEBRAND zur Befreiung der Sehnerven. — Circuläre Kraniotomie nach K. H. BAUER oder Nahtresection nach WANKE.) Das Röntgenbild zeigt, außer der Schädelform, den Hirndruck durch verschieden stark ausgeprägte Impressiones digitatae an. — Auf der anderen Seite aber finden sich mehr harmlose und nicht sehr auffällige Turmschädel, z. B. häufig bei dem familiären haemolytischen Ikterus (s. auch Dysostosis cranio-facialis. Crouzon).

Turner-Syndrom.

Es handelt sich um das gleichzeitige Vorkommen verschiedener Mißbildungen an Knochen und Gelenken mit Fingernägelveränderungen, die dominant vererbt werden: Am Ellbogengelenk ist das Speichenköpfchen verkümmert oder es fehlt ganz. Dies und andere Gelenkveränderungen verursachen häufig eine Hemmung der Streckung und der Supination im Ellbogengelenk. Am Kniegelenk findet sich eine A- oder Hypoplasie der Kniescheibe (auch mit Luxation) und Gelenkveränderungen. Am Becken werden außer mancherlei Abweichungen häufig sog. Beckenhörner festgestellt. Dieses sind dreieckige und exostosenartige Gebilde, die hinten auf den Darmbeinen aufsitzen und auch durch die Gesäßmuskulatur meistens zu fühlen sind. Neben diesen verschiedenen Fehlformen mesenchymaler Herkunft zeigen sich oft an den Fingernägeln trophische Störungen. Die Nägel, besonders des Daumens, dann auch des Zeigefingers fehlen ganz, oder es bestehen nur kümmerliche Reste (Anomalien der Iris).

Die verschiedenen, angegebenen und symmetrischen Erscheinungen treten in verschiedener Stärke auf. Auch kann ein Symptom in einem Falle stark ausgeprägt sein, während es in einem anderen Falle fehlt. Es können auch sonst an anderen Körperstellen sich noch manche Anomalien hinzugesellen. Die Pat. haben wenige oder kaum Beschwerden; es kann aber auch manchmal zu einer nicht unerheblichen Gebrauchseinschränkung im Ellbogengelenk oder Knie kommen. Später kann bei Erwachsenen noch an diesen Gelenken eine Arthrosis deformans hinzukommen. Es sind für dieses Erbleiden verschiedene Namen vorgeschlagen worden: so z. B. hereditäre Osteo-onycho-dysplasie (HOOD) Für „HOOD" dürfte wohl die von der Heidelberger Klinik vorgeschlagene Bezeichnung „Turner-Syndrom" besser sein.

Typhus s. auch bei Spondylitis infectiosa.

Typus humanus und bovinus s. Tuberkulose der Knochen und Gelenke.

U.

Überanstrengungsschäden am Knochen.

LOOSER hat die nach ihm benannten Umbauzonen (s. diese) an kranken Knochen (bei schwerer Rachitis und Osteomalacie) zuerst nachgewiesen und beschrieben. Ähnliche Beobachtungen sind gegen Ende des ersten Weltkrieges auch am erkrankten Knochen bei unzureichender und schlechter Ernährung (D-Avitaminose usw.) gemacht worden. Man spricht von Hungerosteopathien (FROMME). — Mechanische Belastungen gewöhnlicher Art genügen, um solche Umbauzonen am pathologisch veränderten Skelet hervorzubringen. Es besteht ein Mißverhältnis zwischen Belastung und Belastungsfähigkeit. Gewissermaßen muß eine Umkehr dieses Verhältnisses stattfinden, wenn am gesunden, leistungsfähigen Knochen Veränderungen im Sinne der Umbauzonen hervorgebracht werden. Die statisch-dynamische Beanspruchung des Knochens muß über die gewöhnliche Grenze hinaus stark gesteigert sein. Dies wird vor allem im Kriege der Fall sein, wo von jedermann das Äußerste verlangt werden muß. Immerhin haben diese Dinge unter besonderen äußeren Umständen auch für Friedenszeiten noch einige Bedeutung.

Zur Erklärung der Erschöpfungserscheinungen des Knochens bei funktioneller Überlastung hat man zum Vergleich die Erfahrungen des Technikers hinzugezogen, die er bei der Prüfung von Ermüdungserscheinungen von Werkstoffen gemacht hat (REISCHAUER). Bekanntlich ist auch HENSCHEN mit seinen Untersuchungen am gesunden und kranken Knochen bis in die allerfeinsten Kristallgebiete vorgedrungen. Immerhin ist zwischen dem toten und lebenden Knochen ein Unterschied. Der lebende Knochen hat allerlei Fähigkeiten, auf schädigende Angriffe so oder so zu reagieren. — Wir wissen nach den Untersuchungen von POMMER, daß der so starre und unveränderlich erscheinende Knochen das ganze Leben hindurch ständig abgebaut und wieder aufgebaut wird. Auch der Reiz der Funktion kann im kunstvollen Bau der Zug- und Druckbälkchen manches umstellen. — Bei den uns interessierenden Umbauzonen handelt es sich aber um Anpassungs- und Abwehrreaktionen an bestimmten Praedilectionsstellen, wenn der Knochen eine sehr schwere Überlastung erfährt, wenn ständig kleine Traumen (mit unterbrechendem Rhythmus) auf ihn einwirken. Es handelt sich um kein plötzliches Ereignis, um eine Fractur, sondern um eine langsam sich verbreitende „schleichende Fractur".

Daß bei der Entstehung und Ausbildung eines solchen Überanstrengungsschadens die Constitution und das Ungewohnte einer körperlichen Anspannung eine große Rolle spielen, ist natürlich klar. So ist z. B. schon dem Laien der Schwellfuß des Soldaten bekannt, wenn junge Rekruten große ungewohnte Märsche machen müssen. Allmählich treten an den Füßen Beschwerden und Schmerzen auf, dann zeigen sich Schwellungen, bis eines Tages jegliche Belastung des Fußes unmöglich wird. Der Überlastungsschaden liegt hier auf der Grenze des vorderen Drittels der mittleren Mittelfußknochen. Zuweilen ist an der klinisch verdächtigen Druckstelle eine kleine Fissur im R. B. zu sehen. Manchmal ist trotz guter Aufnahmen und genauer Besichtigung am Mittelfußknochen nichts zu entdecken. Aber wenn man eine Kontrollaufnahme nach mehreren Wochen macht, dann findet sich einwandsfrei an der betreffenden Stelle eine deutliche spindelförmige periostale Verdickung.

Die Umbauzonen, wo sie auch immer angetroffen werden, zeigen eine verschiedene Höhe und können gar eine Höhe bis fast 1 cm erreichen. Oft können sie den Knochen in ganzer Quere durchsetzen, manchmal auch nur einen Teil des Knochens in Keilform. Die Zonen stellen gewissermaßen fest eingefügte elastische Gummiplatten dar. Trotz der Nachgiebigkeit an diesen Stellen kann es bei einer besonders starken mechanischen Einwirkung natürlich hier auch einmal zu einem echten Bruche kommen. — Ein anderes Beispiel eines Überlastungsschadens ist die Schipperkrankheit (s. diese). Ferner hat man Übermüdungs- und Übernutzungserscheinungen an verschiedenen anderen Skeletstellen beobachtet, so am Schenkelhals, am Wadenbein, oft symmetrisch an der Tibia unterhalb der Gelenkknorren, hier begleitet meist mit periostalen Säumen, dann vor allem auch beiderseitig an den Schambeinen. Siehe die übersichtliche schematische Zeichnung der verschiedenen, bevorzugten Stellen des Skeletes bei REISCHAUER (Fortschritte a. d. Gebiete d. Röntgenstrahlen 58 (1938) S. 350).

Übergangswirbel s. Lumbosacraler Übergangswirbel.

Überlastungsschaden s. Überanstrengungsschäden.

Überstreckung im Kniegelenk s. Genu recurvatum.

Überzählige Knochen s. Varietäten.

Umbauzonen nach Looser.

Bei schweren Fällen von Rachitis, echter Osteomalacie usw. finden sich manchmal — ohne daß ein Trauma voraufgegangen ist — überraschenderweise (vor allem anschaulich an den langen Röhrenknochen) quer verlaufende, helle Streifenbänder, die etwa einer abgeirrten Epiphysenfuge gleichen. Diese queren Aufhellungen, deren Ränder etwas unregelmäßig und schattendicht sind, erreichen manchmal eine Höhe von mehreren Millimeter. Sie können — meistens symmetrisch auftretend — auch leicht für Fracturen gehalten werden. Nach LOOSER wird angenommen, daß an bestimmten Stellen des schon kranken (porösen) Knochens anhaltend und ständig ein chronischer Reiz mechanischer Art ausgeübt wird, so daß folgender Umbau stattfindet: der lamellöse Knochen wird durch Osteoklastentätigkeit übermäßig abgebaut bei einer fibrösen Umwandlung des Knochenmarks; nun wird weiterhin nicht lamellöser, sondern *geflechtartiger* Knochen wieder aufgebaut.

Während beim gesunden lamellösen Knochen die Grundsubstanz geordnet schichtweise abgesetzt wird, wird sie beim bindegewebig-geflechtartigen Knochen — wie bei einer Fractur-Callusbildung — in wirr durcheinanderziehenden Fibrillen abgelagert. Da nun beim Werden dieses embryonal-bindegewebigen Knochens die Interzellularsubstanz — entsprechend der Grundkrankheit Rachitis — keinen Kalk aufnimmt, so ist diese Schicht natürlich für Röntgenstrahlen durchlässig, und wir finden im Röntgenbilde jene eigenartigen hellen Umbauzonen von Looser, oft mit periostaler Calluswucherung. Diese gehen manchmal nur z. T. in den Knochen hinein. Zum Beispiel am Scheitel der convexen oder aber auch concaven

Seite eines gebogenen Knochens je nach der mechanischen Einwirkung. Die durch die Quere ganz verlaufenden Umbauzonen stellen gleichsam Gummischeiben dar, die zwischen den beiden Knochenstücken fest eingekittet liegen. So kommt es an diesen biegsamen Scheiben oft eher zu Abknickungen (mit Ausbildung einer Deformität) als zu Brüchen und Einbrüchen, die natürlich bei ganz schweren Fällen auch einmal eintreten. Bei sachgemäßer Behandlung — Gaben von D-Vitamin und Phosphor sollen recht günstig wirken — kommt es dann zum Verschwinden der hellen Querbänder, also zur Heilung. Die ganz oder nur teilweise durchlaufenden Umbauzonen, die auch an Rippen, Schambeinen usw. beobachtet werden, kommen außer bei Rachitis und Osteomalacie auch bei connataler Lues, Osteodystrophia fibrosa usw. vor (s. auch bei Überanstrengungsschäden).

Vaduzer Kunstarm.
In die künstliche Hand nach Hüfner ist ein Electromotor eingebaut, der von einem in der Tasche getragenen Akkumulator versorgt wird. Die Steuerung wird durch die aktive Anspannung der Muskelstümpfe bewirkt. Bei der Contraction des Muskels erweitert sich sein Umfang, eine aufgelegte Pelotte überträgt dies weiter zur Gangschaltung an den Motor. Für die ,,phantomgesteuerte Electroprothese" paßt nicht jeder Stumpf, und dafür geeignete Prothesenträger müssen ausgewählt werden, die auch mit Verständnis und Liebe an die Anpassung und Angewöhnung eines nicht alltäglichen Kunstarmes herangehen und aushalten. Es liegt in diesem Punkte ähnlich wie beim Sauerbruch-Arm, bei dem Hautmuskelkanäle geschaffen werden für durchzusteckende Elfenbeinstäbe, die dann vermittels Muskelkraft an den Prothesenzügen den Zug ausüben.

Variationen an der Wirbelsäule s. Lumbosacraler Übergangswirbel.

Varietäten. Überzählige kleinere Skelet-Teile.
Zu den Varietäten rechnet man die überzähligen (accessorischen) Knochen, persistierende (Epiphysenfugen und) Apophysen am sonst normalen Skelet, einige Sesambeine usw. Synostosen werden wohl eher zu den Mißbildungen gerechnet. Über accessorische Knochen verdanken wir Anatomen wie Pfitzner, Gruber u. a. wertvolle Arbeiten. Die anatomische Zusammenstellung Pfitzners von den überzähligen Knochen des Hand- und Fußskeletes (von der Hand nur 419 Präparate) ist bisher unübertroffen, obwohl hier eine Unsumme von Aufnahmen mit der einfachen und schnellen Methode der Röntgenstrahlen gemacht ist. Dies liegt daran, daß die kleinen Knochen, die z. T. mit den ,,kanonischen" Knochen verschmelzen, von den Schatten der großen Knochen oft verdeckt werden und da sie im allgemeinen keine besondere praktische Bedeutung haben. Man orientiert sich über diese Dinge am besten in den anschaulichen Tafeln und Angaben von Grashey.
Es sei einiges praktisch Wichtige angeführt: das zweiteilige Kahnbein der Hand. Nach Haselwander müßte man genauer von einer gehemmten Verschmelzung zweier Ossificationsknospen sprechen. Der quer verlaufende Spalt ist glatt und scharfrandig im Gegensatz zur Fractur. (Ein älterer Bruch kann auch zu einer mehr gradlinigen Pseudarthrose werden.) Die Diagnose wird erleichtert, wenn die Vergleichsaufnahme der anderen Seite auch eine Zweiteilung zeigt. — Die überzähligen Knochen des Fußes sind gegenüber denen der Hand randständig, sind eher Schädigungen ausgesetzt und meist doppelseitig. — Die Tuberositas des Kahnbeines des Fußes ist manchmal als gesonderte Apophyse angelegt, die mit dem Os naviculare gewöhnlich verschmilzt. Bleibt dieses aus, so haben wir das Os tibiale externum, das, an der Innenseite des Fußes liegend, manchmal Beschwerden machen kann oder auch traumatisch verschoben werden kann. Bei einer Zwei- oder Dreiteilung der Kniescheibe zeigt sich ein glattrandiger Spalt, der meist

oben und außen ein Stück von der Kniescheibe abtrennt. — Das Os akromiale entsteht durch das Offenbleiben der Epiphyse des Akromion. Es kommt nicht selten einseitig vor, es darf nicht mit einem Knochenabbruch verwechselt werden. Ebenso ist es mit dem Os, trigonum: die nicht verschmolzene Apophyse für die Tuberositas posterior tali. — Die sog. Patella cubiti wird als selbständige Trennung in der Epiphysenfuge des Olekranon aufgefaßt. Bei der Beurteilung der vielen Knöchelbrüche muß man wissen, daß es ein Subtibiale und ein Subfibulare gibt. Os acetabuli (s. dasselbe).

Die im seitlichen Röntgenbilde so gut sichtbare Fabella (Böhnchen) ist ein in der Pubertätzeit auftretendes Sesambein in der äußeren Sehne des Gastrocnemius, es muß also im sagittalen Röntgenbilde nicht in der Mitte, sondern mehr nach außen in Gelenkhöhe aufgesucht werden; eine Verwechslung mit einem freien Körper oder verkalkten Schleimbeutel wird wohl kaum vorkommen. An einer Osteoporose, Arthrosis deformans des Kniegelenkes nimmt die Fabella mit teil, wie sich auch sonst andere Sesambeine verhalten. Das häufige Os peroneum, gegen das 20. Jahr hinten am Würfelbein auftretend, stellt als Sesambein eine Gleitvorrichtung an der Sehne des Peroneus longus dar (Sesamum peroneum). Als atavistische Bildung ist der Processus supracondyloideus aufzufassen, der distal und medial am Humerusschaft, nach unten schauend, sitzt. Bei manchen Tieren befindet sich hier noch ein Knochenkanal zum Schutze für Gefäße und Nerven. — Bei allen Varietäten sind Vergleichsaufnahmen der anderen Seite nicht zu vergessen. Siehe auch die Tafeln von GRASHEY!

Verkalkungsvorgänge an den Rippenknorpeln.

Sie beginnen jenseits des 20. bis 30. Lebensjahres. Der erste Rippenknorpel verkalkt gewöhnlich zuerst. Dann folgen die anderen. Im Röntgenbilde zeigt ein *ovaler* Schatten am Rippenende den Beginn der Verkalkung und somit die Elastizitätsabnahme des Knorpels an. Etwas frühe, wohl pathologische (?) Verkalkungen finden sich bei sehr starker körperlicher Arbeit und bei einer veränderten Atemart. — Kalkherde in den untersten Rippenknorpeln können mit Nierenkonkrementen verwechselt werden.

Verknöcherungsstörung s. enchondrale Verknöcherungsstörung.

Vertebra plana (osteonecrotica) Calvé.

Den Ausdruck Vertebra plana hat zuerst HARRENSTEIN gebraucht. Es handelt sich um eine eigenartige Wirbelkörperveränderung, die bei Kindern unter 9 Jahren beobachtet wird und zu den aseptischen Nekrosen wohl gerechnet werden muß. Es kann ein Wirbel, aber auch mehrere Wirbel erkrankt sein. Nach dem klinischen Bilde glaubt man eine Spondylitis tuberculosa vor sich zu haben. Bei der seitlichen Röntgenaufnahme sieht man aber den Wirbel gewissermaßen zu einer schmalen Platte zusammengedrückt, während die Zwischenwirbelscheiben nicht verändert sind. Es wurden 2 solcher Fälle gesehen, man erlebt dann die schöne Überraschung, ähnlich, wie bei der Kahnbein-Erkrankung des Fußes nach KÖHLER, daß bei späteren Nachuntersuchungen aus dem früheren schmalen Schatten wieder ein Wirbelkörper, wenn auch nicht immer in voller Höhe, entstanden ist. (Bei SIMONS: Röntgendiagnostik der Wirbelsäule, finden sich Serienaufnahmen von einem Jungen, in denen die Erkrankung 5 Jahre hindurch verfolgt ist.) Das Leiden beginnt immer vor dem 5. Lebensjahre. Es soll nicht selten etwas acut einsetzen, aber die ersten Röntgenbilder stammen gewöhnlich aus einer späteren Zeit. Der Wiederaufbau des Wirbels, der selten einmal ausbleibt, zieht sich immer über eine Reihe von Jahren hin. Nachher bestehen keinerlei Symptome mehr.

Plane, flache, auch oft etwas keilförmige Wirbelkörper können manchmal nach Traumen usw. beobachtet werden, auch bei angeborenen Mißbildungen verschiedenster Art, ferner bei der Lymphogranulomatose, bei Wirbelmetastasen, bei Osteogenesis imperfecta usw. Bei Kretinismus, bei Chondrodystrophie, bei Mongoloiden usw. hat man auch mehr oder weniger platte Wirbel festgestellt.

Als Systemerkrankung bei kleinen Kindern ist auch von einer generalisierten Platysspondylie (gr. platýs = breit oder flach) gesprochen worden.

Volkmannsche Sprunggelenk-Mißbildung.

Es handelt sich um eine angeborene starke Valgusstellung des Fußes mit Subluxation des Talus; der innere Knöchel springt stark vor, weil kein genügender Halt am äußeren Knöchel vorhanden ist. Denn es besteht ein angeborener (nicht großer) Defect oder eine Aplasie des Wadenbeines, bei magerem Unterschenkel. Fließende Übergänge führen dann zu stärkeren Mißbildungen, zu einem größeren partiellen oder totalen Defect des Wadenbeines mit Verkrümmung und Verkürzung des Schienbeines usw.

W.

Wachstumsstörung s. enchondrale Verknöcherungsstörung s. auch Zwerg- und Minderwuchs.

Wirbelbrüche bei Wundstarrkrampf und Schockbehandlung.

Wirbelbrüche können auch bei (scheinbar) leichteren Verletzungen auftreten. Darum soll man nach derartigen Unfällen zur Sicherheit immer ein Röntgenbild machen. Bei den klonisch-tonischen Krämpfen, die beim Tetanus auftreten, kann es zur Infraction oder Fractur von Brustwirbeln kommen. FROMME hat solche Brüche diagnosticiert, die dann von SCHMORL bestätigt worden sind. Es handelt sich immer nur um Brüche im Bereich des 4.—9. Brustwirbels, der Scheitel der vermehrten Brustkyphose liegt um den 6. Brustwirbel. ZUKSCHWERDT hat beobachtet, daß bei einigen geheilten Tetanuskranken, die bei der Entlassung röntgenologisch keine Veränderungen an der Wirbelsäule zeigten, sich erst nachher langsam eine Kyphose ausgebildet hatte (s. auch Kümmellsche Kyphose). Dieselben Quetschbrüche können sich auch bei Muskelkrämpfen bei der Schockbehandlung mit Insulin (FROMME), mit Cardiazol usw. und auch beim Electroschock ereignen. Immer treten die Brüche im mittleren Teil der Brustwirbelsäule auf. — Jetzt kann man diese Zwischenfälle wohl vermeiden, wenn gleichzeitig Muskelrelaxantien gegeben werden.

Wirbelosteoarthritis (überflüssig) s. Spondylosis deformans.

Wirbelosteomyelitis s. Osteomyelitis, akute und chronische, ferner unter Osteomyelitis der Wirbelsäule nach lumbaler Grenzstranginjektion.

Wirbelsäulen-Tuberkulose. Spondylitis tuberculosa (s. auch Allgemeines bei Tuberkulose der Knochen).

Von den durch Bakterien verursachten Wirbelerkrankungen überragt die Tuberkulose die anderen an praktischer Bedeutung weithin. Sie tritt vornehmlich im Kindesalter (besonders im 2.—5. Lebensjahre) auf. Nach dem 50. Lebensjahre ist die Wirbeltuberkulose selten. Es erkrankt der markreiche Körper des Wirbels. Der Prozeß spielt sich häufig in ein oder zwei Wirbeln ab. Die Zwischenwirbelscheibe wird mitzerstört. Wenn die Wirbel zusammensinken, so ist dies nicht ein einfaches Zusammensacken in der Achsenrichtung. Denn hinten liegen die stützenden und sperrenden Bogenteile, und es muß somit in den kleinen Wirbelgelenken eine Drehung erfolgen, während die Körper sich vorne wesentlich nähern und zusammensinken. (Die Drehung des Wirbels um seine quere Achse ist ein wichtiger Gesichtspunkt für die Behandlung in Reclination gegenüber der Extension.) Die Wirbelsäule kann an zwei getrennten Stellen usw. ergriffen sein. Sind an einem Bezirke eine Reihe Wirbel nebeneinander erkrankt, so kommt es nicht zu einem spitzwinkligen Gibbus, sondern mehr zu einer bogenförmigen Kyphose, so daß eine Verwechslung mit einem rachitischen Buckel möglich ist.

Wenn der stützende Stab des Körpers an einer Stelle tuberkulös erkrankt ist, so bedeutet dies eine mehr oder weniger schwere Funktionsstörung der Wirbelsäule. Wir beobachten neben allgemeinen Krankheitserscheinungen als erstes Symptom eine Störung im Gebrauch der Säule, die mit mehr oder weniger Schmerzen verbunden ist. Die erkrankten Kinder spielen und springen nicht mehr so frei und lebhaft wie früher; sie verhalten sich mehr ruhig und meiden sichtlich rasche und schnelle Bewegungen. Den Eltern fällt gewöhnlich früh auf, daß der Rücken steif gehalten wird. Wenn wir bei der Untersuchung eines solchen Kindes die Wirbelsäule nach vorn oder nach der Seite aktiv beugen lassen, so beobachten wir, wie dies langsam und sehr vorsichtig ausgeführt wird, wie die Beweglichkeit wesentlich eingeschränkt ist und wie bei manchen Haltungen oft heftige Schmerzen empfunden werden. Charakteristisch ist auch das Verhalten beim Aufheben eines Gegenstandes. Während das Kind in gesunden Tagen bei gestreckten Knien gewandt den Rücken niederbeugt und den Gegenstand ergreift, geht es jetzt langsam mit steifem Rückgrat in die Kniebeuge nieder, mit der einen Hand auf dem Oberschenkel eine Stütze suchend. Ebenso behutsam und langsam geht das Wiederaufrichten vor sich. Insbesondere fällt auch auf, mit welch vorsichtigen Schritten treppab gestiegen wird. Die Steifheit der Wirbelsäule ist im ersten acuten Stadium durch die krampfhaft angespannte Rückenmuskulatur bedingt, um schmerzhafte Bewegungen zu verhüten. Fällt im Schlaf diese Fixierung weg, so wacht das kranke Kind nach unwillkürlichen Bewegungen oft unter Schmerzen und Schreien auf. Von Erwachsenen hört man häufig die Angabe, daß sie die ersten auffälligen Erscheinungen bei starken Erschütterungen, z. B. beim Abspringen von der Straßenbahn, beim Fahren über holpriges Pflaster beobachtet haben. Wie die Belastung der kranken Stelle, insbesondere beim Stehen und Gehen schmerzhafte Reize hervorruft, so können wir dieses auch hervorrufen durch Druck in der Längsrichtung der Säule, durch einen ruckartigen Stoß auf die Schultern oder auf den Scheitel.

Eine derartige Prüfung auf Stauchungsschmerz muß natürlich vorsichtig ausgeführt werden und ist in vielen Fällen überflüssig, wenn z. B. ein ausgesprochener Pottscher Buckel mit Senkungsabsceß usw. keinen Zweifel an der Diagnose mehr zuläßt. Locale Schmerzen, die wir durch Beklopfen der Dornfortsätze erzeugen, können meist in allen Fällen, wo das entzündliche Stadium auf der Höhe ist, ausgelöst werden. Nervenreizungen können einseitige oder doppelseitige Wurzelsymptome hervorbringen, wie Gürtelschmerzen, Bauchschmerzen, Hodenneuralgien, ischiasartige Beschwerden usw. Wenn die Schmerzen trotz bester Lage im Gipsbett usw. ganz besonders schwer auftreten, so kann auch ein Knochensarkom die Ursache sein. — Bei Druckerscheinungen auf das Rückenmark ist die Ursache äußerst selten ein Knochenvorsprung, sondern es handelt sich um Granulationsmassen. Selbst schwere Lähmungen gehen gewöhnlich oft nach langer Zeit von selbst wieder zurück. Bei einer seitlichen Röntgenaufnahme sehen wir am deutlichsten den Grad des Zusammensinkens der Wirbelkörper. Wenn auf der Aufnahme von vorne auch eine seitliche Verschiebung festzustellen ist, dann ist der Prozeß ausnahmsweise auch auf den Wirbelbogen übergegangen.

Oft können wir auch im Brustteile röntgenologisch einen sog. Senkungsabsceß feststellen. Man rechnet damit, daß in einem Drittel aller Fälle solche wandelnden kalten Abscesse vorkommen. Im Halsteile können wir aus nächster Nähe einen Retropharyngeal-Absceß wahrnehmen. Am oberen Teil der Brustwirbelsäule kann auch ein Congestionsabsceß nach oben wandern und am Hals zutage treten. Ein im Brustteil entstandener Absceß kann durch den Zwerchfellschlitz neben der Aorta sich weiter tiefer senken. Im retroperitonealen Raume läßt sich ein kalter Absceß, wenn er nicht z. T. verkalkt ist, schlecht im R. B. erkennen. Ein Senkungsabsceß kann erst auf weiten Bahnen an die Oberfläche (z. B. am Oberschenkel) kommen, einen Schenkelbruch vortäuschend. Manchmal arbeiten sich die Eitermengen auch nach hinten, in die Lendengegend usw. durch. Die langsam sich vorschiebenden Abscesse brechen bei ihrer Wanderung sonderbarerweise nicht in Organe durch. Wenn ein Absceß in die Blase oder Dickdarm perforiert, so ist dies ein seltener Staphylokokken-Absceß. Bei der tub. Erkrankung von Lendenwirbeln (der 5. Lendenwirbel bringt oft Schwierigkeiten!) kann auch eine Psoascontractur (wie bei anderen eitrigen Prozessen) auftreten: Das Bein wird im Bett gebeugt gehalten. Will man dann den Oberschenkel niederdrücken, so treten heftige Schmerzen auf; das Bein kann aber in der Hüfte schmerz- und beschwerdefrei nach oben erhoben werden, ein Zeichen, daß die Contractur-Stellung nicht von einer Erkrankung des Hüftgelenkes herrührt.

Wenn Kranke bei sachgemäßer Behandlung keine rechten Fortschritte machen, und sonst nichts zu finden ist, so ist daran zu denken, daß in anderen Wirbeln noch kleinere Herde vorhanden sein können, die aber röntgenologisch noch nicht zu erfassen sind (gegebenenfalls Tomographie!). Denn Statistiken von Pathologen haben ergeben, daß in der Wirbelsäule nicht selten mehr Herde bestanden haben, als man klinisch angenommen hatte. — Differentialdiagnostisch kommen eine Reihe Dinge in Frage: Die chronische Staphylokokken-Osteomyelitis (s. auch Chirurg 1932 S. 473), Typhus, Bang, Lymphogranulomatose, Riesenzelltumoren, Sarkome, Metastasen bei bösartigen Geschwülsten, eigenartige Befunde nach Injection in den lumbalen Grenzstrang usw.

Die besondere Gestalt und Funktion der beiden ersten Halswirbel bringen es mit sich, daß bei einer Erkrankung dieser Wirbel ein etwas abweichendes Krankheitsbild, das sog. Malum suboccipitale entsteht. Es beginnt meistens mit Hinterhauptsneuralgien. (Der N. occipitalis major läuft zwischen dem Epistropheus und dem Bogen des Atlas zum Hinterhaupt empor.) Die Pat. meiden ängstlich jede Bewegung des Kopfes, den sie mit beiden Händen festzuhalten pflegen, oder sie stützen das Kinn mit der Hand. Die Prognose ist zweifelhaft, da durch Knochenverschiebung der Tod plötzlich eintreten kann. Es kann aber auch der Prozeß mit Versteifung ausheilen. — Alte ausgeheilte Tuberkulose von anderen Halswirbeln kann einem angeborenen Kurzhals (Klippel-Feil) gleichen.

Bei der Spondylitis tuberculosa ist eine Entlastung und Ruhigstellung der Wirbelsäule (in Reclination im Gipsbett usw.) unbedingt erforderlich. — Von einer Spaneinpflanzung nach Albee ist man etwas abgerückt, ganz besonders gilt dies für Kinder. Früher hat man bei geeigneten Fällen eine Gipsplombe mit etwas Zusatz von Jodoform nach Ausräumung des Herdes eingesetzt. Fründ hat neuerdings statt Jodoform tuberkulostatische Mittel zum Gips zugesetzt; die Wunden werden geschlossen. Kastert (Heuberg) führt die tuberkulostatische Herdbehandlung folgendermaßen aus: Nach Abtragen des Querfortsatzes bzw. Rippenquerfortsatzes wird der Herd möglichst gründlich ausgeräumt, ein Katheter wird zur Drainage eingeführt und 4—6 Wochen wird die Höhle mit (starken) Tuberculostatica bespült. — Im übrigen bleibt die Behandlung und die langdauernde Nachbehandlung in den Händen des Orthopäden. — Die seltene isolierte Erkrankung der Dornfortsätze (oder der Bogenteile) mit nach hinten vordringenden Abscessen müssen fast immer chirurgisch angegriffen werden.

Wirbelsäule, Variationen s. Lumbosacrale Übergangswirbel.

Wirbelverschiebung nach hinten (Schmorl und Junghanns).
Diese wird im Gegensatz zur Spondylolisthesis mehr *an den oberen Lendenwirbeln beobachtet*. Wenn eine Zwischenwirbelscheibe durch degenerative Verände-

rungen gelockert ist, so kann der darüber liegende Wirbel etwas nach hinten verschoben werden, falls die dazugehörigen kleinen Wirbelgelenke usw. auch eine Lockerung erfahren haben. Im Röntgenbilde ist meist eine starke Höhenabnahme der erkrankten Zwischenwirbelscheibe mit sklerotischen Verdichtungen an den angrenzenden Wirbelkanten festzustellen. Bei der Beurteilung der seltenen Verschiebung im oberen Lendenteile nach hinten soll man im R. B. die hinteren Wirbelkanten vergleichend verfolgen, da vorne wegen spondylotischen Veränderungen die Absatzbildung nicht so gut zu erkennen ist. Die Pat. brauchen keine Beschwerden zu haben. In manchen Fällen wird aber doch auch über ausstrahlende Kreuzschmerzen geklagt (s. auch Spondylolisthesis).

X.

Xanthomatosis (gr. xanthós = gelb) s. Schüller-Christian.

X-Bein s. Genu valgum.

Z.

Zahnfleischgeschwulst s. Epulis.

Zahn- und Kieferentzündungen. Periodontitis. Parulis, Zahnwurzelzysten.

Wenn bei einer Zahnfäule (Zahncaries) die Pulpa freigelegt und abgestorben ist, so kommt es oft zu einer Wurzelhautentzündung. Eine solche *Periodontitis* tritt gewöhnlich mehr chronisch auf, kann aber auch acut oder subacut verlaufen. Um die Wurzelspitze herum geht langsam der Knochen zugrunde, und es bilden sich Granulationsmassen. Greift die Entzündung als Ostitis weiter, und kommt es zur Ausdehnung nach außen, so sehen wir unter Fieber und Schmerzen eine sehr starke Schwellung der Weichteile, verbunden mit einer Kieferklemme, auftreten. Das Krankheitsbild wechselt entsprechend der Lage des kranken Zahnes. (So wird der Eckzahn auch oft als „Augenzahn" angesprochen!) Es bildet sich ein subperiostaler Absceß, der durch die äußere Haut oder in die Mundhöhle durchbricht, wenn nicht die Entfernung des schuldigen Zahnes und eine Absceßincision diesem zuvorkommt. An dieser sog. *Parulis* (gr. ta oula = Zahnfleisch) können manchmal an der Oberkiefer- oder Nasenhöhle Complicationen eintreten, auch Phlegmonen in der Richtung nach der Flügelgaumengrube, der Temporalgegend, dem Mundboden usw. Als Ausnahme findet sich die gefährliche Thrombophlebitis (rechtzeitig einsetzende Penicillinbehandlung!).

Eine umschriebene, meist mehr gutartige Osteomyelitis kann von einem kranken Zahne ausgehen. Eine haematogen entstandene ist selten, sie tritt mehr ausgedehnter auf und macht ein schweres Krankheitsbild. Bei Kindern können auch die Zahnfollikel in Gefahr kommen. — Eine eigenartige Zahnerkrankung, über deren Ursache man noch nicht klar ist, ist die *Paradentose* (Alveolarpyorrhoe). Die krankhafte Veränderung betrifft den Befestigungsapparat des Zahnes in der Alveole unter Mitbeteiligung der Schleimhaut, in deren Taschen sich eitriges Sekret aufhält. Die Wurzelhaut bildet Granulationsmassen. Es kommt zur Lockerung der Zähne und zum Knochenschwund des Alveolarfortsatzes. Nicht selten werden alle Zähne (bei einer gewissen Veranlagung?) befallen und das Leiden geht langsam und unaufhaltsam weiter.

Geht der Verlauf der Wurzelhautentzündung von vorneherein mehr schleichend und ohne wesentliche Beschwerden vor sich, so bilden sich sog. Wurzelgranulome. Sie machen um die Wurzelspitzen herum im R. B. einen typischen hellen Hof. Diese Granulome (mit den Mandeln zusammen) spielen bei der sog. Herdinfection eine erhebliche Rolle. Die Lehre von der Focalinfection (Oralsepsis) war früher sehr übertrieben (es wurde z. T. die Entfernung jeden Zahnes mit totem Nerven gefordert!), ist jetzt wohl in vernünftige Bahnen und Grenzen gelenkt. — Nun noch etwas anderes: In der Nähe der Zahnwurzel liegen, oder sind liegen geblieben, kleinste Nester von epithelialen Zellen. Wenn diese sog. Malassezschen Zellreste mit einem Granulom in innige Berührung kommen, so fangen sie infolge des Entzündungsreizes an zu wuchern.

Von Epithel ausgekleidete Spalträume werden zu Zysten ausgedehnt, die durch den Innendruck immer größer werden. Diese Zysten können den Kiefer ganz erheblich auftreiben, so daß man im R. B. bis hühnereigroße, scharf umschriebene Aufhellungen findet, in die die schuldigen Wurzelspitzen hineinragen. Die Hohlräume enthalten eine gelbliche, klare Flüssigkeit mit Cholesterin. Da die Ausbildung der Wurzelzysten meist ohne Beschwerden verläuft, so kommen die Pat. gewöhnlich erst zum Arzt wegen der Gesichtsentstellung. Die Zysten werden nach PARTSCH von der Mundhöhle aus zum Teil abgetragen, so daß sie einen Nebenraum derselben bilden. Die Diagnose kann erschwert sein, falls eine radiculäre Zyste vereitert ist. Nur einige Autoren zählen die mit Epithel austapezierten Hohlräume auch zu den Geschwülsten. Anders ist es mit den folliculären Zysten. Hier sind alle der gleichen Meinung, daß es sich um echte Geschwülste handelt (s. Kiefergeschwülste, gutartige).

Zentralwärts gerichtete Pfannenwanderung s. Protrusio acetabuli.

Zoeliakie s. Sprue.

Zwerg- und Minderwuchs.
Wenn nach Abschluß des Wachstums (etwa im 25. Lebensjahr) eine Standhöhe von 150 cm (bzw. 140 cm) nicht überschritten wird, so spricht man von Klein- oder Minderwuchs (Mikrosomia). Wird die Höhe von (110) 130 cm nicht überschritten, so handelt es sich um Zwergwuchs (Nanosomia, gr. nánnos und nános = Zwerg). Eine entsprechende oder verhältnismäßige (normale) Standhöhe eines Kindes in jedem Falle genau zu bestimmen und zu errechnen, ist oft schwierig. — Ein Primordialzwerg (primordius = ursprünglich) stammt gewöhnlich von gesunden Eltern, wird klein geboren, wächst bei normalen geistigen Fähigkeiten in gleichen Proportionen weiter. Die Knochenkerne treten zur richtigen Zeit auf, ebenso der Schluß der Epiphysenfuge (Liliputaner, wohl manchmal nicht fortpflanzungsfähig).

Ein infantiler Zwerg liegt vor, wenn er normal groß geboren wird; aber sein Minderwuchs kommt erst in der Kindheit heraus. Die Ursachen sind sehr verschieden. Minderwuchs infolge endogen bedingter Störung der Knochenbildung: bei Chondrodystrophie, Osteogenesis imperfecta, Marmorknochenkrankheit, multiplen cartilaginären Exostosen, multiplen Chondromen, Dysostosis cranio-clavicularis, Ribbing, Morquio (s. dieselben).—Wenn hormonale Einflüsse den Minderwuchs bedingen bei ungenügender Incret-Abgabe der Hypophyse (Dystrophia adiposogenitalis usw.) oder der Thyreoidea (Athyreosis, Myxödem, Kretinismus mit enchondraler Wachstumsstörung, Knochenkerne und Schluß der Epiphysenfuge verzögert, Idiotie). — Durch Stoffwechsel-Anomalie bedingter Minderwuchs: Rachitis, „renale Rachitis", Zystinkrankheit, Schüller-Christian, Gaucher, Pick-Niemann, Dysostosis multiplex (Pfaundler-Hurler). Näheres siehe bei CATEL: „Differentialdiagnostische Symptomatologie des Kindesalters." — Man spricht von einem unechten oder Krüppelzwerg, wenn ein erkrankter Skelet-Teil z. B. ein schwerer tub. Gibbus eine niedrige Standhöhe bedingt. Man unterscheidet auch zwischen einem proportionierten Zwerg (primordialen Zwerg, hypophysären Zwerg, mongoloiden Idiotie) und den vielen disproportionierten Zwergen: chondrodystrophischen, rachitischen Zwergen usw., usw. Bei der mongoloiden Idiotie wird ein Versagen oder eine Fehlsteuerung mehrerer Drüsen mit innerer Secretion angenommen.

Zwischenwirbelgelenke. Articuli intervertebrales.

Verödungen und Versteifungen dieser kleinen Gelenke spielen klinisch die Hauptrolle bei (den Anfängen) der Spondylarthritis ankylopoetica (Strümpell-Marie). Beim klinischen Verdacht dieser Erkrankung müssen Aufnahmen besonders von der Lendenwirbelsäule gemacht werden. Die Gelenkfortsätze stehen hier in Pfeilrichtung. Die beiden oberen bilden zusammen gewissermaßen ein Zapfenlager für die beiden unteren Fortsätze mit ihren Gelenkflächen des nächst höheren Wirbels. Es sind Aufnahmen von vorne und Schrägaufnahmen bei einer Drehung von 45° nötig. (Die Kreuz-Darmbeingelenke nicht vergessen!) Im Brustteil stehen die Gelenkfortsätze frontal, die oberen Gelenkflächen sehen nach hinten, die unteren nach vorne. Der Umschwung findet am 11. bzw. 12. Brustwirbel statt. Im Halsteil bleibt die frontale Ausrichtung, aber die Gelenkflächen neigen sich der horizontalen zu, so daß die oberen Gelenkflächen nach oben und hinten schauen. Die Gelenkkapseln sind schlaffer als im Brust- und Lendenteile.

Neben dem Strümpell-Marie liegt das Interesse bei der Arthrosis deformans der kleinen Wirbelgelenke, die eine wichtige Aufgabe bei der Steuerung und Begrenzung der Wirbelsäulenbewegung haben. Die Arthrosis deformans, die unregelmäßig an verschiedenen Bezirken auftreten kann, geht vor allem nicht parallel den Veränderungen einer Spondylosis deformans, weil die Ursachen andere sind. Bei der Spondylosis liegt eine mehr oder minder starke Elasticitätsabnahme des Zwischenwirbelpolsters und seine Folgen vor, während die Gelenkknorpeln den statischen Einflüssen ausgesetzt sind, wie an anderen Gelenkstellen des Körpers. Wenn z. B. eine rechtskonvexe Skoliose besteht, so werden die außenliegenden Gelenke etwas klaffen und eher entlastet werden, während am inneren Bogen die Gelenkflächen aneinandergedrückt und gescheuert werden, so daß hier eine Arthrosis deformans entsteht. Immerhin ist die engere Ursache oft nicht sicher festzustellen, wie auch die röntgenologische Untersuchung meistens schwierig ist. Es gehört schon eine große Erfahrung zu einer richtigen Einstellung der Aufnahme und vor allem zur objektiven Deutung des Befundes dazu, um zu einem einigermaßen sicheren Urteile zu kommen (s. auch bei MAX LANGE). — Bei den schrägen Gleitflächen der Gelenke am Halsteile soll bei einer Arthrosis deformans manchmal eine mechanische Reizung von Nervenwurzeln vorkommen. — Der Ausdruck Spondylarthrosis ist nicht falsch, aber da dieser Ausdruck immer noch mit Spondylosis deformans verwechselt wird, ist es besser, von einer Arthrosis deformans der kleinen Wirbelgelenke zu sprechen.

Zylindrome des Gaumen s. Kiefergeschwülste, bösartige.

Zystinerkrankung s. bei „renale Rachitis".

Zystofibrom des Knochens (überflüssig) s. Riesenzellgeschwulst, gutartige.

Zystofibromatose des Skeletes (überflüssig) s. fibröse Knochendysplasie.